RHINOPLASTY

A SELECTED

VIDEO ATLAS

鼻整形手术精品集萃

主编　谭晓燕

浙江出版联合集团

浙江科学技术出版社

《鼻整形手术精品集萃》编委会

主　　编　谭晓燕

名誉主编　马　奇　郝立君

副 主 编　李　东　范　飞　韦　敏　尹宁北　曾　高

编　　委（按姓氏笔画排序）

韦　敏　上海交通大学医学院附属第九人民医院

牛永敢　郑东美美医疗美容门诊部

尹卫民　深圳市君焯医疗美容整形研究所

尹宁北　中国医学科学院整形外科医院

刘　凯　上海交通大学医学院附属第九人民医院

刘志刚　广州韩妃医学美容门诊部

李　东　北京大学第三医院

李战强　中国医学科学院整形外科医院

李信锋　深圳美立达医疗美容门诊部

杨　礼　成都铜雀台整形美容医院

杨甄宇　杭州整形医院

何栋良　大连沙河口何栋良医疗美容诊所

宋慧锋　中国人民解放军总医院第一附属医院

范　飞　中国医学科学院整形外科医院

林　洁　杭州整形医院

郑永生　首都医科大学附属北京同仁医院

赵启明　中国人民解放军第一一七医院

郝立君　哈尔滨医科大学附属第一医院

倪云志　成都高新心悦容医疗美容门诊部

徐　航　大连新华美天医疗美容医院

唐冬生　杭州整形医院

黄金龙　南京中医药大学附属医院

曹孟君　深圳富华医疗美容医院

董　帆　上海市浦东新区浦南医院

焦俊光　南宁美丽焦点医疗美容门诊部

曾　高　卫计委（北京）中日友好医院

谭晓燕　杭州整形医院

黎　冻　广西医科大学第一附属医院

薛志强　卫计委（北京）中日友好医院

蹇　洪　杭州整形医院

参与人员（按姓氏笔画排序）

毛熙涵　杭州整形医院

江　平　杭州整形医院

许旭亮　杭州整形医院

孙　豪　杭州整形医院

李　洲　杭州整形医院

李学锐　杭州整形医院

沈　剑　杭州整形医院

宋凡伟　杭州整形医院

陈乙祯　杭州整形医院

周　芳　杭州整形医院

施嫣彦　杭州整形医院

姚　平　杭州整形医院

钱　君　杭州整形医院

曾碧薇　杭州整形医院

绘　图　杨甄宇　杭州整形医院

　　　　施路平　杭州整形医院

摄　影　方　军　杭州整形医院

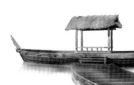

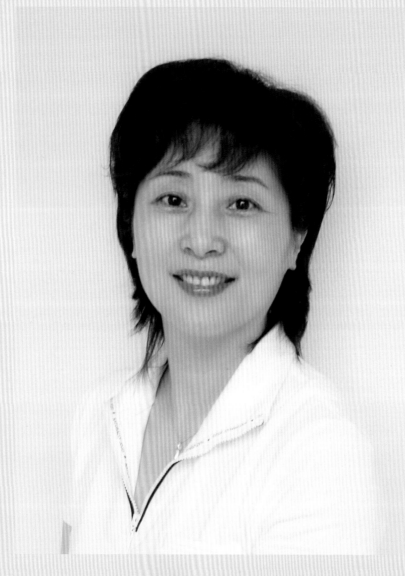

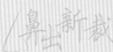 **谭晓燕**

主任医师,教授,杭州整形医院院长

- 浙江省医学会整形外科学分会候任主委
- 中华医学会整形外科学分会委员
- 中国整形美容协会微创与皮肤整形美容分会副会长
- 中国整形美容协会眼整形美容、鼻整形美容、内窥镜整形外科分会副会长
- 中华医学会整形外科学分会鼻整形专业学组副组长
- 中国整形美容协会常务理事
- 中国医师协会美容与整形医师分会常委
- 中国医师协会美容与整形医师分会乳房整形专业委员会副主委
- 中国医师协会美容与整形医师分会内窥镜技术专业委员会副主委
- 浙江省医师协会理事会常务理事
- 《中国美容整形外科杂志》编委（连续四届）
- 浙江省医师协会美容与整形医师分会副会长
- 中华医学会整形外科学分会乳房整形美容学组常委
- 中国医师协会美容与整形医师分会鼻整形亚专业委员会常委

1983年毕业于浙江医科大学（现"浙江大学医学院"）。1985年参与杭州市整形医院的筹建工作，同年去上海第二医科大学附属第九人民医院整复外科进修学习，师从医院名誉院长、工程院院士张涤生教授和著名美容外科教授赵平萍老师。1991年赴美国研修颅颌面外科和显微外科，1994年破格晋升。2006年改制后被中国中信医疗集团聘为医疗院长、院长。

从事整形美容行业31年来，一直坚持医疗、教学、科研齐头并进，即使是在担任科主任、医疗院长和院长期间，仍兢兢业业、踏踏实实工作在临床第一线，多次因手术量名列前茅而荣获医院"金手术刀"奖，其中鼻部和乳房的综合整形技术在国内享有较高的声誉。参与编写王炜教授主编的《整形外科学》和高景恒教授主编的《美容外科学》中鼻部整形美容相关章节；发表论文数十篇，参与的课题分获多项省、市科技进步奖。2007年被中国医师协会评为"十佳整形外科医师"。2009~2010年被授予"杭州市巾帼建功标兵"称号。2011~2012年被授予"浙江省巾帼建功标兵"称号。2012年当选杭州市第十二届人民代表大会代表，同年被评为"年度优秀人大代表"。2013年"鼻部软组织牵拉"获得先进操作法荣誉。2014年11月"自助式可携假体的鼻微型软组织扩张器"获得国家实用新型专利。2016年5月在杭州主办"鼻出新裁，西湖论剑"大型鼻整形美容手术演示会，获得了业界的一致好评！

寄語

宋元祐四年（1089年），苏轼任杭州知州，东坡"市长"的"清淤工程"为杭州人民留下了稀世之宝——西湖苏堤。

西湖的山水引来了多少才子佳人、文人墨客，从乾隆、白娘子到G20贵宾。西湖的山水哺育了多少青年才俊、互联网创客，从中国美院、浙商、浙江泳坛到阿里巴巴。

2016年5月的"鼻出新裁，西湖论剑"又引来了国内一流的鼻整形大咖，形式、规模、创意、反响连创数个国际、国内第一。

《鼻整形手术精品集萃》集30位专家呕心沥血的文字、视频、赋诗、音乐于一体，是鼻整形界难得的经典交响曲，值得广大同仁们学习、收藏！

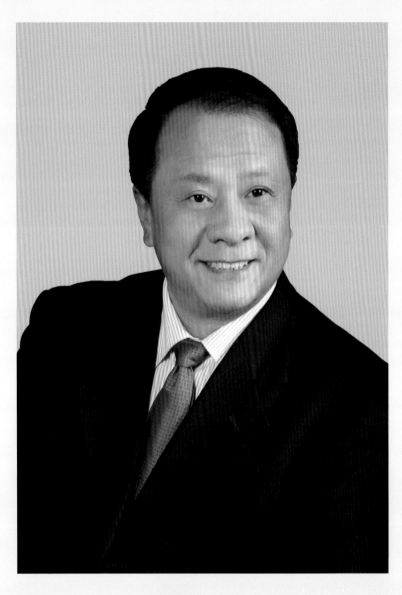

鼻整形手术精品集萃

 鼻出新裁

李 东

主任医师,教授,博士研究生导师,
北京大学第三医院医疗美容科主任

- 中国整形美容协会副会长
- 中国整形美容协会鼻整形美容分会主委
- 中国整形美容协会眼整形美容分会副主委
- 中国整形美容协会微创与皮肤整形美容分会副会长
- 中国中西医结合学会医学美容专业委员会副主委
- 中华医学会医学美学与美容学分会常委
- 北京医学会医学美学与美容学分会副主委
- 北京医师协会整形美容分会副主委
- 中国医师协会美容与整形医师分会微创抗衰老亚专业委员会副主委
- 中国医师协会美容与整形医师分会鼻整形亚专业委员会副主委
- 《中国美容医学》常务编委
- 《中国美容整形外科杂志》常务编委
- 《中华医学美学美容杂志》副总编辑
- 《中华整形外科杂志》编委
- *European Journal of Plastic Surgery* 编委
- 中华医学会医疗事故鉴定整形外科组专家

专业特长：
美容外科：眼部、鼻部整形美容，微创面部整形。
整形外科：唇腭裂，眼、鼻部创伤修复与重建。

曾3次获得北京大学医学部优秀教师奖；获中华医学会学科建设二等奖1项、三等奖1项；获国家发明专利、实用新型专利共6项。多次代表中国出国参加学术交流会议。2005年获得中国医师协会美容与整形医师分会全国十佳整形美容医师奖、2005年度整形美容医师奖。2011年获得中华医学会医学美学与美容学分会2010特殊贡献奖。

发表论文50余篇，参编教材12部。

寄语

西子湖畔，鸟语花香，碧波荡漾。回首往昔，西湖论剑，小试锋芒，雄鸡一鸣。而今丁酉再论西湖，一是基础，二是改进，三是还中国。杭州从此朝夕。

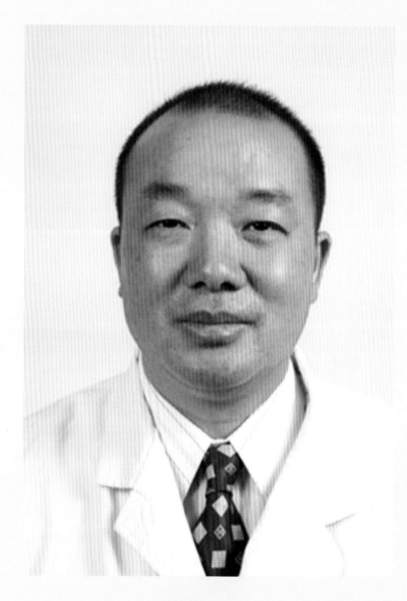

范 飞

主任医师，教授，中国医学科学院整
形外科医院鼻整形与再造中心主任、
北二病区副主任

1984年毕业于同济医科大学（现"华中科技大学同济医学院"）医疗系获学士学位，1989年毕业于中国协和医科大学（现"北京协和医学院"）研究生院获硕士学位，1995年毕业于中国协和医科大学（现"北京协和医学院"）研究生院获博士学位。

专业特长：① 鼻整形。隆鼻（低鼻、鞍鼻），歪鼻、驼峰鼻、鹰钩鼻、过长鼻、过短鼻、过宽鼻、鼻尖圆钝、鼻头肥大、鼻头过尖、鼻孔大小形状不良、唇裂继发鼻畸形等畸形的矫正。② 鼻再造。鼻尖、鼻翼、鼻小柱、鼻梁、鼻根、鼻侧部皮肤缺损的修复，鼻骨缺损的修复，鼻黏膜、鼻中隔缺损的修复，鼻孔过小、鼻孔闭锁的修复，全鼻再造。③ 用综合方法治疗全身各部位、各时期、各类型瘢痕。④ 眼睑美容及整形。重睑（双眼皮成形术）、上睑赘皮、下睑袋、小眼畸形、上睑下垂、眼睑缺损、眼睑外翻等的矫正。⑤ 面部除皱。额部、眼角（鱼尾纹）、颞部、颊部、颈部皱纹去除术。⑥ 吸脂、腹壁整形及其他部位的体形雕塑。

主持及参与完成的课题：① 唇、腭裂修复中的唇、腭咽部应用解剖学研究；② 唇、腭修复方法的研究；③ 鼻畸形的矫正与鼻缺损方法的研究；④ 皮瓣血运障碍的微循环的预测方面的研究；⑤ 皮肤软组织扩张器使用方法的研究；⑥ 瘢痕治疗方法的研究；⑦ 颈部挛缩瘢痕的超长斜方肌皮瓣治疗；⑧ 鼻整形与再造中的鼻、额、颞部应用解剖。

参与《现代整形外科治疗学》、《临床技术操作规范：整形外科分册》、《整形外科特色治疗技术》等著作的编译工作。

寄语

想当初，金庸笔下，两次华山论剑，刀光剑影，拳脚相加，非死即残，只因一己之高低；看今朝，人间天堂，首届西湖论剑，刀光剪影，你来我往，鼻出新裁，皆为他人之美好。

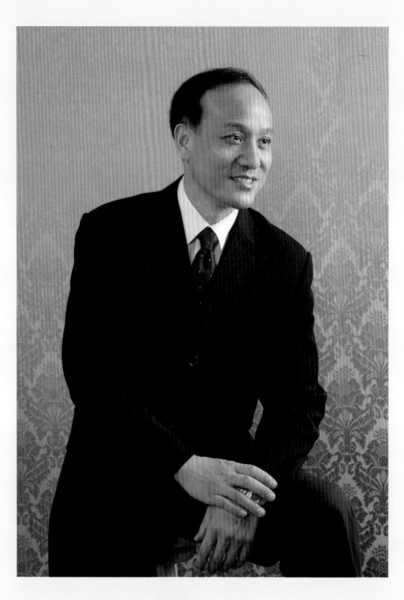

韦 敏

主任医师,硕士研究生导师,上海交通大学医学院附属第九人民医院整复外科颅颌面外科主任、学科带头人

- 中国医师协会美容与整形医师分会颅颌面整形亚专业委员会主委
- 中华医学会整形外科学分会颅颌面外科学组副组长
- 中华医学会整形外科学分会鼻整形专业学组常委

上海交通大学医学院附属第九人民医院整形外科主任医师，硕士研究生导师，整复外科颅颌面外科主任、学科带头人。1997年上海交通大学医学院整复外科博士毕业。1998年和2005年分别在澳大利亚亚太颅面外科中心和美国诺佛克接受颅面外科短期培训。

擅长：颅面部先天畸形、外伤畸形的诊治，面部轮廓美容的分析设计及手术治疗，鼻整形美容。熟练掌握颅面外科疑难病的手术治疗，最早在国内进行颅面部牵引成骨的系统实验研究，完成国内首例颅面整块截骨牵引、首例颅面纵劈截骨术。首创鼻颌腭联合截骨前移治疗Binder's综合征，首创四段式截骨牵引治疗眶距增宽伴反殆。尤其擅长眶距增宽症、Treacher-Collins综合征、Crouzon综合征、颅缝早闭、唇腭裂、严重颌面外伤、眶外伤重建、头面器官整形、颧弓下颌角整形美容、额部塑形、疑难鼻整形美容等手术。

以第一或通讯作者先后发表专业论文30余篇，其中SCI论文6篇；获国家发明专利1项；完成国家自然科学基金、上海市科委重点项目等6项医学科学研究项目，其中2007年上海市科委重点项目1项、2009年国家自然科学基金项目1项、2013年上海市科委引导项目1项。

寄语

"西湖论剑"，无疑是一次成功的创举，值得总结，以书面和视频方式更广泛推广，惠及更多医生。美容外科在我国顺利且广泛发展，而技术推广还不是很平衡，有一部分医生已经掌握了先进的技术，获得良好的效果和经验，还有更多的医生尚在摸索的道路上。杭州整形医院谭晓燕院长团队适时搭建了"西湖论剑"鼻整形美容交流和展示平台。各路专家以丰富生动的方式，倾情奉献自己的技艺；我们广大医生如饥似渴地学习，构成了"西湖论剑"的壮观景象。鼻整形美容在整形外科中具有广泛的基础，大部分整形外科医生都开展这项具有技术梯度的工作。这次手术演示，主要聚焦鼻尖美容。

希望"西湖论剑"以鼻整形美容为方向，逐步引进更高更先进的技术，发展成一个展示、交流、学习的平台；还希望这个平台发展成培训基地，规范操作，培养人才；更希望杭州整形医院成为鼻整形技术高地与新技术研发中心，塑造鼻整形的中国品牌。

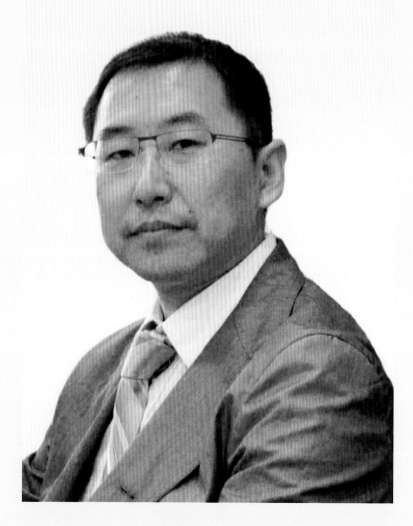

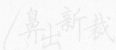

尹宁北

整形外科学教授,博士研究生导师,中
国医学科学院整形外科医院唇腭裂中
心主任

- 中国医学科学院整形外科医院唇腭裂中心主任
- 中华医学会整形外科学分会唇腭裂学组组长
- 中华口腔医学会唇腭裂诊治联盟副主委
- 中华医学会整形外科学分会青年委员会常务副主委
- 中国整形美容协会美容与再生医学分会副会长
- 中国中西医结合学会医学美容专业委员会鼻整形专家组副组长
- 《中华整形外科杂志》、*Plastic and Aesthetic Research*（PAR）编委

1992年本科毕业于华西医科大学（现"四川大学华西医学中心"）颌面外科专业，2001年于北京大学医学部获得博士学位。从事唇腭裂研究工作25年，于2006年开创唇鼻肌肉复合体以及肌肉张力带的新理论并加以理论生物力学验证和临床实践检验，后逐渐开始被全国各地医师用于唇裂畸形的治疗，在整形业内被称为"唇裂治疗的八大处模式"。共发表论文96篇，以第一作者或责任作者发表的论文中有18篇被SCI收录。2011年入选"北京市专项优秀人才培养计划"，2012年获得"北京市优秀中青年医师"称号。由于工作成绩优异，于2013年当选北京协和医学院"协和学者特聘教授"，成为协和中青年学术带头人之一。

寄語

　　从来没想过要参加这样一场带有"竞技"色彩的学术会议，但最终难拒杭州整形医院的邀请，尤其是被谭晓燕院长的魅力感召，最终还是来了。

　　我胸无城府，坦然地来，用我的个人理论和技术表达对学术同道的虔诚；最后，我带着满满的敬意离开。

　　山外有山，后生可畏。我欣喜地看到年轻一代鼻整形外科才俊的涌现，并且被他们精益求精的敬业精神所折服。

　　我想，我们国家需要更多这样的实战交流，需要更多勇于挑战或勇于应战的专家，也需要更多像谭院长一样具有眼光的组织者。

　　愿"西湖论剑"逐渐形成自己的特色和品牌，成为整形外科一张耀眼的名片。

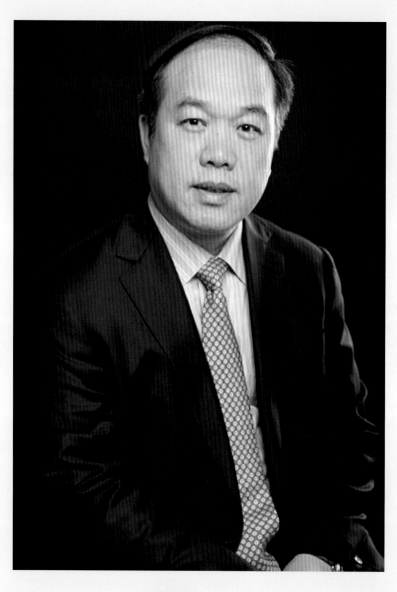

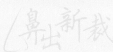 **曾 高**

主任医师,卫计委(北京)中日友好医
院鼻综合整形中心主任

- 中国整形美容协会理事
- 中国医师协会美容与整形医师分会鼻整形亚专业委员会副主委
- 中国整形美容协会鼻整形美容分会副会长
- 中华医学会整形外科学分会鼻整形专业学组秘书
- 中国整形美容协会内窥镜整形外科分会常委
- 中国医师协会美容与整形医师分会内窥镜技术专业委员会常委
- 中国康复医学会修复重建外科专业委员会常委
- 中国老年学学会衰老与抗衰老科学委员会常委
- 中华医学会整形外科学分会眼部美容专业学组筹委会委员
- 《中华医学美学美容杂志》特邀编委
- 《中国美容整形外科杂志》编委

1986年毕业于同济医科大学（现"华中科技大学同济医学院"），后到中日友好医院整形外科工作，是中日友好医院整形外科创始人之一。早年留学日本昭和大学，师从著名的唇裂鼻畸形修复专家鬼冢教授，专研唇裂鼻畸形修复。回国后又在上海交通大学医学院附属第九人民医院整复外科进修1年，专修整形外科修复与重建。曾任中日友好医院鼻综合整形中心主任，兼微创中心主任。为北京美雅枫医疗美容医院常务副院长。

从事整形外科行业逾30年，执业领域涵盖整形美容外科所有手术，其中以鼻综合整形为特长，包括正常美容鼻整形及各种鼻畸形修复（驼峰鼻整形、宽鼻整形、鼻头缩小、短鼻延长、歪鼻矫正等）。曾在中日友好医院举办过多期鼻整形美容全国继续教育学习班。在中国医师协会美容与整形医师分会鼻整形亚专业委员会召开的四次全国学术会议中，三次在会议上进行示范手术演示，讲课及手术演示被收入中华医学会手术光盘并向全国发行。擅长面部轮廓整形，包括颧骨颧弓缩小、下颌角肥大矫正、先天性颏部发育不良截骨前移、意外伤害导致面部骨骼毁损型创伤修复、先天性面裂修复等。国内早期内窥镜微创"动感隆胸"提倡者，曾任中国医师协会美容与整形医师分会内窥镜培训班第一期主讲医师，并涉及先天性乳房发育不良整形、乳癌术后乳房再造、巨乳症及乳房下垂整形，且一直致力于微创面部年轻化手术研究。

学术成就：《美容外科学》副主译，《美容外科学》（第2版）副主译，《特贝茨隆乳术》副主译，《图解鼻整形入门》名誉主编；国内外发表论文近30篇。

寄语

鼻整形的目标：功能重建、外形美观、兼顾平衡、疏导心态，达到通气、鼻美、脸俊、愉悦！鼻整形的方法：古为今用，洋为中用！《鼻整形手术精品集萃》必将为"中国美鼻中国造"带来深远影响！

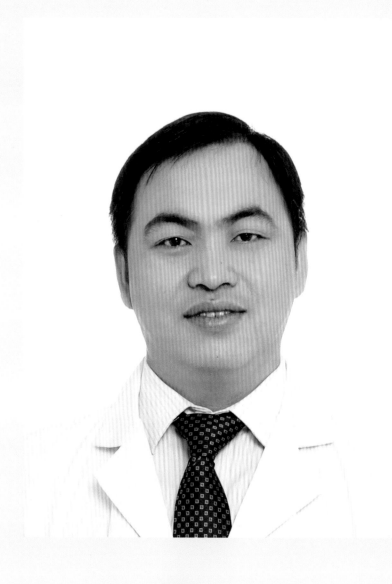

鼻整形手术精品集萃

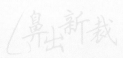

牛永敢

副主任医师,外科学博士,郑东美美医
疗美容门诊部院长

- 中国整形美容协会鼻整形美容分会常委
- 中国医师协会美容与整形医师分会委员
- 中华医学会整形外科学分会鼻整形专业学组委员

擅长眼、鼻整形美容手术。发表论文十余篇，参与翻译《达拉斯鼻整形术》一书，主编《开放入路鼻整形基础》一书。

寄语

　　西湖水深，盛不下四海精英；杭整院小，却可纳神州激情。"西湖论剑"鼻整形会议，作为一个新型的会议模式，虽然做不到让所有高人一展身手，但也能管中窥豹，透视市场趋势。这次会议影响深远，必能为中国鼻整形事业发展做出巨大贡献。

鼻整形手术精品集萃

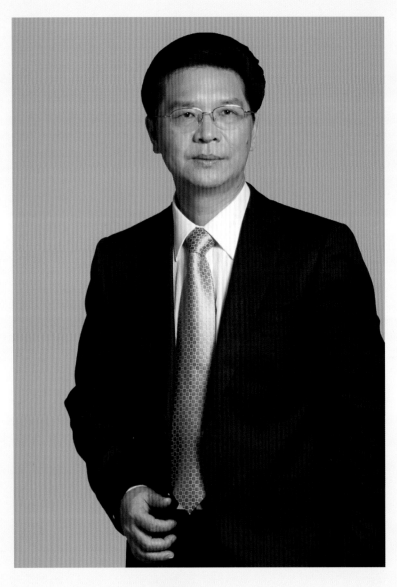

 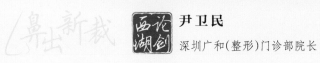

尹卫民

深圳广和(整形)门诊部院长

- 日本美容外科学会（JSAS）会员
- 亚太美容外科学会（APACS）大中国区理事长
- 中国医师协会美容与整形医师分会鼻整形、脂肪整形亚专业委员会常委
- 中国整形美容协会鼻整形美容分会常委
- 中国民营医疗美容机构服务质量标准化管理小组组长
- 深圳市医师协会整形美容分会副会长
- 深圳市整形美容行业协会执行会长
- PTT职业培训师/注册企业管理咨询顾问
- 深圳市君焯信息咨询有限公司董事长
- 香港君焯医疗管理顾问有限公司董事长
- 深圳市君焯医疗美容整形研究所所长
- 深圳广和（整形）门诊部院长

上海医科大学（现"复旦大学上海医学院"）美容外科硕士，第一军医大学（现"南方医科大学"）美容外科博士；译有《现代韩国鼻整形术》一书。

寄语

　　鼻整形是我们遇到的最难把握和最具挑战性的整形美容项目，不仅仅是医生能把操作做了就可以了，还包括术前的精准审美及对求美者期望值与基本条件的把控，术中匠心独运的娴熟操作与各种问题的灵活应对，术后的精心照料和及时有效地对求美者各种生理心理变化的疏导。从事这个伟大工作越久，体会就会越深刻，人也就越有修为。《鼻整形手术精品集萃》就是中国鼻整形界的这么一群人的倾心之作，是我们向全世界发出的"中国美鼻中国造"的最强之音！

鼻整形手术精品集萃

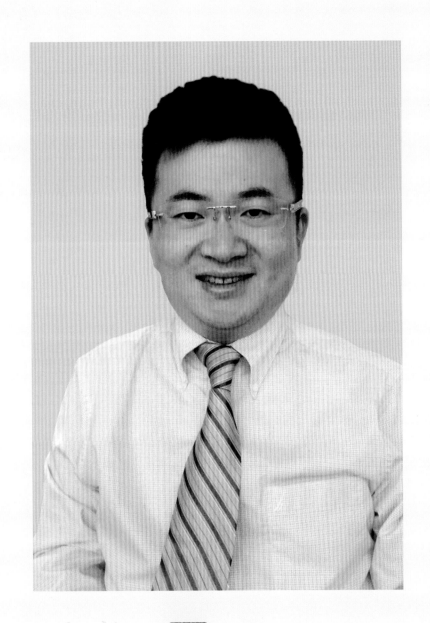

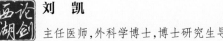

刘 凯

主任医师,外科学博士,博士研究生导师

- 中国整形美容协会面部年轻化分会副会长
- 中国整形美容协会脂肪医学分会常委
- 中国医师协会美容与整形医师分会微创美容外科分会常委
- 中国医师协会美容与整形医师分会鼻整形亚专业委员会秘书
- 中国康复医学会修复重建外科专业委员会再植与再造外科学组委员
- 中国整形美容协会新技术与新材料分会委员
- 美国显微修复和重建外科协会（ASRM）海外会员
- 国际整形重建美容协会（IPRES）会员
- 国际整形再生外科学会（ISPRES）会员

　　上海交通大学医学院附属第九人民医院整复外科主任医师，博士研究生导师。从事医疗整形美容行业20年，擅长面部创伤重建和面部抗衰老治疗（包括肉毒毒素注射、年轻化填充、脂肪注射、面部提紧手术等）、全鼻再造和鼻美容整形、眼睑重建和美容整形、唇裂畸形矫正和美容整形、乳房等体表器官的美容整形等。有多项临床研究成果在国外重要杂志发表。在基础研究方面，作为负责人完成上海市教委基金项目1项、国家自然科学基金面上项目1项，在研国家"863"项目子课题1项和国家自然科学基金面上项目2项。以第一作者或通讯作者发表SCI文章15篇，总影响因子45；在国内核心期刊发表文章20余篇；参编国内专著3本、国外专著1本。另有多项发明专利。

寄语

　　鼻：五岳之首；看似不动其实可动，似动非动；看似坚硬其实柔软，硬中带软。刑鼻难，难于上青天。此书献给所有知难而进者。

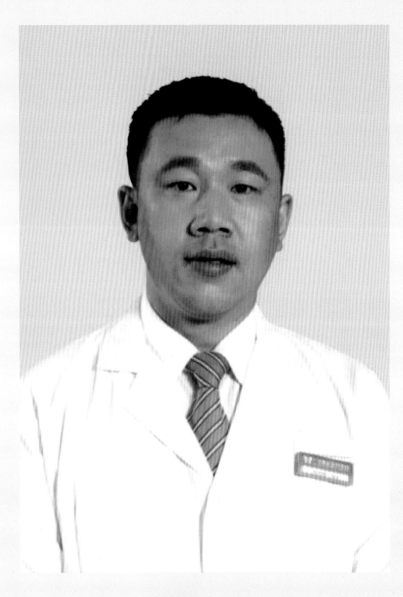

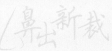

 刘志刚

副主任医师，广州韩妃医学美容门诊
部院长

• 中国整形美容协会鼻整形美容分会委员
• 中国整形美容协会乳房整形分会委员
• 中国鼻整形联盟（RPG）成员
• 美国射极峰公司亚洲首批特聘高级专家

擅长鼻综合整形与修复、乳房整形。

寄语

很荣幸能参加首届"西湖论剑"鼻整形盛会，近距离与各路精英切磋专业技术，交流手术心得，深受启发，获益匪浅。与会专家从各自不同视角进行的互动点评，也使得本次手术演示更加精彩纷呈。

作为一名鼻整形医生，深深感受到本次大会的创新实践必将成为我国鼻整形专业发展史上的一块里程碑。愿与鼻整形同道一起学习和分享。

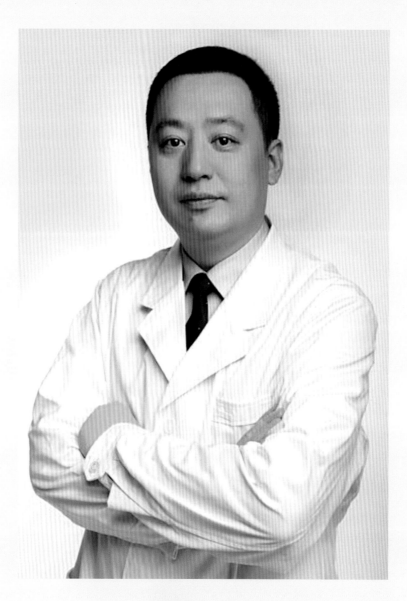

 鼻出新裁

李战强

副主任医师,副教授

●中华医学会北京分会整形外科专业委员会委员
●中国医师协会美容与整形医师分会鼻整形亚专业委员会委员

个人简历：

1992～1997年　第四军医大学临床医学系本科

1997～2000年　第四军医大学临床医学系硕士

2000～2011年　北京黄寺美容外科医院美容外科

2007～2008年　美国德克萨斯大学西南医学中心整形外科国家公派访问学者

2012年至今　中国医学科学院整形外科医院整形十二科、鼻整形与再造中心

专业特长：

鼻部美容整形：隆鼻（低鼻、鞍鼻），歪鼻、驼峰鼻、鹰钩鼻、过长鼻、过短鼻、过宽鼻、鼻尖圆钝、鼻头肥大、鼻头过尖、鼻孔大小形状不良、唇裂继发鼻畸形等畸形的矫正；眼睑美容及整形：重睑（双眼皮成形术），上睑赘皮、下睑袋、小眼畸形、上睑下垂、眼睑缺损、眼睑外翻等的矫正；面部除皱：额部、眼角（鱼尾纹）、颞部、颊部、颈部皱纹去除术；注射肉毒毒素瘦脸针；吸脂、腹壁整形及其他部位的体形雕塑。

主编图书《图解鼻整形入门》，翻译作品有《达拉斯鼻整形术》、《整形外科临床精要》，发表SCI文章5篇。

寄語

天行健，君子以自强不息；地势坤，君子以厚德载物。与鼻整形同好们共勉之。

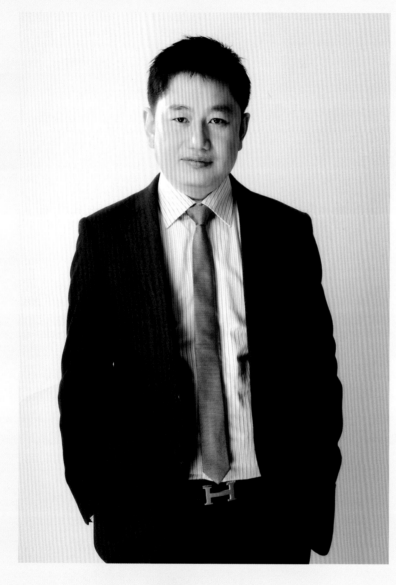

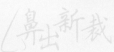

李信锋

深圳美立达医疗美容门诊部院长

- 中国整形美容协会鼻整形美容分会委员
- 中国中西医结合学会医学美容专业委员会常委
- 亚洲菲思挺学院特邀鼻整形专家
- 深圳美立达医疗美容门诊部院长
- 海峡集团医院鼻整形技术总监

1995年毕业于湖北医科大学（现"武汉大学医学部"），专注鼻整形研究十年余，多次赴国外学习交流鼻整形技术，并多次受邀在国内外会议上进行鼻整形方面的演讲交流。擅长头面部整形美容手术，特别专注综合鼻整形手术及鼻整形修复手术。在鼻整形方面，崇尚东方自然美学，根据现代达拉斯鼻整形技术理念，结合东方美学特点，充分利用自身组织（软骨及软组织等），让整出来的鼻子安全、自然、少有人工雕塑迹象。

寄语

山不在高，有仙则名；水不在深，有龙则灵。观于人，精致的鼻子则宛若山中仙、水中龙，创造出一个精致的鼻子则是无影灯下的一种艺术。"西湖论剑"鼻整形会议，来自五湖四海的精英人才，集思广益，各显神通。《鼻整形手术精品集萃》更是凝聚了众多专家心血，值得让更多的人学习与交流分享。

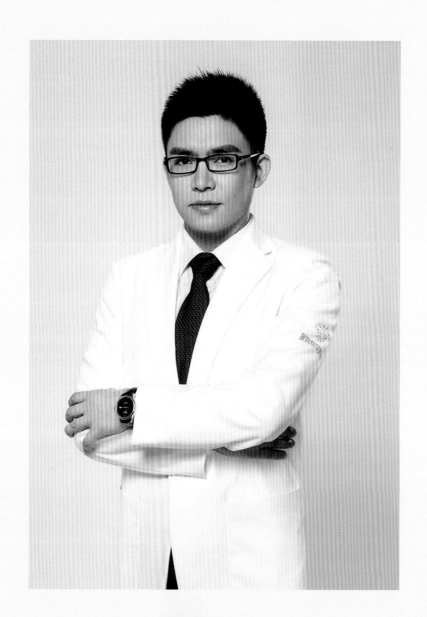

鼻整形手术精品集萃

鼻出新裁

论创西湖

杨 礼
外科主治医师，整形外科硕士

- 中国整形美容协会鼻整形美容分会委员
- 中国医师协会美容与整形医师分会委员
- 中华医学会医学美学与美容学分会委员
- 四川省美容整形协会委员
- 《医学参考报》美容医学频道专家库青年专家

从事医疗整形美容行业10年，擅长鼻部整形（综合鼻整形、肋软骨综合鼻整形、鼻部修复整形、疑难鼻部整形修复等）、自体脂肪填充、眼部整形、唇部整形及微整形，在国内核心期刊发表文章10余篇。

寄语

"鼻出新裁，西湖论剑"全国鼻整形手术演示大会将鼻整形这一热点推向了一个新高度，并展示了国内诸多鼻整形医师的新理念和新技术，也有力推动了中国鼻整形事业的发展。让我们共同努力，将中国鼻整形及中国整形医师推向世界。明年我们杭州再聚！

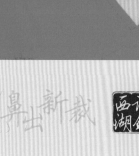

杨甄宇

副主任医师,杭州整形医院整形美容
科医疗组组长

- 杭州市医学会医学美容分会委员
- 浙江省医学会医学美学与美容学分会青年委员
- 浙江省医学会鉴定专家库专家（整形外科组）

浙江大学医学院整形外科专业硕士学位。从事整形美容外科临床工作20余年，在面部（如眼、鼻、唇、颏、耳）及乳房等整形美容手术、年轻化手术、畸形整复、微整形等方面积累了丰富的临床经验。专业文章发表在 *Plastic and Reconstructive Surgery*，从事 *Aesthetic Plastic Surgery* 同行评审工作。论文获杭州市自然科学优秀学术成果奖二等奖。主持并完成杭州市卫生科技计划（一般）项目课题。发表SCI文章2篇。

江南忆，最忆是杭州。群雄聚首西子畔，无影刀光塑新颜。何日更重游！

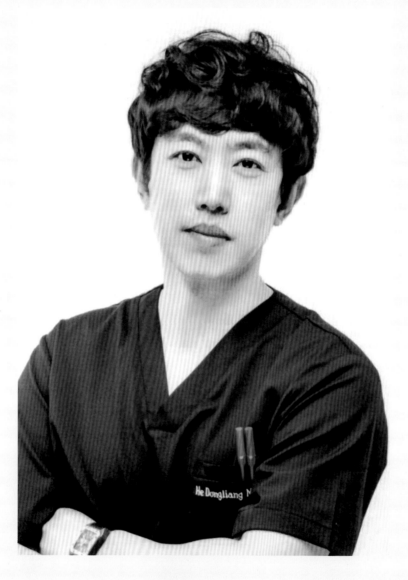

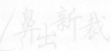

何栋良

主治医师,美容主诊医师,大连沙河口
何栋良医疗美容诊所负责人

- 中国首批医学美容专业毕业医生
- 国际医学美容协会会员
- 中国最早赴韩国进修并最早将韩国现代整形技术引入中国的整形医生
- 中国精英整形美容医生联合体（美联体）秘书长
- 参与翻译《达拉斯鼻整形术》一书

寄语

　　有幸参加了一场带有"竞技"色彩的学术会议。由谭院长倾力打造的"西湖论剑"鼻整形手术演示大会，用它独特的交流方式，让我们看到了一场鼻整形界的饕餮盛宴。不得不说，着实不易。众多大咖齐聚，高手云集，大家纷纷倾尽所学，将自己最好的技艺展现给了我们。可以说，这是一场特殊的实战，也是一场拥有深远意义的实战。它的成功召开，为中国整形外科事业掀起了新的旋风，迎来了新的曙光。

　　"俱往矣，数风流人物，还看今朝。"也愿"西湖论剑"鼻整形大会能够更加完美地诠释"中国美鼻中国造"的深远意义，成为整形外科界的骄傲。

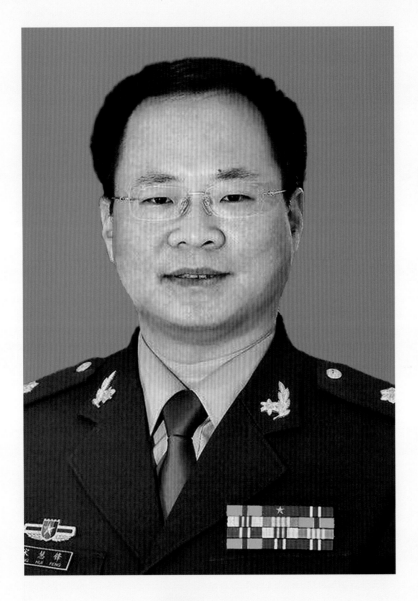

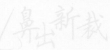

宋慧锋

主任医师,硕士研究生导师,中国人民
解放军总医院第一附属医院烧伤整形
科副主任、整形重建与美容病区主任

- 美国哈佛医学院博士后研究学者
- 美国德克萨斯大学西南医学中心整形外科访问学者
- 美国整形外科医师协会（ASPS）国际会员
- 中国整形美容协会美容与再生医学分会副会长
- 中国研究型医院学会烧创伤修复重建与康复专业委员会副主委
- 中华医学会整形外科学分会鼻整形专业学组委员
- 中国整形美容协会鼻整形美容分会委员
- 《中华整形外科杂志》编委

现任中国人民解放军总医院第一附属医院烧伤整形科副主任、整形重建与美容病区主任。在国内外期刊发表论文68篇，SCI收录15篇。主编专著1部，副主编（译）专著2部，参编（译）专著8部。获国家科技进步二等奖等省部级二等以上成果6项，授权国家发明专利、实用新型专利共8项。被评为解放军总医院首届"百位名医"培育对象、解放军总医院"十杰青年"与"十佳教师"。荣记个人三等功1次，享受军队优秀人才二类岗位津贴。

寄语

收到谭晓燕院长的邀请，正值达拉斯访学期间，很荣幸承担点评专家的任务。尽管每年都会参加各种国际、国内会议，但对这种全部是手术视频直播的新颖、独特和大胆的办会思路还是深感震撼。这是真刀真枪的现场手术，反映出近年来国内涌现出一批理论和技术接轨国际的优秀鼻整形医师，可喜可贺！来年是继续"鼻出新裁"，还是轮换主题？值得期待！但无论如何，"西湖论剑"这种新颖的会议形式已经在中国的整形外科发展史上刻下了深深的烙印！感谢谭晓燕院长及其团队的创意和付出！

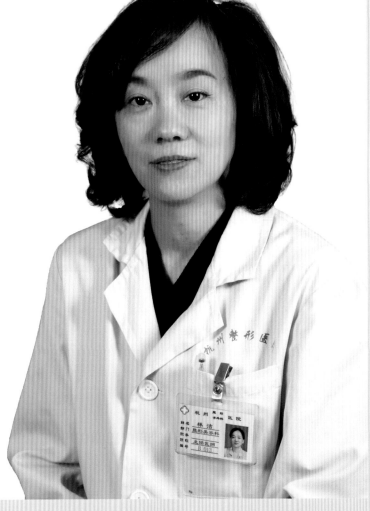

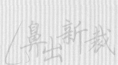

林 洁

主任医师,教授,杭州整形医院微整形
抗衰老中心主任

- 中华医学会整形外科学分会唇腭裂学组委员
- 中国医师协会美容与整形医师分会微创抗衰老亚专业委员会委员
- 中国整形美容协会抗衰老分会理事
- 中国中西医结合学会医学美容专业委员会再生医学美容专家委员会专家委员
- 美国国际"微笑行动"成员

1987年毕业于浙江医科大学（现"浙江大学医学院"），2000年获浙江大学医学院硕士学位。毕业至今一直从事整形美容外科行业，经过30年的临床实践，积累了丰富的经验。发表论文多篇，参与《现代颅颌面整复外科》等专著的编写。主持的课题获杭州市医药卫生科技创新三等奖，曾2次获杭州市科学技术进步三等奖及杭州市临床医疗成果二等奖。2012年以访问学者身份赴新加坡学习，也曾赴韩国、中国台湾参观学习。

寄语

　　鼻为五官之首，挺拔俊俏的鼻梁是整形美容医师孜孜以求的目标。基于此，我院在谭晓燕院长领衔下，组织召开了"鼻出新裁，西湖论剑"鼻整形手术演示大会。新颖的形式、海量的信息、专家们毫无保留的演示，使大会取得空前成功。作为参会者，不仅折服于专家们精湛的技艺、全新的理念，同时还被大家对鼻整形的热情所深深感染，更坚定了"中国美鼻中国造"的信心。这次有幸成为点评者，深感才疏学浅，不免惴惴，不过也让我获益匪浅。期待来年再相聚在美丽的西子湖畔！

鼻整形手术精品集萃

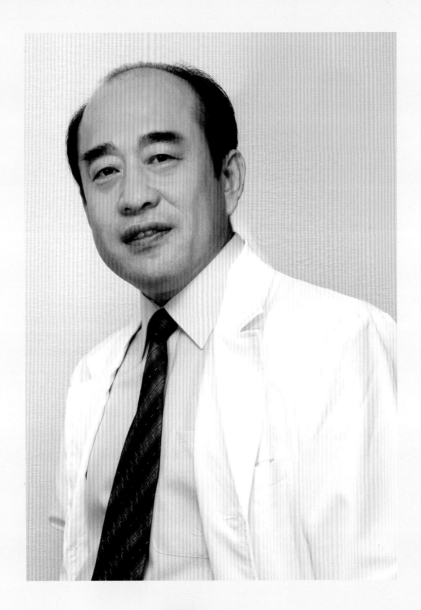

 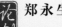

郑永生

主任医师,整形外科学博士,硕士研究
生导师,首都医科大学附属北京同仁
医院整形外科主任

- 中国整形美容协会常委
- 中国整形美容协会眼整形美容分会会长
- 中国国际医学促进会整形美容分会副会长
- 中国整形美容协会美容与再生医学分会副会长
- 中国整形美容协会微创与皮肤整形美容分会常委
- 中国整形美容协会激光美容分会常委
- 中国整形美容协会鼻整形美容分会常委
- 中国整形美容协会脂肪医学分会常委
- 中华医学会医学美学与美容学分会委员
- 中华医学会医学美学与美容学分会北京分会常委
- 中国康复医学会修复重建外科专业委员会北京分会委员
- 中国医师协会美容与整形医师分会委员
- 北京医疗整形美容业协会常务理事
- 北京市医疗整形美容质量控制和改进中心常委
- 《中华整形外科杂志》编委
- 《中国美容整形外科杂志》编委
- 《中华医学美学美容杂志》编委
- 《中国耳鼻咽喉头颈外科》杂志编委
- 《中国中医眼科杂志》编委

　　首都医科大学附属北京同仁医院整形外科主任，毕业于白求恩医科大学（现"吉林大学白求恩医学部"）医学系，同年分配至中国医学科学院整形外科医院，师从著名整形外科专家宋儒耀教授、陈宗基教授。1994～1997年博士研究生期间对外鼻及唇周组织做了大量详细的解剖学研究，指出了鼻翼软骨环状结构的概念及鼻部肌肉动力均衡体系对外鼻形态维持的重要性，提出了旨在修复及重建鼻翼软骨环状结构和肌肉动力系统重建的唇裂鼻畸形矫正新思想。

　　擅长眼、耳、鼻等颜面器官的修复治疗与整形美容和面部微整形治疗等。

　　曾在日本庆应大学、杏林大学、圣玛丽安娜医科大学形成外科参观学习，多次参观和访问日本、韩国、美国等国际著名整形美容机构。编译医学著作8部，主译有《现代韩国眼部美容成形术》、《注射充填颜面美容》，参译《美容整形外科学》等，参编《整形外科手术精要与并发症》、《瘢痕整形美容外科学》等。以第一作者在国内外医学杂志发表学术论文60余篇。

"鼻出新裁，西湖论剑"，一种新的学术尝试，摒弃了以往套路，开创了一种新的模式。虽然至今已过数月，但仍为业内津津乐道，足见其生命力之强大。

在各种学术会议烦冗的今天，人们疲于各种熟悉的会议模式，"鼻出新裁，西湖论剑"仿若一道闪电，划过静谧的夜空，让人为之一振。这种全新的会议模式的成功，预示着一个里程碑时代的到来。

应该说，这是一次非常成功的尝试与创新，鄙人从会议的"形式、内容、效果、影响"四个方面有如下体会：

会议形式是简洁明了的视频，一览无遗地向观众展示了术者操作的全过程，全方位体现了手术的精华所在，而这种利用高科技卫星转播的最时尚传播方式，需要组织者事先周密地筹划，并付出很多辛勤劳动，可谓简约而不简单。

会议内容看似单一，仅鼻整形一个话题，内容却是十分丰富，涵盖了单纯隆鼻术、鼻尖整形术、鼻延长术、唇裂鼻畸形矫正术、孪缩鼻矫正术以及各种复杂鼻整形技术等内容，特别是现众的即兴发问、术者的及时回答、专家的针对点评，互动场面轻松活跃，话题讨论入木三分，可谓单一而不单调。

会议效果是检验会议成功的唯一标准。会场上座无虚席，同道们聚精会神就是对会议的最大肯定。专业知识的翔实讲解、焦点问题的热烈讨论、手术效果的即刻展现、答疑解惑的精彩点评使得会场气氛活跃。大家普遍反映这次会议术者和点评专家拿出来的都是"干货"，让学员酣畅淋漓地享用了一次学术盛宴，可谓事实胜于雄辩。

会议的影响力在于会议的核心内容。这次会议的核心内容精准而深入，专家的演示与点评深入而浅出，是本次会议效果空前的最重要因素。曲终人未散，很多同道在会议结束时已经开问下次会议何时开。大家的依依不舍和意犹未尽也说明了本次会议的巨大成功，可谓影响深远。

"鼻出新裁，西湖论剑"早已落幕，但她留下了宝贵的精神财富，这种精神昭示我们要更加重视资料的收集，更加重视手术的细节，更加重视学科的建设，更加重视中国的整形外科事业。会场上的"中国美鼻中国造"，说出了一代中国整形外科人的心声，是一声呐喊，也是一阵号角，可以感知到无数中国整形外科人正在践行着这句话，未来我们会为这个世界带来更多美好。

可以说"鼻出新裁，西湖论剑"是个精品，但可以预言的是她必将成为经典，就像很多经典歌曲一样，会随着时间而沉淀出更多精华，一直被人们记忆与传唱。让我们记住这段经历，记住这段历史，也让"鼻出新裁，西湖论剑"的精神乘着歌声的翅膀飞翔，飞向我们共同的美丽梦想！

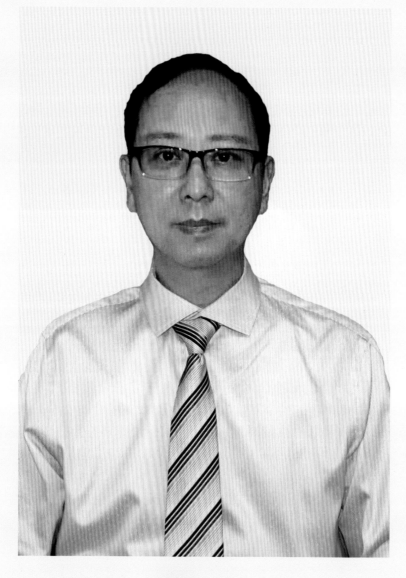

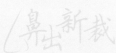

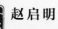 赵启明

主任医师,教授,中国人民解放军117
整形美容医院院长

- 中国整形美容协会抗衰老分会会长
- 浙江省医学会医学美学与美容学分会主委
- 浙江省医师协会美容与整形医师分会会长

现任中国人民解放军 117 整形美容医院院长，南京军区整形外科中心主任，杭州市一类重点学科（整形外科学）带头人，安徽医科大学教授、研究生导师。

寄语

　　鼻部整形手术是整形外科极具挑战性的手术。塑造出令爱美人士及旁观者都非常满意的鼻子一直是整形外科医师所不断探索的课题。《鼻整形手术精品集萃》一书收集了大量的实例，系统地探索鼻整形手术的效果；此书图文并茂，手术技术插图与其临床疗效的结合，决定了这本书具有很高的阅读性及实用价值；此书不同手术案例可帮助独立分析病例，学习如何解决临床问题、提高实操能力，对基层医师有直接指导作用，对有经验的医师亦有参考价值。此书值得一阅。

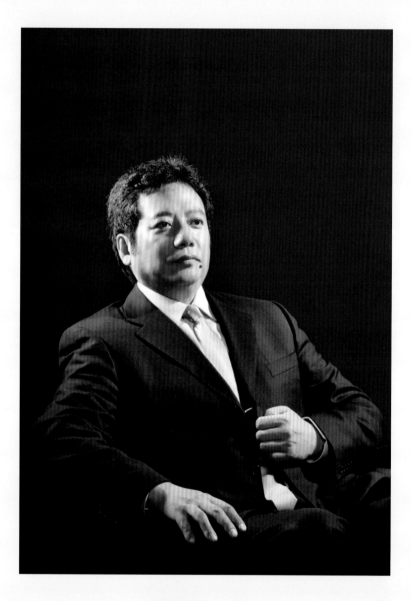

鼻出新裁

郝立君

主任医师，教授，医学博士，博士研究生导师，哈尔滨医科大学附属第一医院整形美容中心主任

- 中华医学会医学美学与美容学分会副主委
- 中国医师协会美容与整形医师分会学术委员会副会长
- 中国医师协会美容与整形医师分会微创抗衰老亚专业委员会主委
- 中国医师协会美容与整形医师分会乳房亚专业委员会副主委
- 中国整形美容协会乳房整形分会、脂肪医学分会及互联网医美分会副主委
- 中华医学会黑龙江省医学美学及美容专业委员会前任主委
- 中华医学会黑龙江省整形外科专业委员会副主委
- 《中国美容整形外科杂志》常务编委
- 国家自然科学基金评委

从事整形美容行业近30年，成功完成各种整形美容手术4万余例，在乳房整形（再生型生物膜片乳房上提悬吊、个性化内窥镜隆乳）、面部轮廓整形（各种颜面除皱术、再生型生物膜片面部悬吊除皱）、眼部整形、隆鼻及脂肪游离移植充填整形、面部年轻化、玻尿酸等注射面雕及Botox除皱、瘦脸、瘦小腿等方面有独到见解。技术全面，临床经验丰富，审美观点独特，手术效果满意，深受广大患者的欢迎。主要从事再生型生物材料、脂肪干细胞在整形美容领域新技术的研发应用，病理性瘢痕的预防及治疗方面的分子生物学水平研究。已培养硕士研究生22名、博士研究生11名。

发表论文100余篇，参编著作5部；获国家实用新型专利2项；获省医药卫生科技进步三等奖1项、省科学技术进步四等奖1项、省卫生厅医疗新技术奖12项；主持完成国家自然科学基金课题1项、国家教委留学归国人员课题1项、省科技攻关课题1项。2002年获"黑龙江省十大海外青年学人回国创业之星"荣誉称号。2003年6月成为黑龙江省最年轻的整形美容外科博士研究生导师。2005年荣获经中国医师协会批准，中国医师协会美容与整形医师分会设立的行业最高奖——首届"信晟杯"美容与整形医师奖及全国"十佳美容与整形医师奖"。2010年荣获中国医师协会美容与整形医师分会优秀医师行业最高奖。

西湖论剑，首创中华医美鼻艺新篇章；
融西通中，展示华夏鼻整形风格技艺；
地杰人灵，察赏不同专家的独门绝技；
幸舟帆展，漫游殿堂尽得鼻整形真谛；
众亲著书，旨在塑造完美的面中之王。

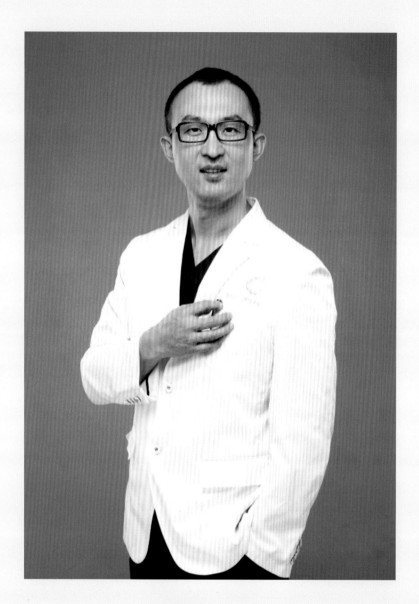

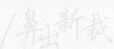

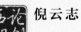 **倪云志**

主治医师,成都高新心悦容医疗美容
门诊部院长

- 中国整形美容协会鼻整形美容分会委员
- 中国中西医结合学会医学美容专业委员会鼻整形专家组委员
- 中国中西医结合学会医学美容专业委员会吸脂与脂肪移植专家组委员

　　毕业于第四军医大学整形外科专业，获整形外科硕士学位。师从郭树忠教授，参与了中国第一例换脸手术的全部过程。参与完成了军队"2110"重点科研项目并获全军科技二等奖。在国家级核心期刊上发表多篇论文，包括《耳软骨穹窿重建移植物在鼻尖整形中的应用》、《鼻中隔软骨及耳软骨在鼻尖整形中的联合应用》、《耳软骨在鼻部美容成形术中的应用》和《自体筋膜脂肪组织片移植在鼻尖成形中的应用》等。参与撰写"整形美容外科学全书"的《面部轮廓整形美容外科学》和国家卫生和计划生育委员会"十二五"规划教材《美容手术概论》等。获得"第五届中国美容与整形医师大会"中青年优秀论文奖、"第十八届世界美容医学大会"优秀论文奖。申请了船型假体的专利。

　　擅长项目：鼻综合整形术、鼻尖下小叶成形术、鼻翼基底无填充提升术、鼻翼缘矫正术、歪鼻矫正术、宽鼻矫正术、鼻整形失败修复术等各种鼻整形修复术。

寄语

　　作为一名鼻整形医师，在2008年，我有幸了解到欧美国家完善的鼻整形理论体系和成熟的操作规范。由于人种差异，东亚人不能照搬欧美经验。经过8年的历练和成长，我有幸参加了2016年5月由谭晓燕院长和众多的整形外科前辈在杭州发起的鼻整形技术盛会。会议现场直播了我们的手术全过程，将我们的经验和技术毫无保留地传播给每一位现场医师，同时自己也很幸运地得到了前辈们的指点和教导。在此，我鞭策自己，在各位前辈的带领下，为中国鼻整形事业贡献自己的力量！

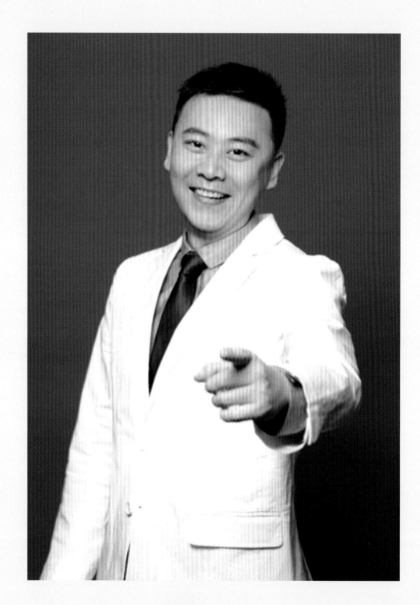

 徐 航

副主任医师,大连新华美天医疗美容
医院院长

鼻
整
形
手
术
精
品
集
萃

• 中华医学会整形外科学分会鼻整形专业学组委员
• 中国整形美容协会鼻整形美容分会委员
• 中国中西医结合学会医学美容专业委员会西北协作区委员

从事医疗美容整形行业15年，技术全面，尤其擅长综合鼻整形及眼周美容整形。从业期间，多次在国内、国际会议上做鼻整形相关专题演讲。在国家级核心期刊发表多篇鼻整形专业论文；2008年作为译者，参与翻译《达拉斯鼻整形术》。在专注鼻综合整形的10年中，依据临床实践经验，从亚洲人种特点出发，对达拉斯鼻整形技术进行改造与提升，同时进行创新，形成了从术前测量到术中精准还原术前设计、从多种鼻尖支撑结构建立到鼻尖细化成形（伞形结构）、从术前沟通辅导到术后护理的一套完整的个人理论，使达拉斯鼻整形技术中国化，更加适合中国求美者。

寄语

　　中国鼻整形事业起步相对较晚，由于人种差异，不能照搬欧美经验，需要技术的进一步改良与创新。在这个中国鼻整形事业蓬勃发展的关键时期，谭晓燕院长和众多整形外科前辈发起了这次技术盛会。作为大会的手术演示者，我无疑是幸运的，得到了与同道尽情交流、相互学习以及自我展示的机会。我也无疑是沉重的，我和年资相近的同道们肩负着把老一辈的辉煌成就发扬光大的使命，并以此鞭策自己，在各位前辈的带领下，在同道兄弟的扶助中，砥砺前行。

　　中国美鼻中国造！

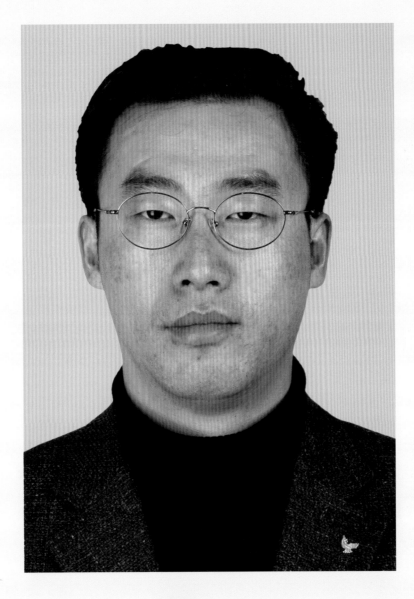

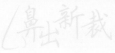

唐冬生

副主任医师,整形外科硕士,杭州整形
医院整形美容科医疗组组长

• 中华医学会整形外科学分会青年委员
• 杭州市医学会整形与显微外科分会委员兼秘书

浙江省美容外科主诊医师（A类），现任杭州整形医院整形美容科医疗组组长。1998年毕业于浙江大学医学院，获医学学士学位。自毕业至2007年在新疆克拉玛依市中心医院外科、皮肤科工作，期间至上海长海医院整形外科进修1年。2010年毕业于上海交通大学医学院附属第九人民医院整复外科，获整形外科硕士学位。

有多年从事整形美容外科及皮肤美容外科经验，擅长体表肿块、瘢痕整形修复及眼、鼻、耳部整形美容等各种整形美容手术，对乳房与颅颌面整形美容、面部轮廓整形及微整形有独到见解。多次参加全国性整形美容外科会议和培训，在《中华整形外科杂志》等多个核心期刊发表论文数篇。

沁园春·西湖论剑

西子风光，天堂美景，钱塘潮涌。望杭整医院，高手云集；磨刀擦剑，跃跃欲试。挥剑劈刀，鬼斧神工，欲与天公试比高！

鼻整形，看我等英才，手艺高超。医师同道众多，视鼻部整形为高难。今湖畔搭台，号令众才；西湖论剑，各领风骚。精雕细作，意犹未尽，还盼来年再登台。

俱往矣，数风流人物，还看我辈！

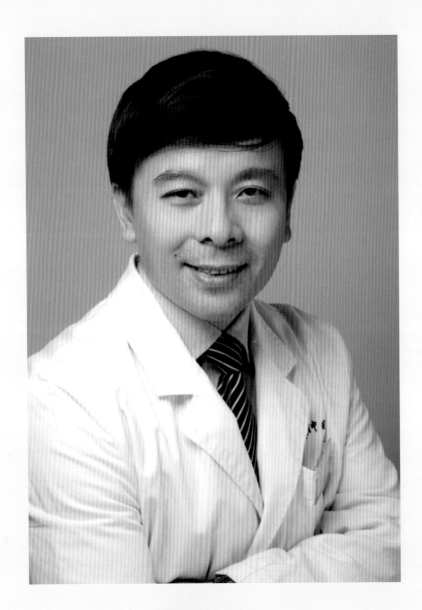

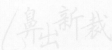

黄金龙

主任医师,教授,医学博士,博士研究生导师,南京中医药大学附属医院整形外科、医学美容外科中心主任,学科带头人

- 中华医学会医学美学与美容学分会常委
- 中国医师协会美容与整形医师分会常委
- 中国中西医结合学会医学美容专业委员会常委
- 泛亚地区面部整形与重建外科学会常委
- 中国整形美容协会理事
- 中国整形美容协会鼻整形美容分会副会长
- 中国整形美容协会抗衰老分会副会长
- 中国整形美容协会新技术与新材料分会副会长
- 中国整形美容协会两岸整形美容交流分会副会长
- 江苏省医学会医学美学与美容学分会主委
- 江苏省医师协会整形外科住院医师培训专家组组长
- 江苏省中西医结合学会医疗美容专科分会主委
- 江苏省整形美容协会副会长
- 美国整形外科医师协会（ASPS）国际会员
- 《中国美容整形外科杂志》常务编委

从事整形美容外科临床、教学及科研 30 余年。德国亚琛大学医学院整形外科中心、美国斯坦福大学医学中心整形外科、韩国心眼美整形医院访问学者。第五届国际面部整形美容外科学术大会、第十六届国际鼻整形学术研讨会、中华医学会第十一次医学美学与美容学术大会执行主席。美国 Implantech 公司面部支架应用中国首席专家，美国 Allergan 公司特聘培训专家。亚太及韩国美容外科协会鼻整形学会年会特邀嘉宾。

寄語

鼻，始也，由"自"、"畀"组合而成，一呼一吸谓意相互给予。"西湖论剑"，创中华医美之始，人才济济各领风骚，取长补短诠释"鼻"意精髓。

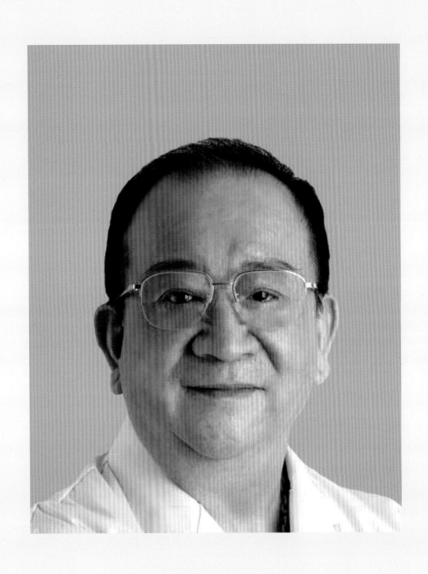

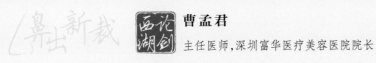

曹孟君

主任医师,深圳富华医疗美容医院院长

- 中国医师协会美容与整形医师分会第一、二、三届副会长
- 中国医师协会美容与整形医师分会鼻整形亚专业委员会副主委
- 中国整形美容协会鼻整形美容分会名誉会长
- 中国医师协会美容与整形医师分会鼻整形亚专业委员会特别顾问
- 泛亚地区面部整形与重建外科学会中国分会副主席
- 《中国美容整形外科杂志》副主编

20世纪60年代毕业于上海第一医学院（现"复旦大学上海医学院"），是中国最早从事美容外科的医师之一，创办了全国第一家民营美容医院——深圳富华医疗美容医院。从2003年起开展鼻整形手术，积累了较为丰富的临床经验。曾获省级科技进步一等奖，与整形美容相关的国内外发明专利及实用新型专利共33项。

会做单纯的假体隆鼻手术的医师，无论你将假体雕刻得何等精细完美，只能说你的手术在隆鼻学上还停留在初级阶段。要当一名出色的整形医师，则必须掌握和学会解决鼻整形中的各种遗憾和缺陷。本书的成功问世会给你提供学习上的方便和指南，望广大读者珍藏。

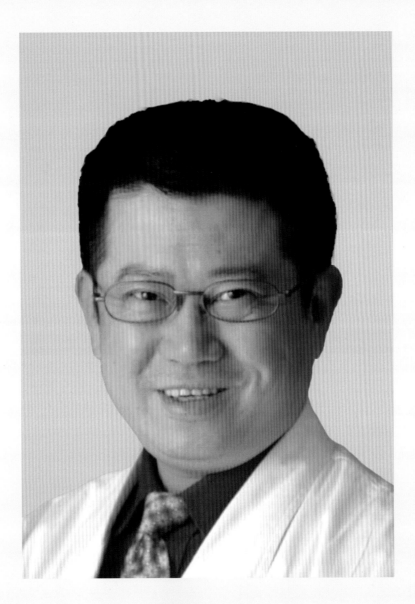

 董 帆

副主任医师,副教授

- 中国医师协会美容与整形医师分会上海市工作委员会常委
- 上海市医师协会整形科医师分会第一届委员会委员
- 中国医师协会美容与整形医师分会第一届委员会委员，第二、三、四届委员会常委
- 中国医师协会美容与整形医师分会鼻整形亚专业委员会常委兼秘书、乳房整形专业委员会常委、脂肪整形亚专业委员会委员兼秘书、民营医疗美容机构工作委员会顾问
- 中国整形美容协会鼻整形美容分会常委、脂肪医学分会常委
- 中国中西医结合学会医学美容专业委员会私密整形专家委员会副主委
- 中国保健科技学会医学美容学会美容医学教育家协会常务理事
- 中国保健科技学会医学美容学会第二届医学美容专家委员会副主委
- 《中国美容整形外科杂志》编委会第五、六、七届编委
- 《医学参考报》美容医学频道第一届编委会编委
- 泛亚地区面部整形与重建外科学会中国分会医美机构经营管理委员会委员
- 日本美容外科学会（JSAS）会员
- 日本脂肪吸引学会名誉会员
- 韩国美容外科医学会海外学术委员

1985年8月由第四军医大学毕业分配在上海长征医院整形外科，先后师从整形外科前辈高学书、何清濂、林子豪，奠定了扎实的整形外科基础。工作期间曾获解放军科学技术进步三等奖。1985年赴日本整形美容外科界研修，学习亚洲先进的整形美容外科技术。1997年调入上海铁道医学院附属甘泉医院（现"上海市同济医院"），组建整形美容专科，曾负责医院院级课题1项及同济大学校级课题1项。

在国内外专业学术期刊上发表论文27篇，参与编写专业图书9部。擅长眼、鼻、耳整形美容，面部除皱及年轻化治疗，乳房整形美容，抽脂减肥，外生殖器整形美容等方面的个性化设计及精细操作。

寄语

曾经杭州因"中国新歌声"轰动全国，如今杭整因"鼻出新裁，西湖论剑"影响行业！

全天15小时千人凝视四大屏幕，14位专家接续精彩献计和翔实解说，18位专家精彩点评和实时互动，由求学若渴的观者、毫无保留的演者、权威点评的评者，形成三方合力的最强阵容！

创整形史上手术演示会议规模之最的成功举办，源于谭院的号召力及其团队的精心筹划和精准落地。期盼明年第二届再有不同凡响！

《鼻整形手术精品集萃》一书和视频的问世，再现了五月盛况并有细节深化，值得到场者回味细品，未到者弥补缺憾。

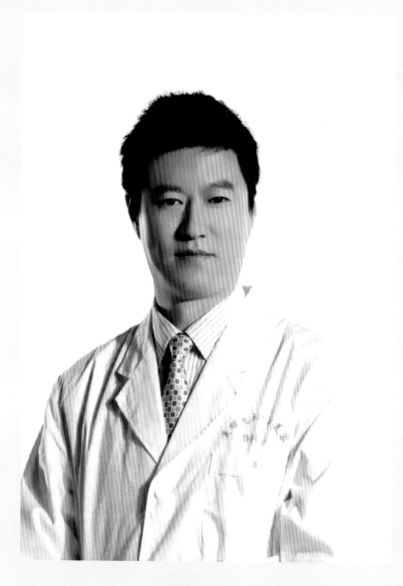

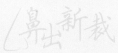

 焦俊光

副主任医师,南宁美丽焦点医疗美容
门诊部负责人

- 广西整形美容行业协会副会长
- 广西整形美容行业协会鼻整形分会筹备组组长
- 广西医学会医学美学与美容学分会常委
- 广西医学会整形外科学分会常委
- 中国医师协会美容与整形医师分会西南工作委员会常委
- 中国中西医结合学会医学美容专业委员会西南工作委员会常委

1985年毕业于广西医科大学，在南宁市卫生学校及附属南宁市医学美容中心从事外科教学工作及担任整形美容外科主任。2005年创办南宁美丽焦点医疗美容门诊部。30年来，主攻鼻部综合整形及面部年轻化手术，特别是对广西常见的短小鼻及鼻头、鼻翼肥大的整形有着丰富的经验，形成了一套行之有效的手术方案。

寄语

"鼻出新裁，西湖论剑"鼻整形手术演示学术交流会从一开始就展现其与众不同之处。新颖、开放、创新、实用，用最短的时间较全面地展示了我国的鼻整形专业水平。虽然很多术者都觉得没有将自己的技术最好、最全面地展示出来，但这正是实战的特性，没有预演，没有修饰，一切都那么真实、实用。这本书对手术的过程做了进一步的阐述和小结，非常有意义。最后再次感谢谭晓燕院长及其团队成功举办了这次中国鼻整形盛会，也祝愿中国鼻整形手术不断创出更多适合中国人的术式。

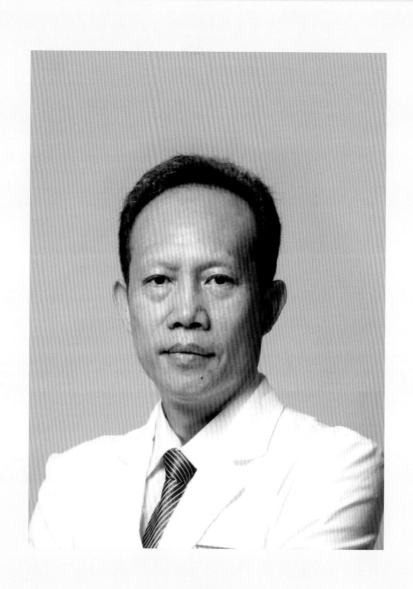

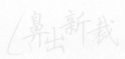 **黎 冻**

教授，广西医科大学第一附属医院美
容整形中心主任

- 广西医学会医学美学与美容学分会主委
- 广西医疗美容质量控制中心主任
- 泛亚地区面部整形与重建外科学会中国分会副主席
- 中国医师协会美容与整形医师分会微创抗衰老亚专业委员会副主委
- 中国医师协会美容与整形医师分会西南工作委员会候任主委
- 中国整形美容协会眼整形美容分会副会长
- 中国整形美容协会鼻整形美容分会副会长
- 中国整形美容协会面部年轻化分会副会长
- 中国整形美容协会微创与皮肤整形美容分会常委
- 中华医学会整形外科学分会微创美容专业学组副组长
- 中国中西医结合学会医学美容专业委员会西南专委会主委
- 中国中西医结合学会医学美容专业委员会鼻整形专家组组长

1985 年毕业于广西医科大学，留校于广西医科大学第一附属医院整形美容外科迄今，任美容整形中心主任。1990 年在上海第二医科大学附属第九人民医院进修学习。2001 年留学日本，专修微创美容学。擅长鼻综合整形术、微创面部提升术、眼综合整形术、隆乳术、A 型肉毒毒素注射应用及玻尿酸填充、全面部脂肪精细移植填充术等。

寄語

本次会议及出版之作品本着严谨的科学态度、务实实战的目标、精益求精的工匠精神、尚美崇美的设计理念，着力打造"中国美鼻中国造"的康庄大道。

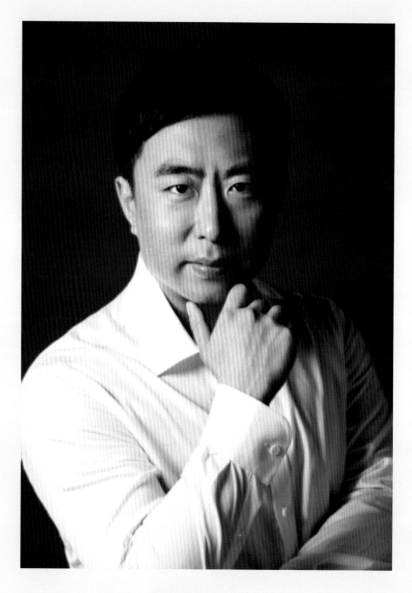

 鼻出新裁　薛志强

副主任医师，医学博士

- 中国整形美容协会鼻整形美容分会常委
- 中国整形美容协会微创与皮肤整形美容分会委员
- 中国医师协会美容与整形医师分会鼻整形亚专业委员会委员
- 海峡两岸医药卫生交流协会整形美容专业委员会委员
- 美国 Elsevier 公司审稿专家

1997~2004 年就读于北京大学医学部临床医学专业，2004~2007 年于中国协和医科大学（现"北京协和医学院"）整形外科医院攻读博士学位，2007 年至今在中日友好医院整形外科工作，主攻面部精细雕塑及颅颌面外科等领域。

课题研究：Allergan 公司乔雅登 Juvederm® Ultra/Ultra plus 鼻唇沟改善中国注册临床研究者/注射医生，Allergan 公司 Voluma®中面部提升中国注册临床研究者/注射医生，Allergan 公司 Volbella®嘴唇塑形中国注册临床研究者，Allergan 公司 Botox®蟹爪纹改善中国注册临床研究方案顾问，双美®鼻唇沟改善中国注册临床研究者/注射医生，Allergan 公司 Botox 注射技术特约培训专家，韩国汇恩斯（HUONS）公司艾莉薇亚太区美学设计和注射培训专家。

寄语

"三人行，必有我师焉；择其善者而从之，其不善者而改之。"祝愿中国的鼻整形技术在交流与沟通中日益精进。

鼻整形手术精品集萃

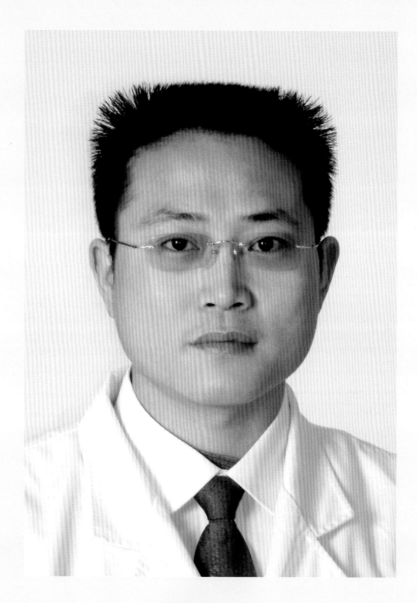

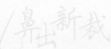 **蹇 洪**

主任医师,教授,杭州整形医院医疗美
容国际部院长

- 中华医学会整形外科学分会颅颌面外科学组委员
- 浙江省医学会整形外科学分会青年委员
- 韩国JK整形外科医院名誉教授

　　武汉大学硕士研究生毕业，先后进修和参观学习于第四军医大学西京医院、上海交通大学医学院附属第九人民医院、韩国三星医院、德国汉堡医院。发明鼻中隔软骨切取器获国家专利，研究的"眶周微创除皱技术"获省科技进步三等奖，独创安全又简单的蹇氏微创改脸技术。从事整形美容外科临床工作近20年，完成几万例整形美容手术，临床经验丰富。擅长微创改脸、精细鼻整形、微创除皱、颅颌面畸形矫正等。

西湖论剑鼻整形，
手术点评很新颖；
各派手术大不同，
实用先进又创新。

序 / *Foreword*

由杭州整形医院主办的"鼻出新裁，西湖论剑"鼻整形美容手术演示大会于2016年季春时节在杭州举行。会中由国内数位鼻整形"高手"操刀，通过数码视频传输到LED宽屏幕上供观看，"名师"现场点评解说。这种"演示、解读、点评"三结合方式，实属一场创新的学术交流。有千人参会，会程虽长达15小时，人却不散，充分展现了本次会议的魅力和受欢迎程度。

鼻整形术，特别是隆鼻术几乎占到我国医疗美容手术之半数，开展甚为普及。近年来，从过去单纯垫高鼻根、鼻背的状况，发展成鼻综合性美容的理念，涵盖鼻高度、长度（国人多为延长）、鼻尖突度、鼻翼厚度、小柱高度和支撑力、鼻孔形态、额鼻角、唇鼻角等多个亚单位手术涉及，在赝复体方面广泛应用硅橡胶或膨体。切取的鼻中隔软骨、耳软骨、肋软骨作辅助填充或支撑物，使鼻整形术后效果个性化至美至臻。

由谭晓燕院长、李东主任等专家倡议，今将手术演示会全过程荟萃成集，并配发视频U盘，以飨更多同行。

《鼻整形手术精品集萃》图文并茂、解说清楚、点评实事求是，如南京中医药大学附属医院整形外科主任黄金龙教授对切取肋软骨隆鼻提出质疑，强调其适应证的严谨要求。其他众多教授对演示者鼻整形手术过程的点评也值得同行们学习、体会。

会议所摄制视频详尽记录了手术演示过程，配上动听的乐曲，必将给同行们留下深刻印象。

这次会议是成功的，正如上海第九人民医院韦敏教授所言："其实最成功的是谭院长及其团队在合适的时间找对了一个热点，他们不大不小的团队全力以赴，良好的推广加上演示者的技能，超越了以往大单位的影响力。"

在此，我们要感谢谭晓燕院长的团队、李东教授及众多专家所搭建的热点平台以及他们为此次演示大会所做的在构思、组织、实施等方面的努力和贡献。

希望杭州整形医院再接再厉，组织更精彩的热点交流会，以促进中国整形事业不断进步，繁荣不止。

马奇 谨识

于杭州湖畔居

2016 年 8 月

前　言/*Preface*

　　没有想到，2016年5月在杭州召开的"鼻出新裁，西湖论剑"鼻整形美容手术演示大会引起了业内如此大的反响。14位国内公立医院和民营医院的擅长鼻唇部塑形的整形外科医师经过推荐、自荐和国内整形界同仁的投票推选，走上了杭州整形医院的手术台，进行了长达15个小时的四屏同步实况手术演示。每台手术配两位国内顶级的鼻整形专家于手术室内、室外予以同步点评。他们认真、严谨、无私奉献的敬业精神，激励着我们所有人满腔热情、义无反顾地投入日益高涨的鼻整形学习热潮中。

　　没有想到，国内千余名整形外科医师和耳鼻喉科医师参加了此次大会。会议从早上7点一直持续到晚上10点，整整15个小时与会医师一直紧盯大屏幕，午餐和晚餐都是在会场里边观摩手术边进餐，唯恐短暂的离席会错失精彩的瞬间。与会者普遍反映"眼睛不够用、脑子不够用、膀胱不够用"。他们意识到成功的捷径就是学习，对如此难得的学术盛宴倍加珍惜，其渴求、好学、认真的态度令人动容；同时也让我们主办方深感愧疚，日程安排得过于饱和，使得参会学员体力支出超常，过于辛苦。

　　没有想到，作为主办方，我们的团队如此齐心协力、高效、默契。尽管这一模式是首次尝试，几个团队也是首次合作，但团队中的每个人包括志愿者都使出了"洪荒之力"，把工作做到极致，保证了会议的顺利进行。

　　1985年作为新成立的杭州市整形医院的年轻医师，我被最先派往中国整形外科医师的"黄埔军校"——上海第二医科大学附属第九人民医院整复外科进修学习，师从我院的名誉院长、中国整形外科奠基人张涤生院士和赵平萍教授，生平第一次看到了柳叶形硅橡胶鼻假体经鼻尖飞鸟形切口隆鼻。当时，轻度鞍鼻用硅橡胶假体填充，重度鞍鼻用自体肋软骨整复，对鼻梁以外的亚单位的美容塑形似乎有点束手无策，"隆鼻"成了美容鼻整形的代名词。1997年王炜教授着手编写国内巨著《整形外科学》，感谢王炜教授启用了我这个刚被破格晋升为副主任医师的小字辈，学习就成了我的首要任务。我找到了1988年Rodolphe Meyer主编的*Secondary and Functional Rhinoplasty*和1989年Walter E. Berman主编的*Rhinoplastic Surgery*。这次学习让我和鼻整形结下了不解之缘，并开始摸索着进行其他鼻部亚单位（特别是鼻尖肥大）的整形。2001年我首次在《中华医学美学美容杂志》上发表"鼻尖圆钝肥大的美容整形"。感谢尹卫民和李战强等医师，他们分别在2005年及2009年将郑东学的《现代韩国鼻整形术》和美国的《达拉斯鼻整形术》翻译成中文，加上日趋频繁的国际化交流，使得国内的鼻整形技术有了突飞猛进的变化。

　　从事整形外科31年来，本人养成了一个习惯，每年必去国内或国外一流的整形医院或整形科参观学习1～2周（全程观摩手术），深深感受到每年的继续教育、实地观摩手术对外科医师，特别是年轻外科医师成长的重要性。随着行政职务的升迁，我就把国内每类手术的顶级专家逐一请来医院做手术示教，让全院医师共享实战教育的成果，受益匪浅。与此同时，我们发现，近年来鼻整形需要二次修复的比例逐年上升，理念的进步超过了技术操作的进步，技术培训提高迫在眉睫。这也是我举办这次演示大会的初衷，希望通过实实在在的手术演示、专家点评、互动提问来加速提高国内鼻整形的整体水平。

会议结束了，单一的手术视频是否能够帮助所有学员消化、吸收那15个小时的精华？所有演示者和点评者还有很多经验和教训想分享给大家，同时得到了浙江科学技术出版社的大力支持，这就孕育并促成了《鼻整形手术精品集萃》的落地。

在整个编写过程中，演示专家们倾其所有、毫无保留的论述，点评专家们不讲情面、科学严谨的点评分析，将目前鼻整形手术中常见的关键问题、初学者易犯错误的环节及如何防范等要诀详细阐述、公之于众。无论是初学者还是具有一定经验的整形外科医师，本集萃都是一部难能可贵的"原创干货"，配上每位专家精心配乐的个性化手术视频，非常值得爱好鼻整形的所有能人志士学习和收藏。

大家会发现，在专家们的寄语中出现频率最高的词汇是曾高教授首先提出的"中国美鼻中国造"，本集萃的出版将大大提升这一工程的速度和质量。借用郑永生教授的话——"让我们记住这段经历，记住这段历史，也让'鼻出新裁，西湖论剑'的精神，飞向我们共同的美丽梦想！"

在此我要代表所有受益者向这些专家们深深地鞠躬致敬！

2016年中秋佳节

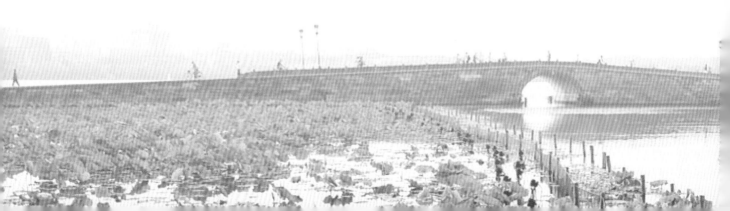

说　明／*Instruction*

● 1.《鼻整形手术精品集萃》（以下简称《集萃》），由于编写时间仓促，加上水平有限，一定存在不少缺憾，敬请广大读者批评指正。

● 2. 每本《集萃》随书附有 U 盘一个，内含 2016 年 5 月在杭州整形医院召开的"鼻出新裁，西湖论剑"鼻整形美容手术演示大会现场术前设计视频及 14 位演示专家的手术剪辑视频。由于手术时间较长，视频将关键、精彩步骤重新剪辑，缩短了总时长。

《集萃》内文标注时间与视频时间相对应，与实际手术时长不同。

● 3. 为了能够让广大年轻的整形外科医师和耳鼻喉科医师也能享用到这一学术盛宴，我们在"64G 高清版"视频的基础上推出了"32G 普通版"视频，以满足不同职级医师的需求。"高清版"视频使用电脑、手机两用 U 盘，还配有每位专家精心挑选的个性化背景音乐，让广大读者在观摩手术的同时能共飨音乐盛宴。

● 4.《集萃》中的手术示意图由杭州整形医院杨甄宇医师等人绘制。红色：切开或切除部分；黑色：缝合和缝线部分；绿色：植入物（自体移植物或人工组织代用品）。

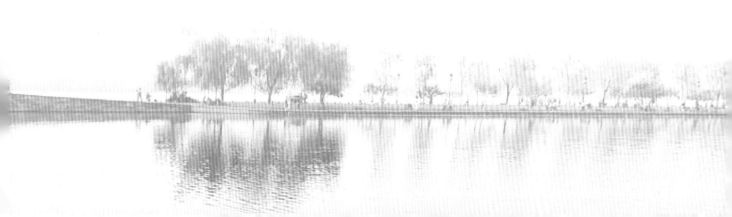

目 录/Contents

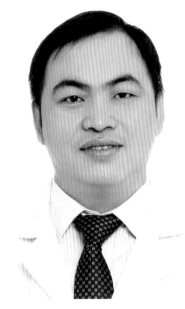

手术者 / 牛永敢

手术名称

单侧唇裂术后唇鼻畸形修复术（肋软骨切取术，鼻小柱、鼻翼肋软骨填充术，鼻翼复合组织移植术，唇裂二期修整术）

求美者基本情况

姓名：×××；性别：男；年龄：30岁；民族：汉族；出生地：浙江杭州。

既往史

既往体健，幼时曾行唇裂修复手术。

术前检查

- 1. 专科检查。

（1）鼻：鼻偏斜，从上到下右偏。鼻根宽度、突出度均可。鼻背右偏，略宽，患侧凹陷，侧面观突出度可。鼻尖右偏，宽大，患侧下垂，突出度不足，长度稍欠缺。鼻小柱右偏，短小，基底部退缩。软三角区左右不对称，患侧存在一纵行瘢痕。鼻翼左右不对称，健侧略宽，患侧塌陷、下垂。患侧鼻翼基底比健侧略凹。患侧鼻孔基底凹陷，鼻槛缺失。患侧鼻小柱基底丧失足踏板区域的渐次增宽形态。鼻中隔尾端朝向健侧偏曲。鼻骨左右不对称，健侧略宽。

（2）唇：唇部对称性差，左右唇长度不等。人中沟缺失，患侧人中嵴短、平、不显，局部瘢痕严重。唇红对合不齐，唇珠缺失，唇红部和黏膜部对位紊乱。

- 2. 辅助检查。基本化验及检查结果正常。

诊断

先天性左侧唇裂术后继发唇鼻畸形。

手术方法

单侧唇裂术后唇鼻畸形修复术。

术前照片

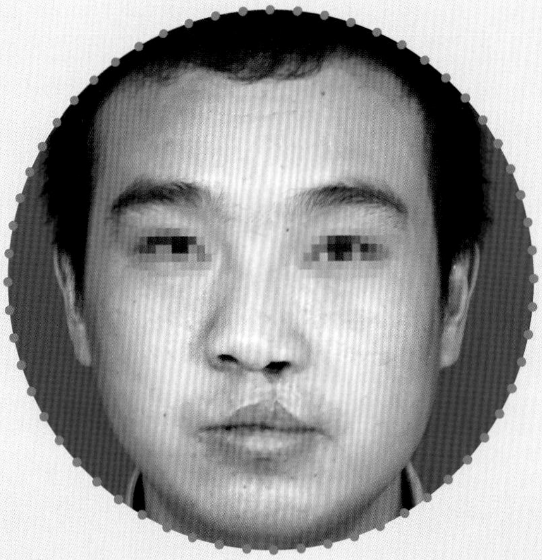

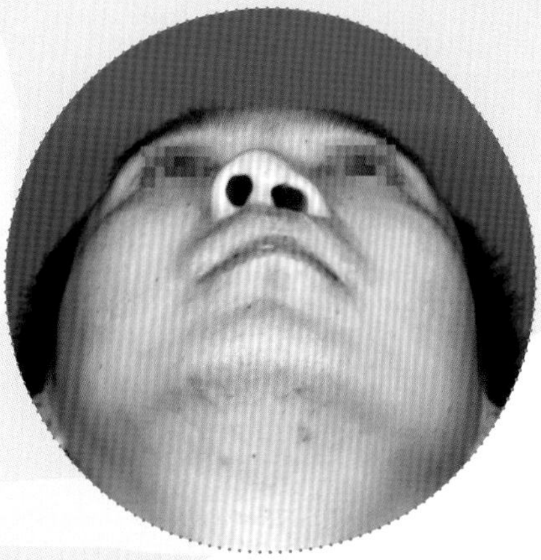

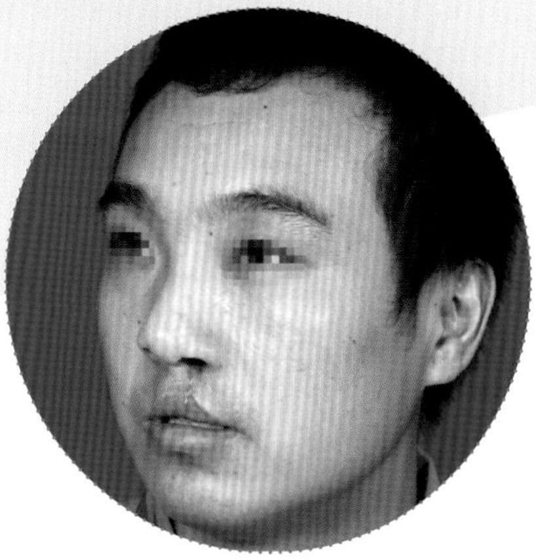

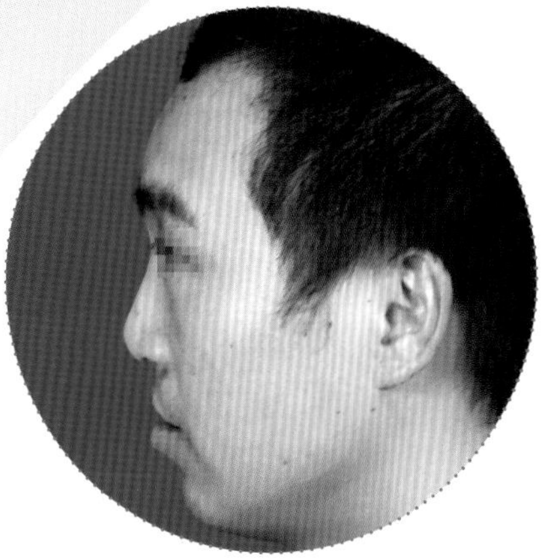

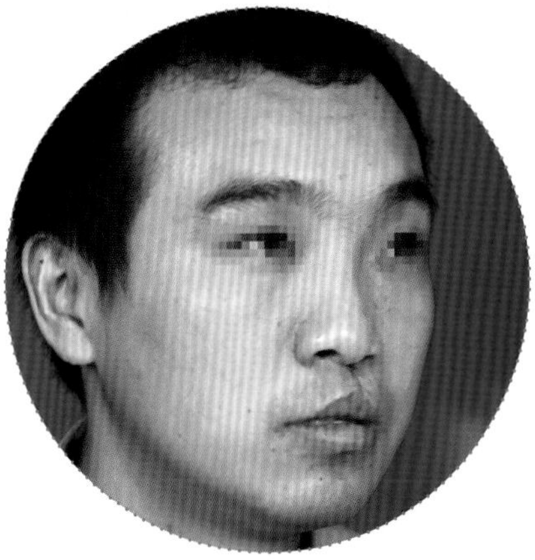

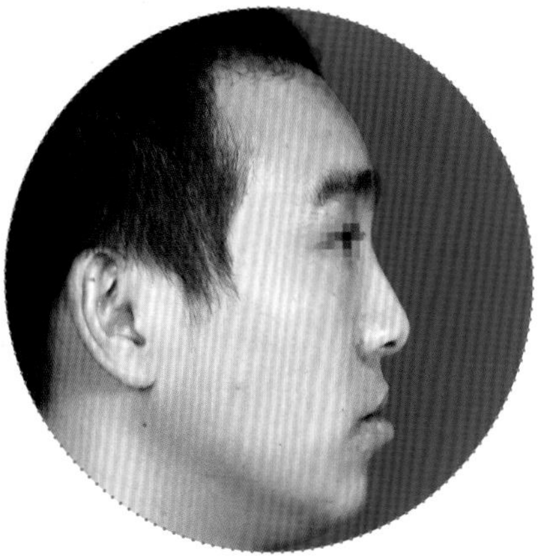

▶ 手术过程

- 1. 患者取仰卧位，行全麻插管后常规消毒、铺巾。
- 2. 00：00：06—00：00：30　切取肋软骨手术开始。
- 3. 00：00：31—00：01：40　在唇鼻部画线，标记健侧人中嵴、唇红与黏膜交界处、唇峰点、鼻中隔轴线、面部中轴线、鼻翼与内眦的关系（图1-1）。

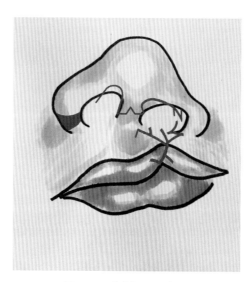

图1-1　手术切口示意图

- 4. 00：01：41—00：07：48　推挤测试鼻小柱复位情况，标记患侧人中嵴切口及回切切口、双侧鼻翼最外处及鼻孔最外侧点。测量鼻孔宽度，设计口唇瘢痕瓣形状。推挤肌肉模拟复位情况，设计鼻孔基底皮瓣。
- 5. 00：07：49—00：08：40　在切口处注射1∶200 000肾上腺素盐水。
- 6. 00：08：47—00：10：15　沿口唇部设计线切开皮肤、瘢痕瓣，并将瘢痕瓣在口轮匝肌表面掀起。
- 7. 00：10：17—00：11：40　人中侧皮肤软组织在肌表面分离约4mm，电凝止血。
- 8. 00：11：41—00：12：25　进一步分离患侧皮下与肌肉。
- 9. 00：12：25—00：12：58　测试鼻中隔复位后的皮肤牵拉情况。
- 10. 00：13：00—00：14：14　切开回切切口，分离皮下与肌肉粘连。
- 11. 00：14：14—00：17：23　测试鼻小柱复位后患侧人中嵴的位置，设计肌肉切断处。切断肌肉，进一步广泛分离皮下与肌肉粘连处，向外达鼻唇沟，外上达翼面沟顶端。
- 12. 00：17：30—00：18：10　分离鼻孔基底处肌肉、黏膜与上颌骨的粘连。

- 13. 00：18：12—00：22：50　测试肌肉可复位情况，将鼻小柱基底处肌肉断开、下旋，观察人中复位情况。

- 14. 00：22：52—00：26：30　患侧肌肉分为深浅两层，进一步分离鼻孔基底处肌肉、黏膜与上颌骨的粘连，测试鼻槛处皮肤及肌肉的张力情况。

- 15. 00：26：31—00：30：55　将形成鼻槛的皮瓣剪开，进一步分离鼻翼深部的肌肉，并测试此处肌肉形成鼻孔基底时的位置及张力。

- 16. 00：30：58—00：34：06　将切口两侧的深层口轮匝肌用5-0 PDS线行"8"字缝合2针，回切切口深部肌肉间断缝合1针。

- 17. 00：34：07—00：35：06　测试并在唇峰点处缝合固定线，再次测试。

- 18. 00：35：07—00：36：43　将鼻孔基底肌肉复位，使用5-0 PDS线间断缝合，再次测试皮瓣。

- 19. 00：36：44—00：38：11　将皮瓣转移到回切切口处，用6-0普利灵（Prolene）缝线缝合1针固定。

- 20. 00：38：17—00：41：18　将瘢痕瓣分叉，形成两个，作患侧鼻翼基底的切除及切口延伸；分离后，用5-0 PDS线加强缝合鼻底肌肉。测试鼻槛形成情况。

- 21. 00：41：18—00：41：59　进一步松解鼻小柱基底侧皮瓣，拆除唇峰皮肤固定线，用5-0 PDS线缝合此处肌层。测试人中嵴处浅层口轮匝肌情况并作松解，而后将其置于患侧浅层肌肉深面，用5-0 PDS线行端侧吻合。将患侧浅层口轮匝肌置于人中嵴皮下层深面行端侧吻合，并再次作唇峰点牵引线。

- 22. 00：42：00—00：42：50　用5-0 PDS线作唇峰点及人中嵴的皮下缝合。测试、修整唇峰处皮肤。用6-0普利灵缝线将鼻孔基底至唇峰点的皮肤固定2针，唇峰点处行垂直褥式缝合。

- 23. 00：42：51—00：45：00　测试鼻槛处皮瓣，再次延长切开松解，局部行Z改形。用5-0 PDS线固定1针，形成鼻槛。测试皮瓣，松解粘连。

- 24. 00：45：01—00：45：50　在皮下缝合加密。测试皮瓣情况，观察鼻孔基底形态。

- 25. 00：45：51—00：46：23　用普利灵线缝合皮肤。

- 26. 00：46：24—00：48：11　将唇红切口延长并作分离，用5-0薇乔线缝合肌肉、黏膜下层，用6-0普利灵线缝合唇红黏膜。

- 27. 00：48：12—00：48：28　设计黏膜Z改形，形成唇珠。用5-0薇乔线缝合黏膜切口。

- 28. 00：48：29—00：49：38　部分关闭鼻孔基底切口，使用5-0薇乔线缝合，Z改形形成鼻槛，唇部畸形修复完成。

- 29. 00：49：38—00：50：26　在鼻小柱、鼻翼软骨尾侧缘、鼻中隔两侧注射1：200 000肾上腺素盐水。

- 30. 00：50：27—00：50：38　设计常规外入路鼻整形切口。

- 31. 00：50：39—00：51：23　作倒 V 形切口切开鼻小柱两侧，再作外侧脚尾侧缘切口。

- 32. 00：51：24—00：54：00　掀起鼻小柱皮瓣，寻找软骨表面的层次，分离双侧鼻翼软骨、侧鼻软骨达鼻骨下端，彻底止血，显露歪斜的鼻背。

- 33. 00：54：01—00：56：48　分离内侧脚间连接，暴露鼻中隔前角。切开右侧鼻中隔软骨膜，并在其下分离，打开中部穹窿，左侧同样操作，可见鼻中隔偏向右侧。

- 34. 00：56：51—00：58：20　在鼻棘处分离中隔软骨后侧，使之游离，剪除楔形软骨条，摆直鼻中隔，并行摇门式操作，彻底解除鼻中隔偏曲的原因。测试皮瓣覆盖后的情况，用肾上腺素盐水纱条填充止血。

- 35. 00：58：21—01：01：28　在患侧外侧脚最外端行 Z 改形，延长黏膜，用 5-0 薇乔线缝合。

- 36. 01：01：30—01：03：18　切取 0.5mm 厚的肋软骨皮质一条；切取 1mm 长的肋软骨片 3 片，修整成 3mm 宽。

- 37. 01：03：19—01：06：41　将两片肋软骨置于鼻中隔两侧，形成鼻中隔延伸移植物（SEG），用针头固定、5-0 PDS 线缝合，加强鼻中隔，并使之保持正中位。皮瓣复位观察。

- 38. 01：06：42—01：08：45　放置支撑物（Strut），用 5-0 PDS 线缝合固定并修整。

- 39. 01：08：46—01：17：40　将肋软骨皮质片置于患侧内侧脚并延伸至鼻孔基底，形成鼻翼软骨加强移植物。关闭中部穹窿。注意，缝合时左侧进出针位置要偏头侧，右侧进出针位置要偏尾侧，借以提供鼻中隔偏曲矫正的力量。用针头固定该支架移植物，用 5-0 PDS 线缝合固定。

- 40. 01：17：41—01：25：33　用 5-0 PDS 线行贯穿鼻中隔固定，皮瓣缝回观察，显示患侧侧鼻软骨处凹陷。

- 41. 01：25：36—01：26：34　切取肋软骨片，并将其置入缺损部位，测试后再次分离腔隙，再测试观察对称度。

- 42. 01：26：36—01：26：51　掀开皮瓣，显示软骨片（鼻侧壁移植物），取走软骨片后作挤压变软处理。

- 43. 01：26：52—01：29：02　将软骨片用 5-0 PDS 线固定于中部穹窿侧壁，皮瓣盖回观察。

- 44. 01：29：03—01：30：52　将软骨雕刻形成帽状移植物，用 5-0 PDS 线缝合固定于穹窿并修整。

- 45. 01：30：53—01：31：08　测试观察。

- 46. 01：31：09—01：34：10 将软骨膜缝合于帽状移植物表面，修剪观察。
- 47. 01：34：11—01：34：58 在鼻小柱皮瓣下用5-0 PDS线缝合1针，观察鼻小柱位置。
- 48. 01：34：59—01：36：21 用5-0薇乔线缝合鼻小柱两侧及外侧脚尾侧缘切口，用6-0普利灵线缝合鼻小柱皮瓣，用5-0薇乔线缝合鼻孔基底。
- 49. 01：36：22—01：37：57 用5-0 PDS线贯穿缝合鼻中隔，观察测量鼻孔基底宽度，显示健侧鼻孔宽度。
- 50. 01：37：58—01：42：19 设计鼻翼基底切除范围，下线距翼面沟1～2mm。根据鼻尖点到两侧翼面沟的长度设计切除宽度约3mm。用15T刀片切开，彻底止血，用6-0普利灵线作间断、褥式缝合关闭切口。观察、测试鼻翼基底切除物移植的位置。
- 51. 01：42：20—01：46：19 沿患侧软三角区瘢痕切开，将复合组织移植到该处，用6-0普利灵线缝合皮肤，用5-0薇乔线缝合黏膜。
- 52. 01：46：20—01：47：20 用5-0 PDS线作贯穿鼻翼的缝合，以加深翼面沟。
- 53. 01：50：31—01：51：58 用盐水纱条填塞健侧鼻孔，行外侧鼻骨截骨。
- 54. 01：52：00—01：54：14 在患侧侧鼻软骨位置外覆纸板，用5-0 PDS线行贯穿缝合。修剪纸片大小。
- 55. 01：54：15—01：54：55 清洗，压迫止血（图1-2）。

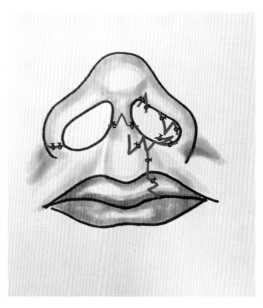

图1-2 缝合后

- 56. 01：54：56—01：55：47 用3M胶带贴敷鼻背，并用热塑夹板固定，鼻腔油纱填塞，口唇部包扎固定，结束手术。

▶ 回顾与总结

单侧唇裂术后继发唇鼻畸形的矫正是鼻整形中最为困难的一类手术。由于唇裂的畸形程度不同、初次或者前几次手术方法的不同、手术解剖复位的程度不同等原因，使得不同患者成年后的畸形表现千差万别。

从外形上看，患者可能存在的畸形一般包括唇和鼻两方面，上唇可表现为唇峰左右不等长、人中不明显、人中嵴不等长、唇红凹陷、唇珠不显等；鼻畸形一般是全方位的畸形，包括鼻中隔向健侧偏曲，鼻尖低平，梨状孔周围凹陷，鼻骨向健侧偏曲，鼻骨、侧鼻软骨发育不良，鼻翼软骨下垂，鼻孔及鼻翼基底凹陷，软三角区畸形等。

对于单侧唇裂术后继发唇鼻畸形的矫正，笔者认为有以下几个关键点：① 口鼻相关肌肉的完全复位，不仅包括位置，还包括力量的平衡；② 鼻支架结构的调整，包括鼻中隔的复位，稳定的鼻基底支架建立，鼻翼软骨的重建，鼻骨、侧鼻软骨的重建或加强；③ 鼻孔基底和鼻槛的重建；④ 软三角区的处理。在这些步骤中，没有肌肉的复位，即使支架重建得再好，也会被长期持续作用的肌肉力量再次拉偏，所以完整的肌肉复位是手术成功的基础。另一方面，仅仅作肌肉复位是无法使异位的鼻支架结构恢复到正常位置的，所以需要对鼻支架结构进行调整、加强或者重建。鼻支架结构的调整是术后获得良好鼻外形的必备条件，因为鼻孔对称性相关的结构极为复杂，包括鼻小柱、软三角区、鼻翼、鼻翼基底、鼻槛、鼻小柱基底，这些部位恰恰都被唇裂的解剖畸形所累及，故达到鼻孔的对称性是该手术的难点所在，有时需要多次手术才能达到。

唇裂术后继发唇鼻畸形的矫正之所以难，是因为每个患者的畸形程度不同，所需的矫正次数较多，不同患者手术时的解剖复位程度也各不相同；随着人体的发育，畸形组织的发育进展程度也不相同；每位医师对这些问题的认识深度和解决方法也有很大程度的不同。

关于单侧唇裂术后继发唇鼻畸形的矫正是唇重要还是鼻重要，每位医师的认识千差万别。实际上，只要是长期做此类手术的医师，在随访过程中都会发现，假如只做上唇设计小皮瓣改形，不进行肌肉矫正的话，手术刚结束时的效果可能不错，但很难维持3个月以上；假如只是对鼻子的局部软骨进行调整悬吊，术后根本不会获得满意的效果。

笔者认为在做唇修复手术时应尽可能把涉及唇、鼻的所有动力学系统完全矫正，这个观点与尹宁北教授的观点不谋而合。尹教授的"唇鼻肌肉张力带"理论使笔者受益匪浅，笔者按照尹教授的理论做了手术，并和他一起讨论手术照片，得到了尹教授无私的帮助，使笔者对唇、鼻的动力系统有了更为清晰的认识。本例手术的唇部肌肉复位方法也基本沿用了尹教授的方法，向尹教授致敬！

至于鼻部的整形，近年来西风东渐，先是尹卫民教授翻译的《现代韩国鼻整形术》，然后是韩德民教授主译的《鼻整形手术图谱》、《功能性鼻重建外科学》，这几本书为大家打开了一扇窗，可以说是国内鼻整形专业的启蒙读物。李战强教授主译的《达拉斯鼻整形术》更是继往开来，深入、全面地介绍了近年来美国鼻整形的发展成果，推动了国内鼻整形事业的快速发展。之后，李战强教授和笔者分别编写了鼻整形基础知识方面的小册子——《图解鼻整形入门》和《开放入路鼻整形基础》，并和张辉博士一起开办了鼻整形培训班，希望借此奉献我们的绵薄之力，为中国鼻整形事业的发展添砖加瓦。目前大家对鼻整形的共识其实就是支架结构的调整，对唇裂鼻而言，更是涉及了多方面、多方位的畸形修复和调整，从鼻中隔到鼻骨，从上外侧软骨到下外侧软骨。唇裂鼻患者都存在一定程度的错位、移位和力量缺失，在唇鼻肌肉系统复位之后要重建一个基本正常的鼻支架系统，是获得良好效果的基础。

对唇裂术后唇鼻畸形患者的软组织处理，尤其是对鼻小柱基底和软三角区的处理，都是相当困难的。正因为难以处理，才有很多专家学者设计出各种各样的皮瓣，术后效果也各有千秋。解剖基础的多样性必然导致治疗方法的多样性，也就是说，没有任何一种设计能够满足所有患者的需求，只要不违背原则，在患者自身的基础上进行合理设计，都是可以接受的。

整形医师并不能矫正所有的畸形，也不是所有的手术都能一次完成，所以要审慎对待每一位患者，告知其所有的可能情况，取得他们的理解后再行手术，这才是最为客观的准备。对杭州会议的求美者也是如此，需要进行长期随访，并在必要时对某些部位进行小的调整，以期获得更为良好的效果。

最后，感谢谭晓燕教授组织的这次杭州会议，感谢所有帮助过我的人！

▶ 术前术后对比照（左为术前，右为术后1个月）

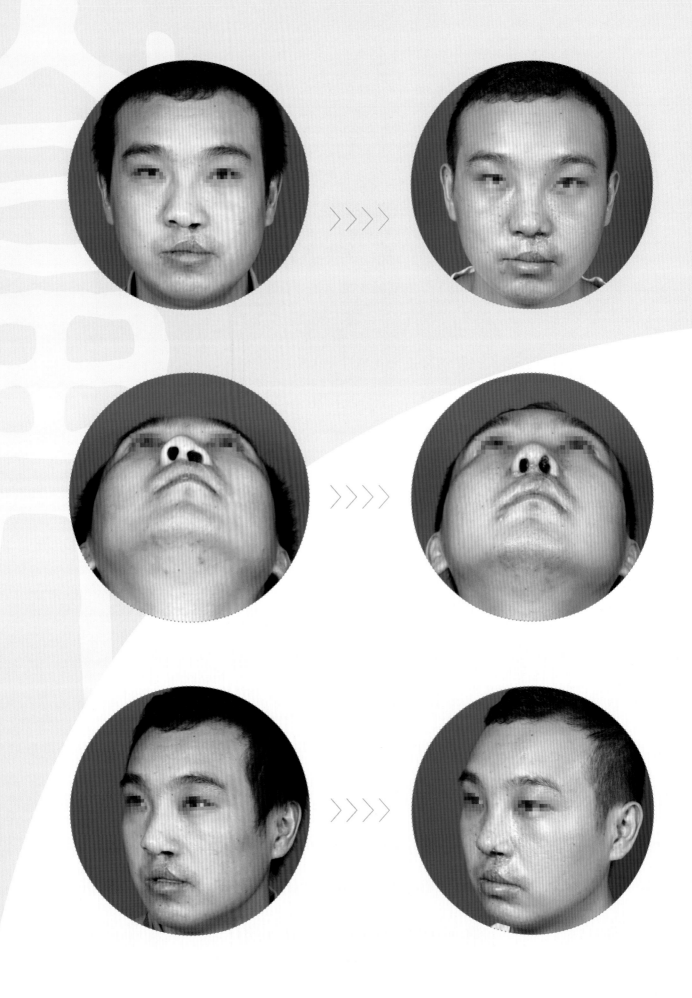

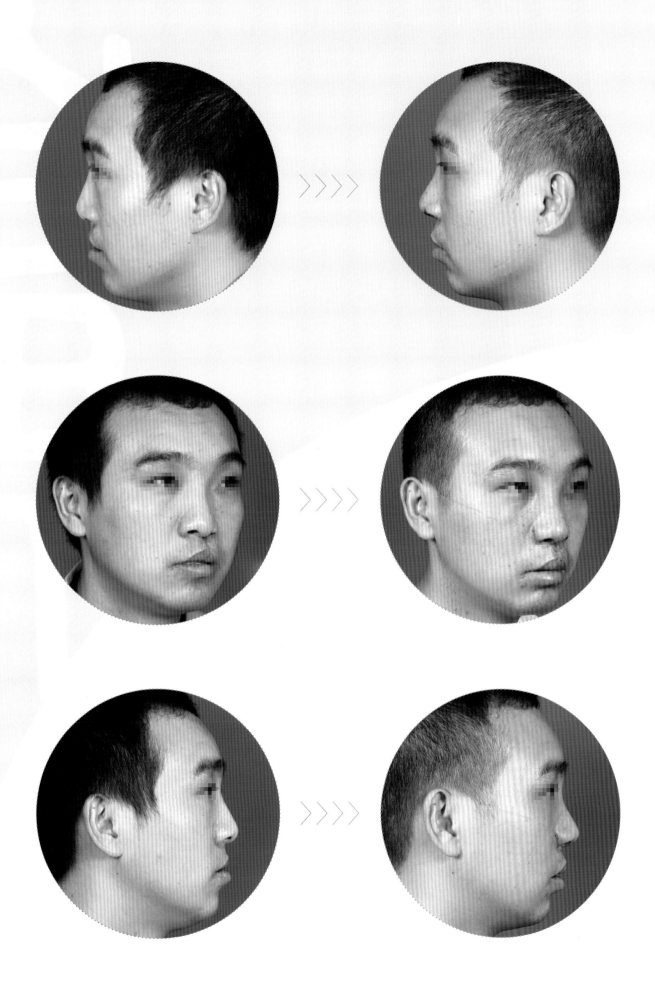

⟫ 专家点评

范飞点评牛永敢医师手术

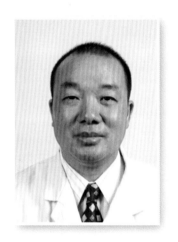

在整形外科临床上，唇裂术后继发畸形主要有鼻、唇、颌骨畸形三种，与鼻整形相关的主要是鼻、唇畸形。矫正唇裂继发的鼻、唇畸形是整形外科领域最具挑战性的手术之一，即使是世界上顶级的整形外科大师，也常常在术后留有遗憾。但有一点为大家所共识：一次手术不可能解决鼻、唇的所有问题，往往需要多次甚至几十次手术的不懈努力，才能达到比较完美的效果。

牛永敢医师的手术目标正是朝着尽善尽美的方向努力的。

首先谈谈唇裂术后继发唇部畸形的矫正。裂侧肌肉的切开、分离、旋转和缝合技术娴熟，皮肤与肌肉的分离、切口间的改形顺理成章，效果明显，裂侧唇部较术前丰满，唇珠也要突出许多，鼻孔基底即鼻槛的高度有所增加。美中不足的是，最难成形的人中凹及人中嵴并不明确。

在鼻畸形的矫正中，中隔软骨的加强到位，软骨偏曲的矫正效果明显，鼻尖、鼻小柱突出度基本符合美学标准，鼻背填充物的高度、弧度、宽度均与患者的脸形相符合，右鼻侧截骨、内推到位，左鼻侧软骨片充填的高度、宽度及厚度合适。

为了保持与左侧鼻孔的对称，在右侧鼻翼外侧脚处切除一条皮肤及皮下组织，之后又将切下来的复合组织移植到左侧鼻翼上缘凹陷处。创意很好，效果也不错，但能否成活，值得期待。

整体来说，手术操作娴熟，效果满意，达到了手术目的。但是，唇裂术后继发唇鼻畸形的矫正不能靠一次手术解决所有的问题，而且要达到完全正常的效果也是不可能的。

郑永生点评牛永敢医师手术

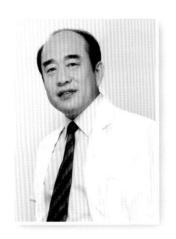

唇裂（特别是单侧唇裂）术后继发畸形的治疗一直是整形外科的难题之一，其复杂多样的畸形表现使得治疗非常困难。导致这些畸形的原因较为复杂，有复杂不详的病理机制、颌面及面部软组织多样的畸形表现，以及早期修复手术的不规范等。目前研究的重点集中于如何构建唇部和鼻部更加接近正常的形态结构，其中鼻部的软骨支架结构、肌肉均衡体系以及软组织覆盖等的重建成为众多学者公认的手术重点。

本案例是左侧唇裂术后继发畸形，表现为两侧鼻孔不对称、鼻小柱偏斜、上唇术后瘢痕、唇红缘不齐等。

术者经上唇瘢痕切除切口将两侧的口轮匝肌充分分离，并重建口轮匝肌的环形闭合结构，此种方法能更有效地修复上唇口轮匝肌的完整性，同时有助于改善鼻孔基底的形态；鼻孔基底的三角瓣移转形成了鼻孔基底的"门槛"，这些充分体现了术者对单侧唇裂术后继发畸形修复术的整体意识。

术者采用常规的鼻部倒 V 形切口，此切口对下外侧软骨、鼻中隔软骨的显露比较充分，可以有的放矢地矫正支架结构的不对称。术者对裂侧下外侧软骨的解剖分离，以及术后软骨移植增强裂侧下外侧软骨的支持力都是很好的方法。

鼻中隔软骨尾缘的偏斜矫正也体现了术者对单侧唇裂术后继发鼻畸形的机制有深入的理解，并有正确的处理鼻中隔偏斜的理念。在术中，术者采用摇门式法，将移位的鼻中隔软骨尾缘与犁骨槽离断，使之能够充分地舒展并恢复至正中位。为使其固定，避免二次偏斜，术者利用两块肋软骨夹持鼻中隔尾缘的做法，更能保持鼻中隔稳定，最大限度地避免了鼻中隔再度偏斜。

为实现两侧鼻孔对称，术者行右侧鼻翼基底切除，并作为裂侧鼻孔开大的移植材料，以求两侧鼻孔大小接近，但这种手术方法的选择应该建立在健侧鼻翼组织足够的基础上。我认为用两块肋软骨夹持鼻中隔尾缘要根据具体情况而定，因为一般情况下，鼻中隔偏离的位置多在尾端，其尖端基本居中，因此行摇门式手术后会自然释放张力而达到张力均衡，这样鼻中隔软骨就可以恢复至正中位置并相对稳定，此时仅需对尾缘作简单处理，重新固定于正中位置即可。当然，用软骨移植的方法夹持鼻中隔效果更确切，但要避免移植的软骨过宽，以免影响鼻腔通气道的内径。

总之，本手术体现了术者对单侧唇裂术后继发畸形的良好理解以及娴熟的手术技巧，其采用的手术方法是合适的，效果也是令人满意的。

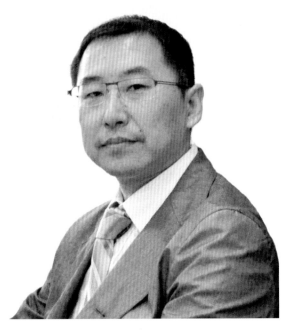

手术者 / 尹宁北

手术名称

唇裂术后继发畸形矫正，唇鼻肌肉张力带定向重建术

求美者基本情况

姓名：×××；性别：男；年龄：23岁；民族：汉族；出生地：浙江杭州。

既往史

既往身体健康。23年前曾在当地医院行唇裂修补术，12年前于杭州市上城区中医院行腭裂修补术。

术前检查

- 1. 专科检查。左侧上唇可见陈旧性手术瘢痕，质硬，表面不平整。唇红缘不齐，右侧唇峰较左侧高1.7mm，且较左侧厚。上唇中线偏左侧有局部凹陷，干湿唇交界线对位不齐。左侧上唇与牙龈间可见一窦道与鼻腔共通。牙列不齐，腭部可见腭裂修补术后陈旧性瘢痕。腭裂语音。左侧鼻底宽约2.04cm，右侧鼻底宽约1.85cm。左侧鼻翼塌陷，鼻底明显低于右侧，鼻槛缺失。鼻小柱向右侧歪斜。局部皮肤、黏膜未见红肿破溃。
- 2. 辅助检查。头颅CT示上颌骨上牙槽骨折，右上颌窦黏膜下囊肿，鼻中隔左偏。脑实质CT平扫未见明显异常。血常规、凝血功能、胸片、心电图等未见明显异常。

诊断

- 1. 左侧唇腭裂修复术后继发唇鼻畸形。
- 2. 左侧口鼻瘘。

病情分析

- 1. 成年男性，唇鼻发育已经完成。
- 2. 曾有多次手术修复失败的经历。
- 3. 一般情况下如果患侧存在齿槽嵴裂，其骨缺损会导致单纯的鼻底凹陷。本例患者伴有梨状孔外侧周围上颌骨发育不良，导致一侧鼻部无骨性支撑，整体塌陷较重，整体高度仅及健侧的一半。
- 4. 以往手术修复造成唇鼻部广泛瘢痕，与骨性结构粘连较重，对复位影响较大。

• 5. 鼻部畸形符合唇裂术后继发畸形的特征：① 鼻梁基本居中；② 患侧鼻翼塌陷；③ 患侧鼻翼宽，鼻翼外展，鼻翼面颊角平，接近150°，导致鼻部与面部几乎在同一平面；④ 患侧鼻底凹陷，与对侧鼻底形成台阶样错位；⑤ 患侧鼻孔横置，宽而扁；⑥ 鼻翼软三角区凹陷，轻度退缩，上缘向下扭转，成角畸形；⑦ 鼻前庭内皱襞畸形明显，且瘢痕化；⑧ 鼻小柱偏向右侧；⑨患侧鼻槛缺失，健侧鼻槛头侧隆起较明显，所以对鼻槛成形术的角度要求较高。

• 6. 由于患侧唇部组织明显缺损，各个方向均有组织量不足，表现为唇高、唇长及唇厚度均与对侧相差悬殊。临床上这类患者一般会伴有一侧人中嵴、人中窝、唇珠等缺如，且修复时无材料可用，如果采用组织移植，恐其代价过大，且由于缺损偏于一侧，修复时形态很难把握；如果不采用组织移植，则受制于组织缺损量过多，局部皮瓣难以施展。这种情况左右为难，一般很难处理。

手术方法

• 1. 不采用软骨及其他组织移植，也不使用人工假体，完全应用肌肉三维定向重建技术调改唇鼻形态。

• 2. 应用第一副张力带重建技术屏蔽骨性畸形对软组织的影响，修复鼻底、鼻槛轮廓，内收鼻翼外侧脚，矫正鼻小柱位置，同时达到鼻翼第一阶段上抬。

• 3. 应用第二副张力带重建技术矫正人中凹陷，修复人中嵴隆起，成形人中窝，同时在一定程度上调整患侧水平与垂直方向的组织量。

• 4. 应用第一副张力带的张力调校达到鼻翼第二阶段上抬，同时改善鼻孔上缘扭转，并调改鼻孔的大小与轴向。

• 5. 皮瓣适应性跟进调整，以适应新的肌肉张力系统对皮肤的要求。

手术原理

本手术的原理是唇鼻肌肉张力带重建。

• 1. 从肌纤维的细节层面来重新认识唇鼻肌肉。以往人们对于肌肉纤维的观察主要通过大体解剖或显微解剖，但对于类似于唇鼻部小肌群的细小肌纤维细节往往缺少有效的观察手段。经过多年的探索，我们找到一种观察肌肉纤维细节的新方法：通过对标本进行卢戈氏液染色，再应用Micro-CT扫描可以清晰地观察到细小肌肉的肌纤维细节走向。我们观察发现，在唇鼻区域，鼻肌、口周部口轮匝肌、上唇鼻翼提肌、口缘部口轮匝肌之间缺乏清晰的界限，这些肌肉并非孤立地存在，而是相互联系形成一个整体，即唇鼻肌肉复合体。复合体各部分肌纤维之间相互交叉，在已知的整块肌

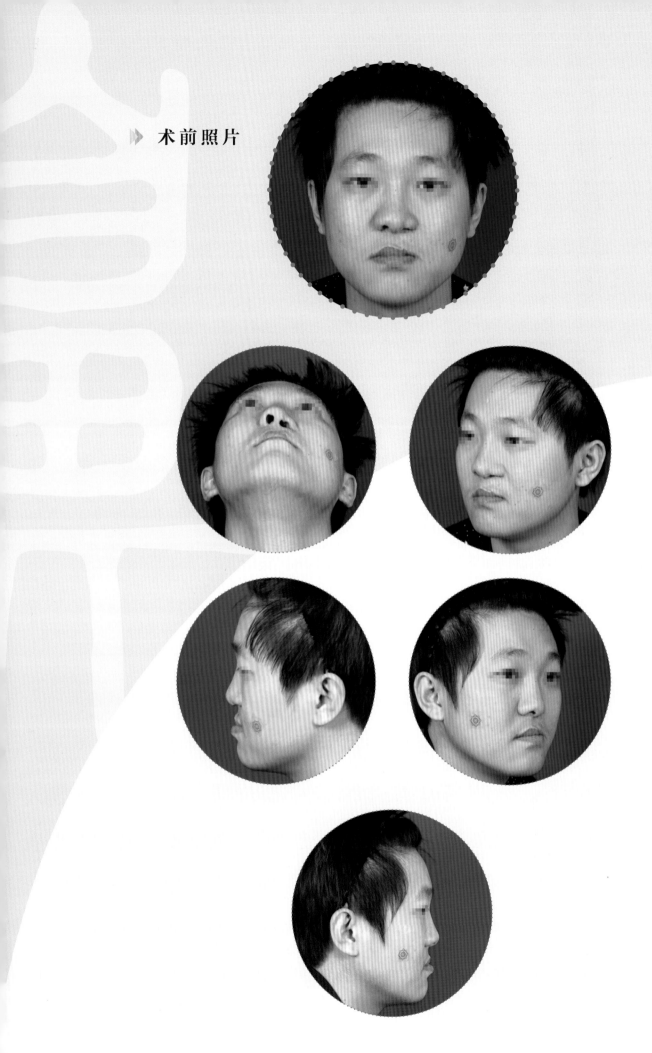

▶ 术前照片

肉起止点的基础上，可将其进一步归纳为不同的肌肉条束，这些肌肉束呈带状结构。

口周部口轮匝肌呈扁平扇形，位于上唇深面。它起源于一侧蜗轴，表面上呈整体斜向上内侧分布，但仔细观察，可见其分成三个部分走行，具有不同的止点，可以理解为三个不同分支（A1、A2、A3）。A1终止于同侧前鼻棘下方，移行为鼻中隔降肌，与口唇动作功能有关；A2越过中线在对侧鼻底处和对侧来自鼻翼软骨外侧脚深处的鼻肌翼部相互延续，与鼻底鼻翼的形态直接相关；A3在中线处与来自对侧的同组肌纤维相互交叉，大部分终止于对侧人中嵴区域的皮肤，还有一小部分肌肉纤维终止于对侧人中嵴外侧的皮肤，与人中形态直接相关。

上唇鼻翼提肌位于上唇浅面和侧面，起源于面部，从上外侧方向进入上唇，同样分成三个部分（B1、B2、B3）向内下方向走行。B1终止于同侧人中嵴内侧的皮肤，与人中的形态相关；B2在红唇唇峰处与口缘部口轮匝肌交错连接，并终止于唇峰处的皮肤，与唇峰的形态位置有关；B3相对于其他两个分支要小很多，并且终止于同侧唇峰外侧的红唇缘皮肤，与临床所见的唇珠突度有关（图2-1）。

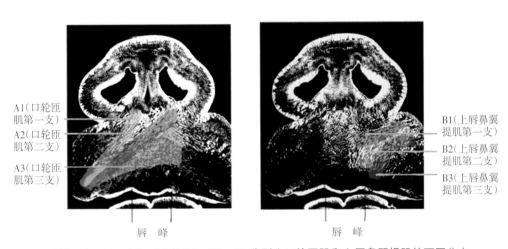

图2-1　A1、A2、A3和B1、B2、B3分别为口轮匝肌和上唇鼻翼提肌的不同分支

• 2. 唇鼻肌肉张力线分析及张力带构成。基于Micro-CT扫描所得到的二维图片，我们于2008年提出了一个新的理论体系——唇鼻肌肉复合体概念以及肌肉张力线理论，即鼻肌翼部、鼻中隔降肌、口轮匝肌、上唇鼻翼提肌的肌纤维之间存在着紧密联系，共同构成唇鼻肌肉复合体；唇鼻肌肉纤维的排列虽然复杂，但具有一定规律；不同肌肉的纤维排列虽有不同的方向，但存在力学传递（肌肉纤维的平行递进）或相互交叉（肌肉纤维的垂直牵拉支撑）的关系。当肌肉纤维平行递进时，一块肌肉的力量可以通过另一块肌肉递进，经过加强后传递给较远处的皮肤，造成皮肤的形变。把平行递进的肌纤维连接在一起，我们称之为张力线。当两组不同方向的肌肉纤维相互垂直时，会造成不同张力线之间的相互交叉，构成张力带，其结果是力学原理上的相互支撑和牵拉，以维持体表的特定形态。

通过对肌肉纤维三维模型的观察，我们发现存在三组张力带结构，各组张力带通过彼此交叉的作用点相互联系，共同构成唇鼻肌肉张力体系，并维持唇鼻的特定形态，形成了上唇及鼻部的轮廓及细节。根据对外形的影响程度，上唇口轮匝肌与鼻肌之间的肌张力系统可归纳成三个张力带结构，即主张力带、第一副张力带、第二副张力带。同一张力带内两个方向不同的肌肉纤维相互交叉形成力偶，造成组织的形变，并达到新的力量平衡以维持形态和位置。

（1）第一副张力带：鼻翼肌部起自大翼软骨外侧脚的外侧部分，沿着梨状孔边缘由深向浅绕过鼻底，与来自对侧蜗轴的口周部口轮匝肌第二分支（A2）在鼻底处相互延续，其在力学方向上也形成前后相连的传递关系，称为张力线L1；起自同侧蜗轴的口周部口轮匝肌第一分支（A1）终止于同侧前鼻棘下方，与同侧鼻中隔降肌连续，称为张力线L1′。这两条不同走行方向的张力线通过鼻翼软骨形成的环状结构相互连成一体之前，首先在鼻底区域进行交叉，称之为第一副张力带（图2-2），其在鼻底处形成的相互交叉处被称为第一副张力线交叉作用点。临床上，第一副张力带与鼻翼外展度、鼻小柱位置、鼻槛形态以及鼻底的丰满度有关。在我们已经完成的三维有限元模拟分析中，该张力带甚至可以影响鼻翼的丰满度与鼻尖的形态。

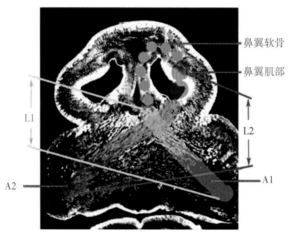

图2-2　第一副张力带

（2）第二副张力带：口周部口轮匝肌第三分支（A3）起源于一侧蜗轴，向上内侧走行，跨过中线后终止于对侧人中嵴及其外侧区域的皮肤，称为张力线L2；对侧上唇鼻翼提肌第一分支（B1）从上外侧进入上唇，向内下方向走行，并终止于该侧人中嵴内侧的皮肤，称为张力线L2′。在上唇的轴状面上，张力线L2与L2′在方向上相互交叉，构成肌纤维的相互作用，称为第二副张力带（图2-3），它与人中的形态有关。由于肌肉纤维的力量，B1与A3在人中嵴处分别将其两侧的皮肤相向牵拉，各自形成与肌纤维方向相垂直的小斜面，最终形成人中嵴轮廓（图2-4）。正是由于B1与A3的肌纤维并非水平走向，因此可以解释人中嵴自内上向外下斜向发育，由此形成上窄下宽的人中轮廓。与传统观念中认为人中嵴的形成原因在于肌肉组织堆积不同，我们认为人中的形态是由肌肉牵拉造成的，也就是由第二副张力带决定的。

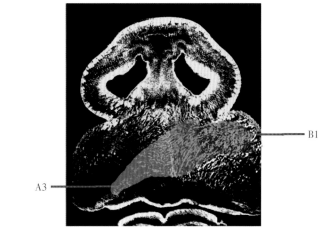

图2-3　第二副张力带

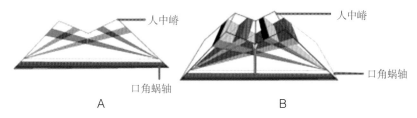

图2-4　从蜗轴出发的A3，其肌肉拉力作用于人中的内外侧，
形成了人中剖面的雁翅形状

（3）主张力带：起源于两侧蜗轴的口周部口轮匝肌分成了三个分支（A1、A2、A3）向上内侧走行，其中A2、A3在中线处与来自对侧的同名肌纤维斜行交叉后继续走行，最后A2与来自于对侧的鼻肌翼部形成线性连接，即前面提到过的张力线L1；而A3与B1形成投影线上的连接，亦可以理解为张力线L1的补充。张力线L1在中线处与对侧同名张力线相互交叉的区域称为主张力线交叉作用点。同时，由于张力线L1′在鼻小柱下方鼻前嵴处同样与对侧同名张力线存在交叉关系，这就使得三组张力线的交叉共同构成了一个强大的张力带和，称为主张力带（图2-5）。由于此组肌肉的肌纤维相对较多，因此交叉区域较广泛，但主要分布于鼻小柱下方、上唇的上1/2区域（图2-6）。临床上，主张力带与上唇的松紧度、人中深度、鼻翼宽度等方面相关。

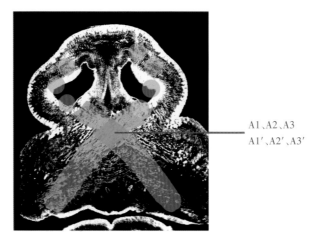

A1、A2、A3
A1′、A2′、A3′

图2-5　来自双侧口轮匝肌的三个分支在上唇中线处形成强有力的张力带

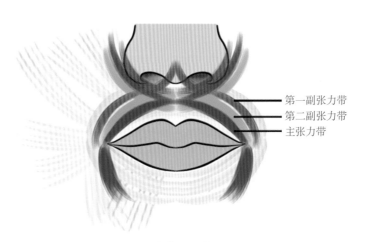

第一副张力带
第二副张力带
主张力带

图2-6　各张力带在唇鼻部的位置

• 3. 唇鼻肌肉张力带的临床意义。笔者的团队近10年来一直致力于研究唇鼻区域肌肉生物力学结构与体表形态的关联，最终提出了全新的"唇鼻肌肉张力带"理论并用于指导临床手术，得到了令人耳目一新的效果。近两年来该研究已经连续发表于欧洲《颅颌面外科杂志》，并于2015年以快速通道在国内《中华口腔医学杂志》发表，获得年度最佳论文奖。我们通过对口轮匝肌及其相关鼻唇部肌肉的三维结构及生物力学特征的观察研究，发现唇鼻肌肉间存在张力线分布，而这些张力线与体表形态存在着非常密切的关系。这一发现可作为唇裂修复手术的基础理论补充，为新的唇裂生物力学修复技术提供理论支持。

在后续的研究中，我们建立了正常唇鼻形态的肌力三维有限元模型，并进行了肌力加载实验。以第一副张力带力学模型为例：将鼻肌翼部和对侧口轮匝肌口周部肌纤维的末端连接并加力（1N）时，其变形结果正面观为双侧鼻翼向中线方向收紧，鼻尖向上抬；侧面观显示鼻尖向头侧旋转，人中窝、人中嵴隆起，人中结构更加立体鲜明。把一束口周部口轮匝肌肌纤维与同侧大翼软骨内侧脚末端相连并加力时，变形结果正面观为鼻尖降低，上唇人中窝、人中嵴隆起，人中轮廓更加明显，上唇宽度缩窄，双侧张力线同时加力（1～2N）时，鼻翼沟明显加深，鼻翼轮廓更加鲜明，双侧鼻翼向中线收紧，左侧鼻翼向中线位移0.287mm，右侧向中线位移0.261mm，鼻尖向上抬；侧面观鼻尖向头侧旋转，鼻尖在Z轴上最大位移0.14mm，人中窝、人中嵴均隆起，但是隆起幅度不同，人中嵴Y轴负向最大位移为0.328mm，人中窝Y轴负向最大位移为0.22mm，两者在Y轴上坐标差距增大，人中窝轮廓更加立体鲜明。当对鼻肌小柱部肌纤维加力时，鼻底上抬，鼻槛更加明显（图2-7）。需要指出的是，在力学模型中，由于对材料粘弹系数与弹性模量的设定因素，模型中的位移数值偏小；而在临床操作中，上述位移表现得极为充分。

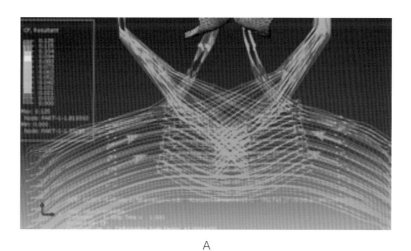

A

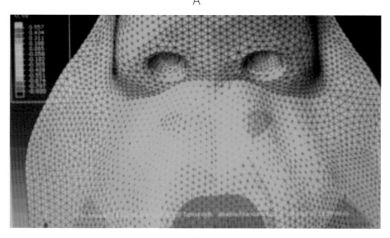

B

图2-7　肌力加载时，鼻唇部产生相应的形态变化（各种颜色表示该区域与左侧角标尺相对应的形变率）

A.肌力加载方向　B.加力时体表各部位的变形率

从生物力学角度来说，肌肉张力是一种松弛状态下存在于肌肉内的机械应力，可以帮助维持躯干的姿势，并且为肌肉运动提供必需的背景张力。同理，当嘴唇在静止的时候，口轮匝肌以肌张力的形式维持着嘴唇的外观，并使得唇弓、人中、鼻翼成为一个相互作用、相互制约的整体。另一方面，正是因为肌张力的对称存在，才使得面部发育呈对称性。本质上，人体器官的形态不是由组织堆积而构成的。浅表肌肉筋膜系统本身存在固有的生物力学平衡体系，而体表器官的形态实质上是这一平衡在体表的表达形式。唇鼻的外形不完全取决于软组织本身的容积，更多的是相关肌肉肌张力平衡的结果，一旦张力线被破坏，畸形就发生了。这一表现在唇鼻部如此，在整形外科所涉及的其他部位亦如此。从这一点来看，肌肉生物力学研究终将带来整形外科的重大变化，甚至有可能会发展出一个新的学科。当然，目前的当务之急是需要尽快理清各个部位肌肉的力学结构及其与体表形态的关系。

在这一理论所衍生出的数十项技术操作中，我们可以通过调整肌肉内部的张力带来改变唇鼻轮廓的任何细节，很多过去很困难的问题，在这个理论体系中都可以迎刃而解，应该说这是我们中国人自己的外科理论。我们相信，在这个理论和技术体系的指导下，在若干年后会出现唇鼻畸形矫正的国际主流术式。

与传统唇裂修复技术不同的是，手术中我们不仅强调唇部肌肉连续性的重建，更进一步主张重建一个复杂的唇鼻肌肉张力系统的重要性，并且强调唇鼻肌肉之间的力学联动关系在形态塑造中的意义。唇鼻各组肌肉之间的关系虽然复杂，但其本质可以归纳为三组张力线的共同作用，也就是说，唇鼻的形态轮廓是由三个张力带相互作用所形成并维持的，一旦抽象的张力带在一定程度上被构成或者改建，相当于重建唇鼻外观。众所周知，通过手术把患者的肌肉纤维的解剖结构恢复到和正常人完全一样几乎是不可能的，但是把肌肉张力线组合的结构恢复到正常人水平，达到修复畸形的目的，这在临床上却是完全可以做到的。

唇鼻肌肉张力带的调整不仅可以应用于唇裂等先天畸形的手术治疗，而且可以对求美者进行唇与鼻的美容塑形，常可以获得满意的疗效。甚至对于一些经过常规鼻美容手术所遗留的畸形和问题，也可以通过这一技术进行修改和整复，达到"四两拨千斤"的效果。

唇鼻肌肉张力带重建技术操作

• 1. 第一副张力带的重建。沿切口，于口轮匝肌深浅侧作潜行分离。于患侧人中嵴处纵向剪断口轮匝肌，将口轮匝肌脱套，深面于骨膜浅面将异位附着于梨状孔下、外侧、上颌前部牙槽突的鼻肌翼部和口轮匝肌离断。根据肌肉纤维的走行方向形成鼻翼部肌瓣和口轮匝肌肌瓣，于裂隙内侧鼻小柱根部形成一小口轮匝肌肌瓣，与裂隙外侧的鼻肌翼部肌肉瓣缝合，将裂隙外侧的口轮匝肌肌瓣覆盖于上述结构并缝合固定于前鼻棘（图2-8）。由此模拟第一副张力带的力学关系，重建鼻底、鼻槛，复位鼻小柱，内收鼻翼外侧脚，同时使鼻翼塌陷得到基本矫正。

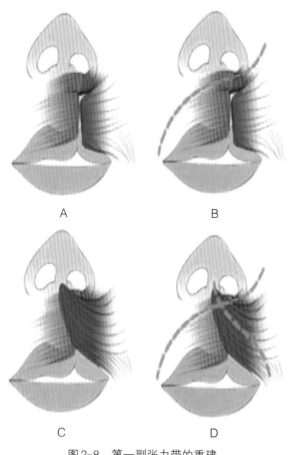

图2-8 第一副张力带的重建

• 2. 第二副张力带的重建。将裂隙内侧的全层口轮匝肌与裂隙外侧的深层口轮匝肌缝合，同时将裂隙外侧的深层口轮匝肌与口腔侧黏膜下层缝合固定；将裂隙外侧的浅层口轮匝肌与裂隙内侧白唇皮肤的真皮深层相缝合（图2-9），由此模拟第二副张力带的力学关系，形成人中窝、人中嵴。

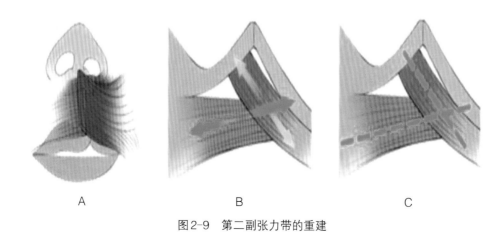

图2-9 第二副张力带的重建

• 3. 第一副张力带鼻翼部松解调校。对于一些畸形较重的患者，有时在第一副张力带的重建之后，鼻孔轴向和大小、鼻翼软三角形态等细节仍然存在部分问题，此时需要辅以进一步的张力带调校。具体操作为：自鼻翼切口入路显露并松解鼻翼肌部，在梨状孔边缘，即鼻翼肌部向内下方的转折处松解该肌，必要时离断部分肌纤维，降低这一区域张力带的力量强度并使之松弛。此时缝合大翼软骨（向上方加力）可使张力带延长。大翼软骨可以充分向内上方旋转，抬高鼻翼上缘，并按照临床需要调整鼻孔形态。

▶ 手术过程

• 1. 00：00：30　切口设计。笔者的观点是不必作过多的切口设计，形态由肌肉张力带调整来完成，皮瓣仅为最后的适应性调整，因此在任何情况下切口基本按照原切口设计，切除原有的瘢痕，获得手术入路。

• 2. 00：02：10　寻找错位的鼻翼上唇提肌与口轮匝肌附着点，并作标记。

• 3. 00：07：35　切除原瘢痕，获得手术入路。

• 4. 00：10：00　肌肉剥离和显露采用脱套式操作，一直进入鼻底，同时掀起下鼻甲瓣备用。

• 5. 00：15：40　肌肉瓣的制备参见前文技术操作详解。

• 6. 00：21：15　形成鼻底"肌肉盒子"，以下鼻甲瓣围成容器样结构，用于放置第一副张力带节点。

• 7. 00：28：02　进行第一副张力带的重建（参见前文技术操作详解）。此步骤完成时可见鼻底丰满，鼻槛头侧隆起，坡度形态出现，鼻翼外侧脚内收，鼻小柱复位，同时鼻翼高度大幅度改善。

• 8. 00：33：45　进行第二副张力带的重建（参见前文技术操作详解）。此步骤完成后可见构成人中结构的4个平面已基本成形到位，人中显现，唇峰高度改善，患侧上唇被拉长，同时红唇厚度改善。

• 9. 00：47：20　进行皮瓣修整与红唇黏膜瓣成形。此步骤为配合肌肉张力带重建的适应性调整，操作完成后，上唇各解剖标志点得到充分复位，此时会发现唇部皮肤三角瓣大于需要量，同时上方皮肤也富余很多，遂予以修剪，关闭切口。此时皮瓣的操作并非手术的主体，而是对肌肉改建所进行的适应性跟进。在红唇部分，调改口轮匝肌口缘部纤维与黏膜的连接力量，形成唇珠，黏膜的多余部分予以修剪。

• 10. 01：11：30　在患侧鼻部对Tajima切口进行改良，使之由鼻翼缘向鼻前庭改向，一直延伸到梨状孔边缘；健侧常规作鼻翼上缘切口。

• 11. 01：15：55　游离大翼软骨，显露鼻翼的肌部，并在患侧梨状孔区域部分离断之。

• 12. 01：21：05　将原先位于鼻孔上缘的皮瓣进行皮下剥离，制备鼻前庭衬里皮瓣。

- 13. 01：24：30　将双侧大翼软骨缝合固定于鼻尖部位，此时由于第一副张力带已经松解变得松弛，在张力的作用下该张力带得到延长，鼻翼上缘隆起，同时鼻孔形态与轴向亦得到调整。

- 14. 01：28：00　通过在大翼软骨上缘与上外侧软骨下缘之间的1针缝合，恢复软骨之间的力学连接关系。

- 15. 01：44：00　向下推压软组织，检查模拟直立状态下的唇鼻形态，尤其是鼻翼外侧脚和唇峰的位置。如果在模拟重力作用下位置不满意，则需要对张力带进行调改。

- 16. 01：45：05　以膨胀海绵填塞双侧鼻孔，目的在于压迫止血，同时压闭肌肉死腔。需要强调的是，本步骤并非常规手术时的鼻模支撑，因为在重建的肌肉张力带作用下，肌肉生物力学关系已经达到生理状态下的平衡，鼻形态已经趋于正常，而且在恢复之后被张力带自然维持。填塞物可在术后1个月内去除，大大短于常规手术的填塞时间。海绵的膨胀依靠稀释碘伏的注入，目的在于术后3日内不必更换填塞物。

- 17. 01：48：10　将膨胀海绵剪成条状，放置于成形的人中窝内，压迫并辅助关闭死腔，防止积血造成人中窝变浅。

- 18. 01：49：15　唇部以常规敷料进行加压包扎，术毕。

▶ 术后处理

- 1. 常规抗感染、止血治疗，每天清洁创面。
- 2. 术后3天去除上唇敷贴，术后1周拆线，同时取出鼻腔膨胀海绵，患侧改用橡胶管支撑。需要特别提出的是，这个技术要求熟悉局部肌肉解剖，并对唇鼻部肌肉的细微血管和神经进行尽可能的保护，以免术后由于血运不良所致的肌纤维化以及由于失神经支配导致肌功能丧失。由于此技术的操作对象是肌肉而非皮肤本身，因此最终的手术效果常常需要在肌肉功能恢复之后逐渐克服瘢痕牵拉方能出现，而不是一个所见即所得的过程。术后数月时间内，由于皮肤切口开始挛缩，瘢痕开始增生，同时肌肉处于外伤后的休克状态暂时失去张力，没有塑形功能，因此常常使得短期形态看上去有些奇怪。事实上，在术后半年之内，在肌肉功能逐渐恢复和瘢痕增生的一对相互消长的矛盾过程中，唇鼻外形一直处于各种变化之中，直至瘢痕软化和肌力恢复时方可达到稳定。我们的观点是术后6个月形态基本可以判断，而最终判断手术效果应在术后1年。这一点，需要在术前向患者说明。

▶ 术前术后对比照 （左为术前，右为术后1个月）

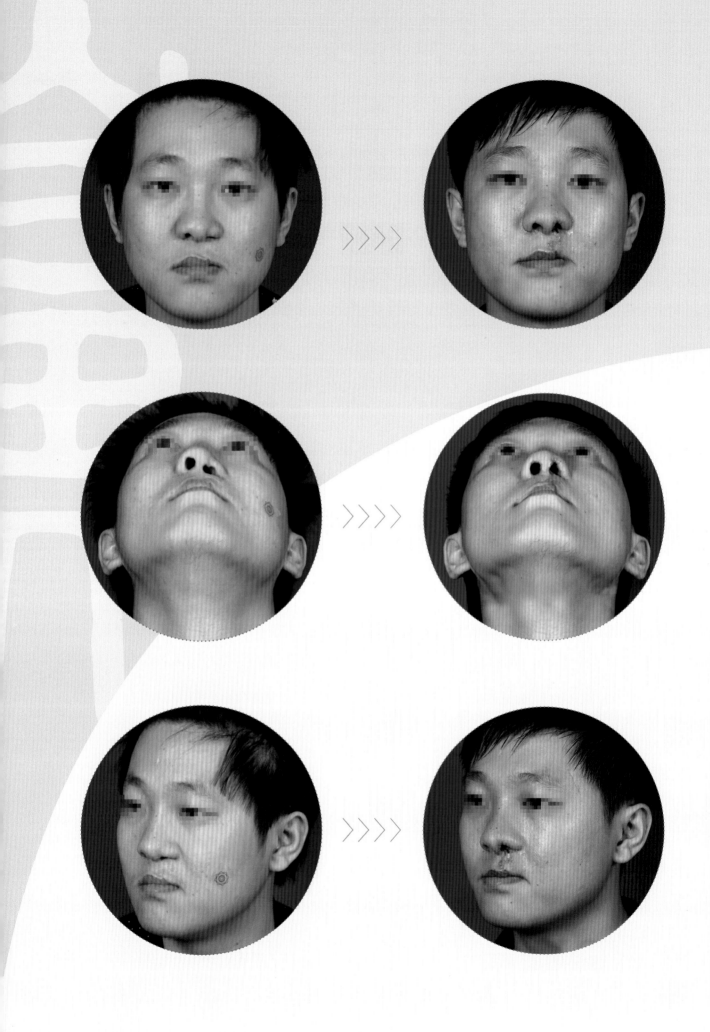

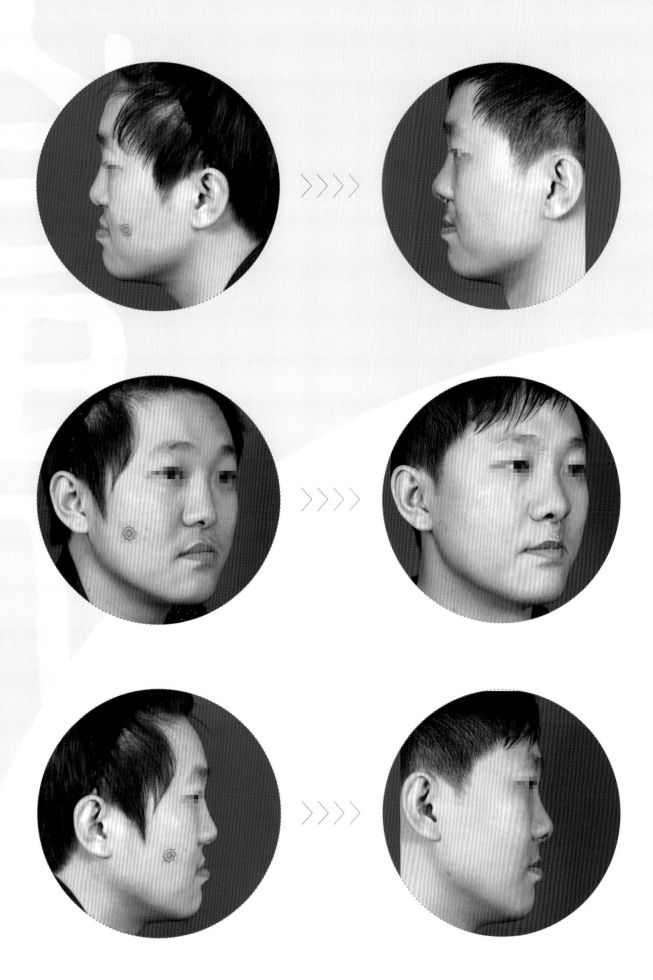

▶ 专家点评

郝立君点评尹宁北医师手术

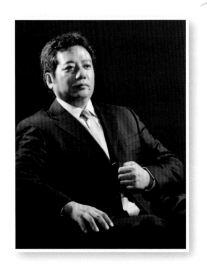

• 1. 点评术者的术前评估。尹教授对患者的病情分析精准全面，对黄背景部分有所商榷。

（1）术者对患者的术前评估非常详细完整，病情分析中第3点应该是尹教授凭借经验、触诊、外观综合判断的结果。是否有术前颅骨三维CT或面部MRI检查？如有辅助检查，建议详细分析讲解并编入书中。

（2）患者存在鼻梁低平，是否建议同时隆鼻会更完美？

（3）第6点描述的健、患侧唇部组织量以及高、长、厚的差异，术前是否进行过详细测量及记载？如有，建议将详细数据编入书中。是否有3D扫描技术在唇裂术后继发畸形矫正方面的应用？尹教授若有应用经验，也可在此书中介绍给大家。

• 2. 点评术者的手术方案。如病情分析所述，患者畸形重，组织缺损多，手术难度大，对术者带来了挑战。尹教授的团队近10年来一直致力于研究唇鼻区域肌肉生物力学结构与体表形态的关联，最终提出了全新的"唇鼻肌肉张力带"理论并用于指导临床手术，得到令人耳目一新的效果。尹教授将唇鼻肌肉张力带的调整应用于唇裂等先天畸形的手术治疗，在此例手术中，应用第一副张力带重建技术屏蔽骨性畸形对软组织的影响，修复鼻底、鼻槛轮廓，内收鼻翼外侧脚，矫正鼻小柱位置，同时达到鼻翼第一阶段上抬；应用第二副张力带重建技术矫正人中凹陷，修复人中嵴隆起，成形人中窝，同时在一定程度内调整患侧水平与垂直方向的组织量；应用第一副张力带的张力调校，达到鼻翼第二阶段上抬，同时改善鼻孔上缘扭转，并调改鼻孔的大小与轴向；皮瓣适应性跟进调整，以适应新的肌肉张力系统下对皮肤的要求。手术设计合理，技术先进，理念超前，可取得非常好的效果。

• 3. 点评术者的术前准备。术前准备充分，消毒前眼部薄膜保护很好，值得提倡常规应用。但消毒鼻孔时用的卵圆钳显得过大，鼻孔内消毒不到位。铺巾规范。定点画线娴熟，但没有用尺测量（因尹教授经验丰富，技术娴熟，目测解剖标记定点后即可将手术做得很完美）。建议在编书时增加测量讲解，以利于他人学习应用。局麻药配比正确，注射层次范围精准，有利于分离，减少出血。

• 4. 点评术者的手术过程。手术过程娴熟精准，技巧性强，出血少，效率高，按设计一次到位。术中第一副张力带重建精准，屏蔽骨性畸形对软组织的影响，修复鼻底、鼻槛轮廓，内收鼻翼外侧脚，矫正鼻小柱位置，效果超好；第二副张力带重建使患侧上唇组织容量趋于正常；红唇黏膜瓣的调整使唇部形态更完美。术中不仅强调唇部肌肉连续性的重建，更进一步主张重建复杂的唇鼻肌肉张力系统的重要性，并且强调唇鼻肌肉之间的力学联动关系在形态塑造中的意义。

皮肤缝合时部分采用可吸收线内缝合，非常好，因这种内缝合技术具有降低皮缘处张力、减少瘢痕过度增生的作用，同时皮肤表面又不留针线痕迹，值得提倡推广。但遗憾的是大部分采用了外缝合，建议尽量采用内缝合技术，结合胶带粘贴，使切口愈合更好。

术后即刻效果很好，在没有应用任何填充材料的情况下，利用唇鼻肌肉张力带理论，加上娴熟精准的技术，使患侧鼻孔、鼻槛、鼻基底、上唇的比例，组织量的补充，唇线的形态，唇珠、人中嵴的重建均很完美，理论和技术让大家很震撼，值得学习推广。

林洁点评尹宁北医师手术

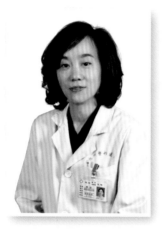

● 1. 正如尹教授所分析的：① 该患者经过之前的手术，局部瘢痕粘连较为广泛；② 唇鼻继发畸形较明显；③ 骨、软组织量均存在较明显的不足，尤其是患侧的红唇菲薄；④ 健侧鼻槛明显，患侧缺如，差别悬殊；⑤ 人中、唇珠等细微的解剖结构缺如。以上这些均大大增加了二期手术的难度，给术者带来了挑战。尹教授采用的方案是他和他的团队独创的唇鼻肌肉张力带定向重建术（他在文字说明里做了详尽的解释），通过张力带的重建来达到改善鼻唇畸形的目的。了解该理论体系的同道应该知道这一方案是完全可以达到手术目的的。

● 2. 手术在全麻下进行，消毒、铺巾、体位按常规。因为本方案是靠肌肉张力带的重建来改善外形，皮瓣只是作适应性调整，所以切口设计基本按原有的瘢痕画线，不增加新的瘢痕，而之前大部分的做法往往需旋转或插入皮瓣来延长上唇。

● 3. 尹教授对唇裂继发鼻唇畸形的修复有着极其丰富的经验，理论又成竹在胸，所以整个手术过程干脆利落，一气呵成。同时他又非常注意细节，就拿一般认为非常简单的注射局部肿胀麻药（0.5%利多卡因 40ml＋肾上腺素 12 滴）来说，其中两个注射点为唇峰点，再用亚甲蓝渗入针眼，这样定点就非常清晰，有利于后面的精确对位缝合。再比如手术操作精细（尽量用单齿钩、锋利器械、精细电凝等），注意减少损伤。由于局麻浸润到位，解剖清晰，止血及时彻底，整个手术过程出血较少，总量仅为 40ml 左右。

唇裂继发的鼻唇畸形较为常见，修复手术开展得也很普遍，但效果并不尽如人意，尤其是鼻槛、人中、唇珠等细微结构的形态恢复往往不理想。几年前初次听尹教授讲解他和他的团队经过近 10 年的努力创建的唇鼻肌肉张力带理论的八大处模式，我感到非常震撼，因为它完全颠覆了传统的思维模式，从生物力学的角度提出了全新的理论。后来经过进一步了解和同台向尹教授学习，对这一理论有了一些粗浅的认识，也在临床中进行了一定的应用。以我有限的理解，认为这一理论与传统思维模式的最大的区别在于认为唇鼻的形态是由不同肌肉之间力的平衡所决定的，要想改变唇鼻的形态，就必须改变异常的肌肉走行和附着，重建新的平衡。在这一思想指导下，尹教授及其团队创造了鼻唇修复的新的手术方法，应用于临床后取得了令人惊喜的效果，不但恢复了唇鼻部的解剖结构，对一些细微结构，包括鼻槛、人中、唇珠等的形态修复较传统方法有了明显的改进。基于这一理论的指导，认为只要肌肉力量的平衡调整到比较接近正常，术后的外形也会接近正常，所以无须植入软骨、代用品等材料，术后鼻孔除了早期压迫止血外，也不用通过填塞来塑形。这两点与以往的传统观点也有较大的不同，之前往往认为唇裂患者的组织量不足，有时需要在鼻翼基底和（或）鼻翼软骨处植入自体或异体材料，而且大部分医师主张鼻孔填塞塑形1～3个月。在这个案例中，经过第一副张力带的重建，可以明显观察到患侧鼻底的塌陷得到了改善，屏蔽了部分骨性畸形对软组织的影响。

针对这个求美者，除了前面提到的，还有就是手术中为了彻底松解肌肉的异常附着，重建正常的张力带，进行了非常广泛的分离，包括梨状孔外下侧、上颌前部、鼻甲、鼻腔黏膜、鼻翼软骨直至鼻骨下缘。曾以为经过这么广泛的分离，术后的肿胀反应会很明显，结果只比通常略微肿了一点。另外，为了包裹第一副张力带节点，术中利用下鼻甲形成"肌肉盒子"，这也是一个比较新颖的思路，同时也封闭了口鼻瘘。对于患侧鼻翼缘的过长下垂，术者对Tajima切口进行改良，使之由鼻翼缘向鼻前庭改向（而不是像有些术者那样予以切除），这样既保留了组织量，又使得鼻翼缘外形更圆滑流畅。术毕包扎时，除常规外，尹教授在人中窝处加了一小细条海绵，以加强压迫，利于窝的形成，这虽是一个小细节，但还是值得大家注意。

在视频中可以观察到，术后即刻患者的鼻唇形态得到了明显改善，术前方案都得到了体现。当然，有些细微结构（如人中）的外形，需待肿胀消退、新的肌力平衡体现后才会更完美。如果一定要找点瑕疵的话，患侧红唇的厚度似稍显不足。

尹教授及其团队经过10年努力独创的唇鼻肌肉张力带重建理论及据此设计的术式，给我们带来了全新的冲击。据我们查阅，除了他们团队，目前国内外还没有其他相关的报道，这证明了他的原创性，也说明大家对这一方法了解应用得还不广泛。希望能有更多的同行一起来探讨、总结，提供更多的经验，不断完善，使这一方法真正能像尹教授所期望的那样成为国际主流术式。

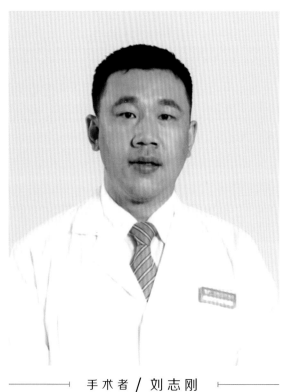

手术者 / 刘志刚

鼻综合整形术（膨体隆鼻，自体鼻中隔软骨、耳软骨鼻尖塑形）

▶ 求美者基本情况

姓名：×××；性别：女；年龄：22岁；民族：汉族；出生地：湖北。

▶ 既往史

- 1. 既往身体健康，无肝炎、肺结核及其他传染病史，无食物、药物过敏史。
- 2. 未行任何整形美容手术。

▶ 术前检查

- 1. 专科检查。外鼻形态大致正常，中线居中，双侧鼻翼基底不在同一平面，右侧鼻翼较左侧稍大、稍低，无通气障碍。鼻背低平，短鼻，呈朝天状，鼻头圆钝，鼻小柱上唇角80°。
- 2. 辅助检查。基本化验及检查结果正常。

▶ 手术设计

求美者要求增加鼻背高度，矫正朝天鼻、鼻尖微翘，考虑到自身脸形较小及下颏短缩（暂不考虑行填充面部和下颏手术），鼻部长度不要过长，倾向于天真可爱的风格。

根据求美者要求及医学美学标准设计具体项目：

- 1. 膨体充填增加鼻背高度。
- 2. 用鼻中隔软骨加耳软骨搭建鼻尖支架，行鼻延长、鼻小柱抬高。
- 3. 鼻中隔降肌离断及鼻小柱基底部部分分离，增加鼻小柱上唇角度，减少支架结构对抗力。
- 4. 耳软骨帽状或盾牌移植物修饰鼻尖高度及突出度，提高鼻尖及鼻小叶的美观度。

▶ 手术方法

鼻综合整形术（膨体隆鼻，自体鼻中隔软骨、耳软骨鼻尖塑形）。

术前照片

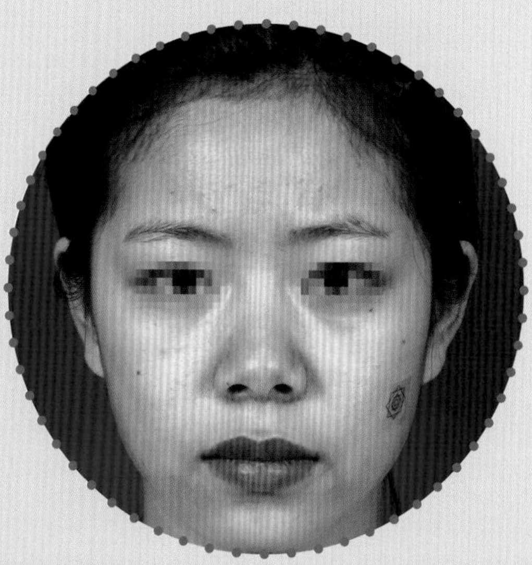

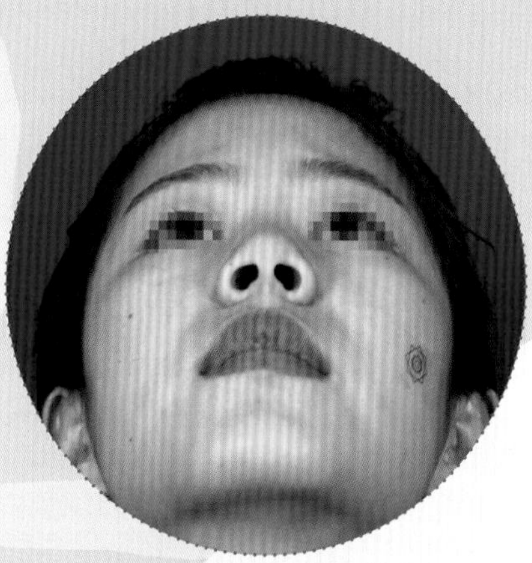

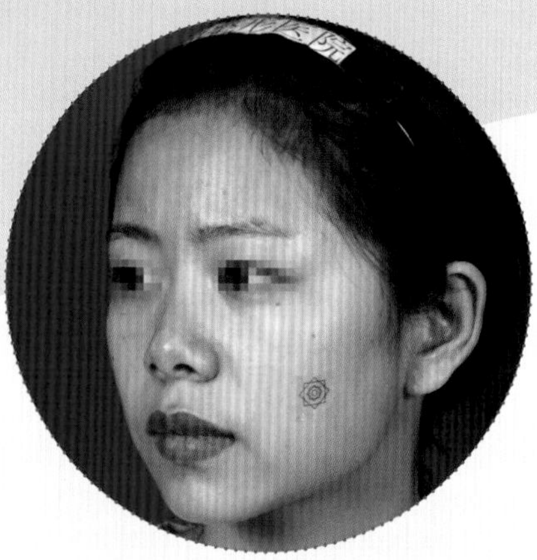

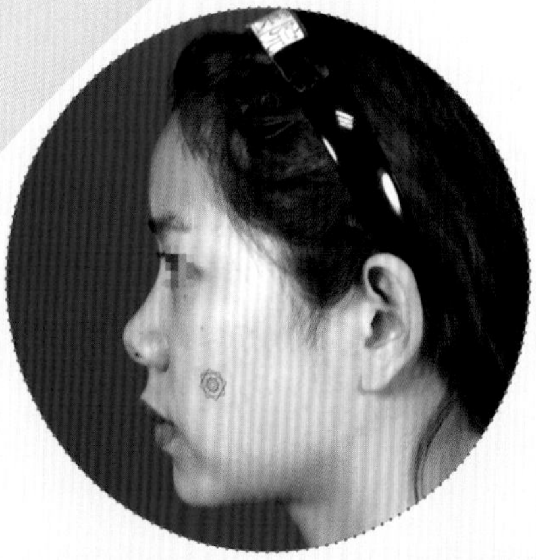

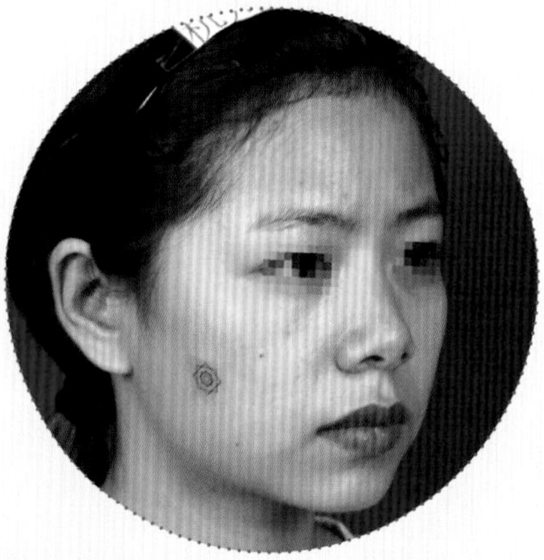

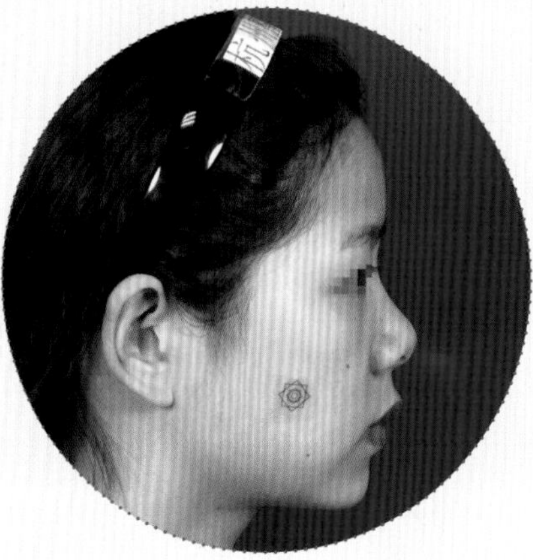

▶ 手术过程

● 1. 标画鼻中线，经口腔气管插管全麻。术区及耳软骨供区常规 0.5% 碘伏消毒 3次。鼻腔消毒要彻底，下至下鼻甲区，上至软三角处隐窝。常规包头，铺无菌巾。双眼贴无菌输液膜，保护角膜，防止暴露性角膜炎。口腔部碘伏纱块覆盖，防止口腔污染术区（图 3-1）。

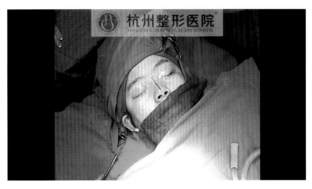

图 3-1　标画鼻中线

● 2. 00：00：00—00：01：40　用 2% 利多卡因 15ml＋1∶100 000 肾上腺素数滴＋生理盐水 15ml 配制成局麻药。作术区局部浸润麻醉，包括鼻小柱基底、鼻小柱、鼻尖、鼻翼软骨外侧脚外缘、鼻背部、耳软骨供区。注射麻药要适量，过多可导致鼻部结构移位变形或鼻背肿胀，不利于观察高度，且影响解剖结构清晰度。

● 3. 00：02：00—00：03：27　作开放式鼻入路切口，切开顺序为鼻小柱、鼻小柱旁大翼软骨缘黏膜、软三角区黏膜两侧连接，鼻腔填塞五官科专业纱条。

● 4. 00：03：27—00：08：36　用膝状剪分开鼻小柱至鼻尖部，打开纤维连接，贴大翼软骨解剖平面作锐性分离，外侧脚外缘部可用盐水纱块作推行分离。键石区鼻背筋膜下分离假体隧道。分离软组织直达鼻中隔前角，剪开膜性鼻中隔至鼻棘，离断降鼻肌及鼻棘周边的牵拉组织（图 3-2）。

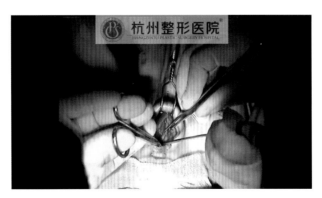

图 3-2　剪开膜性鼻中隔至鼻棘

- 5. 00：08：36—00：13：55　在鼻中隔两侧软组织内注射局麻药，用自助拉钩拉开鼻尖皮帽，暴露鼻头结构。两侧用软骨镊平衡拉开大翼软骨，膝状剪剪开鼻中隔尾侧端，剪开部分侧鼻软骨与鼻中隔的连接（图3-3）。于左侧端距鼻中隔软骨尾侧端5mm处用15号刀片切开软骨膜，用D形刀在切开的软骨膜下作充分分离，暴露鼻中隔软骨。在右侧鼻中隔软骨背侧端行部分分离，观察鼻中隔的形态及厚度。

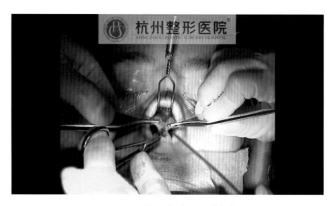

图3-3　剪开鼻中隔尾侧端

- 6. 00：14：30—00：16：32　条形切除两侧大翼软骨外侧脚头端的部分软骨，并将侧鼻软骨和大翼软骨之间的卷轴区纤维进行充分分离，有利于鼻尖上下旋转的延展，并缩小鼻尖上区的体积（图3-4，图3-5）。

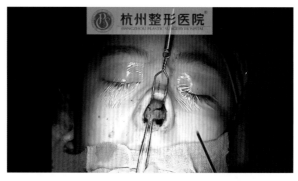

图3-4　标记需切除的大翼软骨外侧脚头端

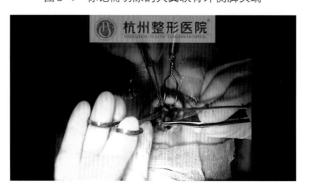

图3-5　充分分离侧鼻软骨和大翼软骨之间的卷轴区纤维

• 7. 00：16：15—00：17：10　测量保留鼻中隔尾侧端、背侧各 1.3cm 长的 L 形支架，用 D 形刀取出鼻中隔，测量切取的鼻中隔软骨大小为 1.7cm×1.6cm。提拉衬里覆盖皮帽，预估鼻头形态。

• 8. 耳前入路取耳软骨。在外耳轮内侧近耳甲艇及近耳甲腔处各切开约 1.2cm，保护软骨，分离前后皮肤，剪取耳甲腔 2cm×1cm、耳甲艇 1.5cm×0.6cm 大小的耳软骨，连同软骨膜一起放入生理盐水中备用，切口打包加压缝合（图 3-6～图 3-9）。

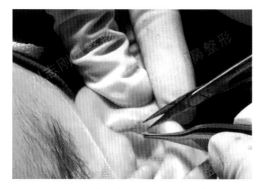

图 3-6　作耳前切口取耳甲腔软骨

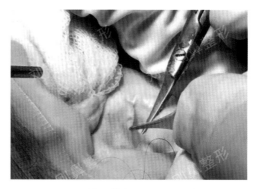

图 3-7　作耳前切口取耳甲艇软骨

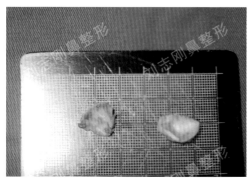

图 3-8　取下的耳甲腔、耳甲艇软骨

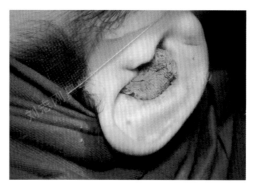

图 3-9　加压打包

裁剪鼻中隔软骨两块，大小分别为 1.7cm×1cm、1.7cm×0.6cm。修剪耳甲腔软骨，大小为 1.7cm×1cm 备用。提拉衬里，覆盖皮帽，观察并预测术后鼻尖形态。

• 9. 00：17：18—00：25：57　将修剪好的一块鼻中隔软骨（1.7cm×1cm）及耳甲腔软骨（1.7cm×1cm）分别放置在剩余鼻中隔尾侧两侧，用 5-0 PDS 线固定，形成鼻中隔延伸移植物，并将其与鼻中隔尾侧端重合固定，长度为 0.7cm。将另一块鼻中隔软骨（1.7cm×0.6cm）与鼻中隔后角固定，尾侧端与固定好的延伸移植物的尾端交叉缝合固定，形成稳定而富有弹性的三角形支架结构（图 3-10）。

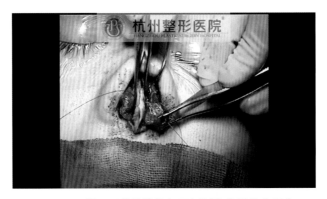

图3-10　撑开延伸移植物与两侧侧鼻软骨缝合固定

- 10. 00：25：58—00：32：11　用5-0 PDS线复位固定侧鼻软骨，在两侧大翼软骨穹窿间缝合，经软骨支架尾侧穹窿部贯穿缝合。

- 11. 00：32：16—00：35：40　雕刻假体（膨体），将雕刻好的假体放置于庆大霉素盐水中，在20ml注射器负压下排出空气（图3-11）。在分离好的假体床中植入假体，调整至理想高度后将假体尾侧端用5-0 PDS线固定于穹窿后部。

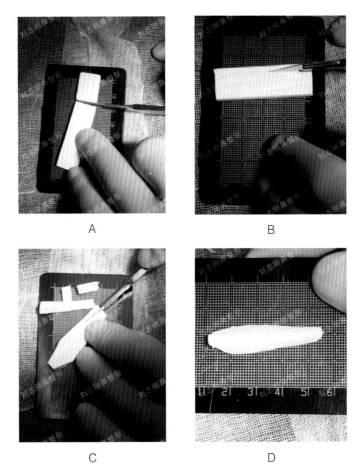

A

B

C

D

图3-11　膨体（索康）雕刻过程
A. 修剪长度　B. 雕刻宽度　C. 雕刻边缘　D. 雕刻完毕

• 12. 00：36：10—00：40：01　修剪耳甲艇软骨，叠成双层缝合作为帽状移植物，并将其固定于穹窿部，覆盖皮帽观察外形（图3-12）。

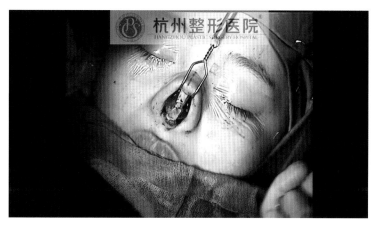

图3-12　固定帽状移植物

• 13. 00：40：01—00：44：11　鼻小柱切口用6-0可吸收线内缝合1针，观察鼻背高度、鼻尖形态、各亚单位的结构比例、鼻小柱上唇角的角度，理想后缝合。缝合顺序为鼻小柱、鼻小柱旁、软三角区至大翼软骨外侧缘，最后挤压鼻背、鼻头积血后结束缝合。用5-0可吸收线贯穿缝合鼻中隔黏膜3～4针，使两侧贴合以增加支架的稳定性，封闭死腔，防止积血发生。常规于固定移植物处鼻中隔贯穿缝合1针，于鼻中隔处固定缝合2～3针。

• 14. 00：44：11—00：44：57　防过敏胶带叠瓦状外固定，鼻腔膨胀海绵填塞，鼻尖塑形固定（图3-13～图3-16）。

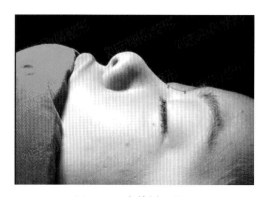

图3-13　术前侧面观

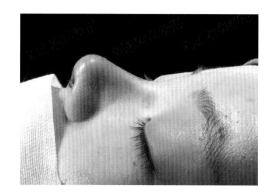

图3-14　术后即刻侧面观

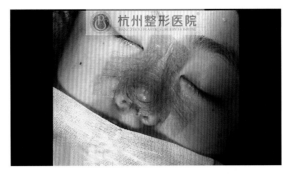

图3-15　防过敏胶带叠瓦状外固定

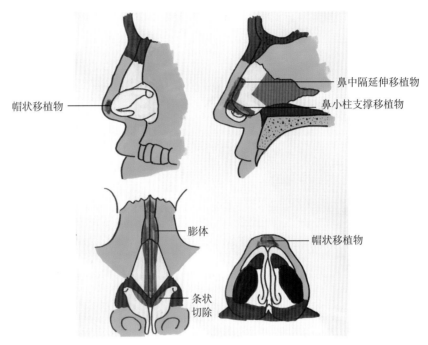

帽状移植物

鼻中隔延伸移植物

鼻小柱支撑移植物

膨体

帽状移植物

条状切除

图3-16　手术示意图

• 15. 00：44：57—00：45：14　用6-0尼龙线作耳部切口连续缝合、打包加压缝合。术毕，拔除气管插管，清醒后安返病房。

▶ 术后处理

• 1. 鼻腔膨胀海绵术后24小时取出。
• 2. 术后3天拆除外固定胶带。
• 3. 每天局部清洗消毒切口，涂红霉素眼膏1次。
• 4. 术后1周拆线。

▶ 术前术后对比照（左为术前，右为术后2个月）

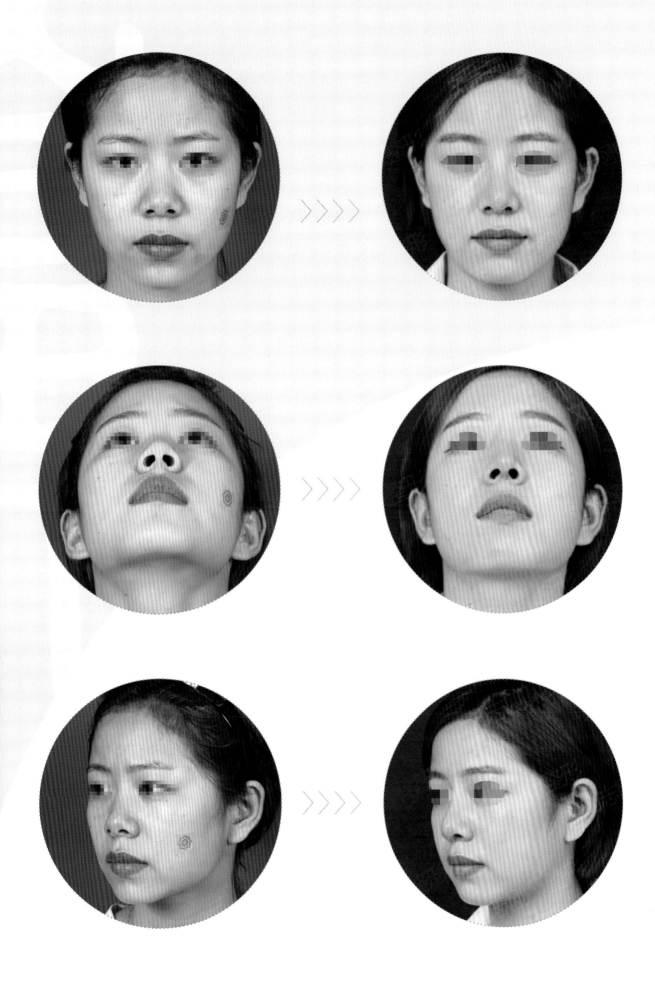

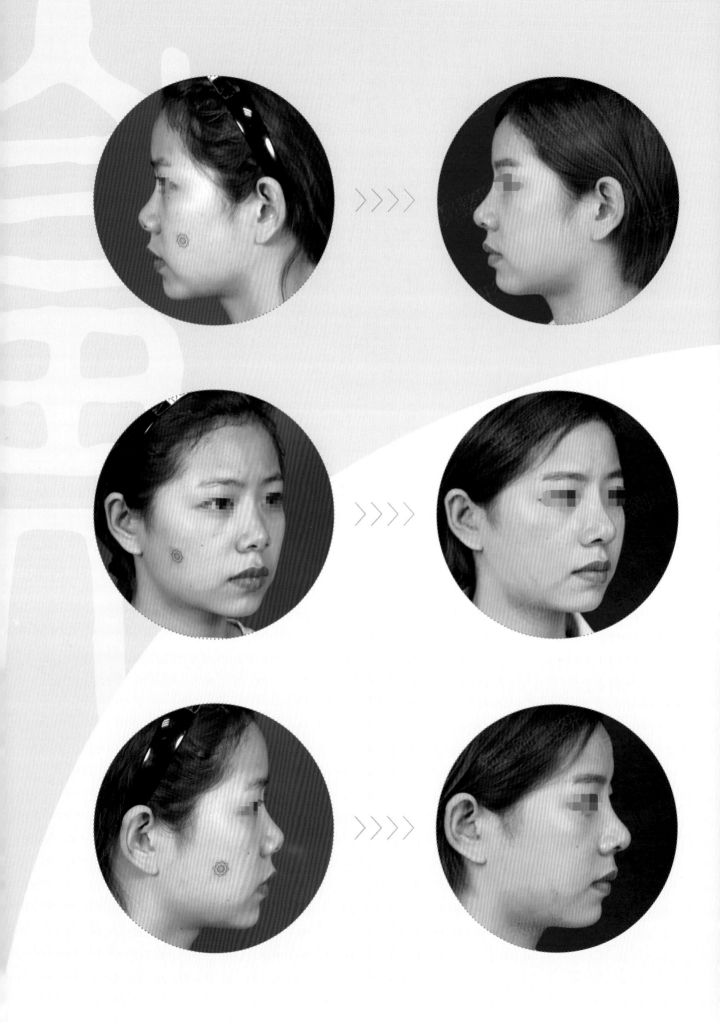

❯ 专家点评

黎冻点评刘志刚医师手术

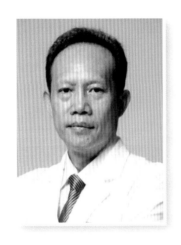

• 1. 点评术者的术前评估。刘医师的术前评估内容是外鼻形态大致正常，中线居中，无明显不对称，鼻孔等大等圆，无通气障碍，鼻背低平，短鼻，呈朝天状，鼻小柱上唇角80°。

刘医师术前除了对求美者进行了美学评价外，还进行了功能性评估以及鼻锥整体及其亚单位的对称性评估，这是鼻整形术前评估与沟通中相当重要的一个内容，对于减少术后纠纷有实际意义。鼻通气功能评估有助于排查有无鼻中隔偏曲的存在，对于准备采用鼻中隔软骨移植物的手术也是十分必要的。在术前评估的查体测量中，刘医师只给出了小柱上唇角度，建议初学者完善鼻唇角、鼻尖角、鼻长度等重要美学指标的测量，形成较为完整的临床数据以供研究，更有针对性地提高相应技术水平。

• 2. 点评术者的设计目标。求美者要求增加鼻背高度，矫正朝天鼻，鼻尖微翘，考虑到自身脸形较小及下颌短缩，鼻部长度不要过长，倾向于天真可爱的风格。

刘医师对于求美者的合理要求予以充分重视，制定出适合求美者的个性化目标，这是完成医患双方均满意的鼻整形手术的前提。

• 3. 评价完成设计的可行性。刘医师的手术方案是膨体增加鼻背高度，鼻中隔加耳软骨搭建鼻尖支架行鼻延长、鼻小柱抬高，鼻中隔降肌离断及鼻小柱基底部部分分离增加鼻小柱上唇角度，减少支架结构对抗力。耳软骨帽状或盾牌移植物修饰鼻尖高度及突出度，实现鼻尖及鼻小叶的美观度。

刘医师选用的鼻整形技术均是目前较为成熟的技术，但是在鼻中隔软骨移植过程中，限于求美者本身的软骨发育条件，对是否能采集到足够量的移植软骨应有充分的考虑，提前制定出应对策略。

- 4. 点评术者的术前准备。视频中显示在消毒过程中对眼睛的保护不足，用消毒纱布擦拭眼部时闭合的睑裂被拉开，一旦碘伏消毒液进入眼睛，极有可能导致角膜上皮剥脱，术后求美者的眼部会有剧烈的不适感；角膜受累处理不及时还会导致视力受损，故消毒时对眼部的保护要引起足够重视。视频中显示消毒铺巾完成后再贴眼贴保护，建议在设计画线完成后、消毒前贴眼贴。鼻腔软三角隐窝部位的消毒往往容易做不到位，视频中的消毒过程体现了对这一部位的足够重视。其余铺巾、设计画线、麻醉、体位均采用经典的方式，完成得亦较好。

- 5. 点评术者的手术过程。

（1）局部麻醉药的配比、注射方法：术者的局麻药配比方案是 2% 利多卡因 15ml＋1：100 000 肾上腺素数滴＋生理盐水 15ml，配成后利多卡因浓度为 1%。在已有全麻的基础上此浓度较高，应该是基于以下考虑：局麻药注射量不宜过多，以免组织肿胀导致鼻部结构移位变形，或影响观察高度的准确性，且影响解剖结构的清晰度。另外，术者注射局麻药的顺序也值得重视，即按照手术切开剥离的顺序先后完成鼻小柱基底、鼻小柱、鼻尖、鼻翼软骨外侧脚外缘、鼻背部、耳软骨供区的注射，既能做到注射后有足够的等待时间，又能节约手术时间。

（2）手术部位的顺序：在软骨采集的顺序上，术者选择先采集鼻中隔软骨，再根据采集量及鼻尖成形需要采集耳软骨，有一定的合理性。鼻区手术时，术者先完成所有的松解剥离，再实施鼻翼软骨与鼻中隔软骨的切取；先完成鼻中隔延伸移植物与鼻小柱支撑移植物等结构性移植物的植入固定以及鼻翼软骨的缝合，形成鼻尖支架的主体后，再行膨体植入物增高鼻背，最后行耳软骨鼻尖帽状、盾牌移植修饰鼻尖轮廓及辅助鼻延长，增加鼻尖突出度，符合开放式综合鼻整形的经典程序。但在实施过程中，鼻翼软骨的剥离松解尚未彻底完成就开始后面的步骤，以至于其后需再次行鼻翼软骨的剥离松解，对手术的流畅性有一定影响。对于侧鼻软骨与中隔软骨连接部位的切开，术者选择在鼻中隔黏软骨膜剥离前进行，初学者采用此程序时可能把握不好层面，易剥透鼻黏膜进入鼻腔，再加上此部位为膨体植入部位，与鼻腔贯通，易导致膨体感染，故建议在鼻中隔黏软骨膜剥离后再行连接部位的切开。皮肤缝合时先完成鼻小柱缝合，再进行穹窿软三角区切口缝合，此法暴露切口及进出针操作有一定难度，往往导致软三角区鼻孔缘小切迹出现，建议可尝试鼻小柱切口正中缝合 1 针定位后，先完成穹窿软三角区切口缝合，再完成鼻小柱剩余切口缝合。

（3）手术的微创程度、精准度、效率及出血量：术者操作技术娴熟，切开、分离位置及层面精准，钝性、锐性分离方式选择合理，故出血较少，术野清晰。在检查鼻尖支架成形是否满意时，术者使用软骨镊夹持鼻小柱皮瓣全层，建议采用小拉钩牵拉更为微创。

（4）手术过程是否按设计一次到位：术者在术前评估时考虑到鼻中隔软骨的采集

量有限，已设计了使用耳软骨辅助形成鼻尖支架的术式，手术过程按照既定设计一次到位。

（5）手术细节的讲究：视频显示了鼻孔消毒的细节、口腔碘伏纱布覆盖、麻药注射部位顺序。鼻中隔软骨切取时的测量、鼻翼软骨头侧切取时的画线标记等细节显示了术者的手术团队经验丰富，对鼻整形细节把握较好。

（6）术中确认与设计目标的对应和准确性：术前设计目标主要是矫正短鼻、鼻尖上旋及增加鼻背高度，因此术者采集鼻中隔软骨后将切分较大的一块优先用于鼻中隔延伸移植，并辅以耳甲腔软骨。鼻尖支架重构后，将鼻部软组织罩复位覆盖于鼻尖支架之上，并反复检查鼻尖下旋程度是否合适，显示出术者的严谨与耐心。将耳软骨帽状、盾牌移植的步骤放在鼻背膨体植入以后，给鼻尖、鼻背突出程度的匹配留有调整的余地。

• 6. 点评术者的术后处理。术后进行鼻中隔贯穿缝合，涂有药膏的膨胀海绵鼻腔填塞，耳廓碘伏纱布打包加压，都是预防软骨供区血肿的有效措施；鼻区微孔胶布贴敷亦为减轻肿胀、辅助塑形及固定术区的经典办法。但术者在使用微孔胶布进行鼻尖塑形时，有部分胶布覆盖于鼻小柱切口表面，尽管此处已涂以药膏隔离，但如果微孔胶布消毒不彻底，仍有导致术后切口感染的可能。

• 7. 对术后即刻形态的评价。术后即刻侧面观未见，正面观显示鼻尖表现点突显，鼻尖延长明显，鼻尖细化且未见明显鼻尖偏斜。但软三角区鼻孔缘可见轻微小切迹形成，鼻尖细化稍有矫枉过正，致使鼻尖、鼻翼比例稍失衡，显鼻翼较鼻尖相对稍宽。

• 8. 总结该手术的特点、亮点和可改善之处，横向、纵向给予评估。该手术术前医患沟通较好，医师能够根据求美者的合理要求结合面部综合评估制定出个性化的手术方案。刘医师为我们展现了一种在鼻中隔软骨相对不足的情况下使用耳软骨辅助鼻尖支架成形的方法，术后即刻效果显示出此方案能提供一种有力的鼻尖支撑支架，但两侧不同材质的软骨对称使用以延伸鼻中隔，在软组织回弹力及瘢痕挛缩力的作用下远期是否会出现鼻尖偏斜，有待随访验证。术者技术娴熟，程序合理，手术细节把握较好。

要注意手术过程中应避免不必要的损伤，如术前消毒时对眼部的保护、术中对皮肤的夹持，同时对鼻尖细化的程度应有一定的把控。

• 9. 意见和建议。手术视频展示是学术交流与教学的一种极好方式，其中许多细节值得好好探讨与改进，如将求美者完整的术前和术后即刻照片整合后放入视频；固定摄影机机位的拍摄总会有或多或少的遮挡导致信息不全，建议采用活动机位、多摄影机或者术者第一人称摄影设备进行摄录。鼻整形的真实手术效果往往要1~2年后才会体现，因此对于演示案例的远期随访工作如能保持跟进将体现出其宝贵的价值。

宋慧锋点评刘志刚医师手术

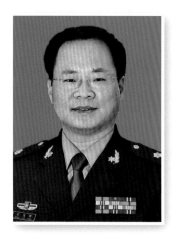

● 1. 点评术者的术前评估。该求美者表现为鼻背低平，短鼻，呈朝天状，是蒙古人种中最常见的鼻形，不伴有其他畸形。术者术前对求美者的评估准确，为手术目标和相应的术式选择提供了科学基础。

● 2. 点评术者的设计目标。根据求美者的局部情况和自身对于手术的期望值，术者确立了合理的手术目标：① 增加鼻背高度；② 改善鼻尖表现点、旋转度和高度；③ 加大鼻唇角。最终达到重塑鼻根、鼻背、鼻尖、鼻小柱外形的目的，该目标贴切求美者的自身情况和期望值。

● 3. 评价完成设计的可行性。根据求美者的局部情况，术者选择了膨体增加鼻背高度，鼻中隔软骨和耳软骨移植改善鼻软骨支撑结构及各表现点，鼻中隔降肌离断及鼻小柱基底部部分分离增加鼻唇角，这些方法具有很强的可行性，是目前东方人鼻整形的主要技术手段。

● 4. 点评术者的术前准备。整个术前准备步骤清晰流畅，反映了术者和手术辅助人员具有良好的鼻整形素质和扎实的技术功底。消毒彻底，注重手术准备细节，这一点对于涉及膨体和软骨移植的鼻综合整形手术至关重要。有两点提示供商榷：一是设计画线标记的时机。尽管术前已经和求美者进行了详细沟通，但相关手术细节的落实最好有求美者的参与，例如在术前求美者清醒时确认设计、画线，并留取影像资料。二是关于口腔消毒。尽管术中在口腔部覆盖了碘伏纱布，在一定程度上避免了口腔污染术区，但对于膨体和软骨联合移植的鼻综合整形手术，每一个避免感染的环节都十分重要，推荐的方式是对口腔进行彻底消毒，并用碘伏纱布填塞。

● 5. 点评术者的手术过程。

（1）局部麻醉药的配比、注射方法：术者对局部麻醉药配比和注射方法采用了业界通行方案，需要注意的是肿胀麻醉的充分性和对解剖结构判断的精确性之间的矛盾，注重注射部位的准确性，处理好标记与麻醉之间的关系可以有效缓解这一矛盾。

（2）手术部位的顺序：术者采用通用的开放式鼻入路切口顺序，即鼻小柱、鼻小柱旁大翼软骨缘黏膜、软三角区黏膜两侧连接；手术过程中先行鼻主力支撑结构的调整加固，再改善各表现点，这种手术顺序科学合理。Dr. Rohrich、Dr. Gunter 和 Dr. Adams 等鼻整形专家在相关专著和论著中均有详细描述，具体可以参见《达拉斯鼻整形术》，最新的 *PRS* 杂志上也有相关综述[1]。

（3）手术的微创程度、精准度、效率及出血量：整个手术过程可以看出术者有非常好的鼻整形功底，将微创、精准的理念贯穿于始终，比较好地按照术前设计完成了手术操作，出血量的控制也比较好。

（4）手术过程是否按设计一次到位：手术过程基本按照设计做到了一次到位，但是对于鼻主力支撑结构的调整需要注意两个问题：一是鼻小柱支撑结构略显不足，这点可能会在后期随访中鼻尖抬高的效率方面有所表现，加固鼻小柱支撑软骨的效果可能会更为理想；二是在鼻中隔移植物中，一侧为鼻中隔软骨，另一侧为耳甲腔软骨，后者带有一定的弧度，简单的并列缝合加固是否会在长期随访中发生轻微歪鼻的现象，需要进一步观察，在耳甲腔软骨屈侧进行多条部分切开，以减轻其屈曲的生物力学特性，可以有效降低这种风险。

（5）手术细节的讲究：术者在手术操作中表现出注重细节的理念，值得赞许，但在膨体雕刻过程中进行反复比对，虽然最终效果令人满意，但也增加了感染的风险，是其美中不足之处，需要改进。

（6）术中确认与设计目标的对应和准确性：术中确认与设计目标的对应和准确性有赖于三个环节：一是应该遵循先设计画线再肿胀麻醉的次序；二是要将肿胀麻醉液精准地注射到拟分离的部位和层次，在达到肿胀麻醉目的的同时尽可能减少对于解剖结构精准判断的干扰；三是手术操作时将组织损伤降到最低，做到微创化。在这三个环节的基础上，采用与设计目标一致的美学标准，可以最精确地确认与设计目标的对应和准确性。

• 6. 点评术者的术后处理。防过敏胶带叠瓦状外固定，鼻腔膨胀海绵填塞，鼻尖塑形固定，耳部切口连续缝合，打包固定，比较稳妥可靠，增加低温热塑板或者铝制鼻夹外固定会更好。

• 7. 对术后即刻形态的评价。求美者术后即刻形态达到了术前设计目标，整个鼻背得以抬高，鼻尖挺拔上翘，鼻孔对称，与术前对比有了明显的改观。

• 8. 总结该手术的特点、亮点和可改善之处，横向、纵向给予评估。该手术通过鼻中隔软骨和耳软骨联合移植，对鼻软骨支撑结构进行了有效的调整和加固；通过膨体植入，增高了鼻背高度。术前对于求美者存在的问题分析精准，采取的策略针对性强，措施有效，是本台手术的亮点。可以改善之处是标记画线和消毒麻醉顺序、鼻中

［1］Plastic and Reconstructive Surgery, 2016, 137: 725e−746e.

隔延伸物中耳甲腔软骨的处理、鼻小柱的支撑力度、膨体雕刻的准确性和术后外固定鼻夹的应用方面。当然，金无足赤，人无完人，每位医师都有自己的临床经验和操作习惯，能够达到手术目的是唯一的检验标准。

• 9. 意见和建议。这台鼻综合整形手术精准流畅，中规中矩，反映了刘志刚医师具有很高的美学素养、扎实的鼻整形理论和技术功底。术后即刻和早期随访结果表明，达到了手术设计的目标。建议前述已经指出，不再赘述。

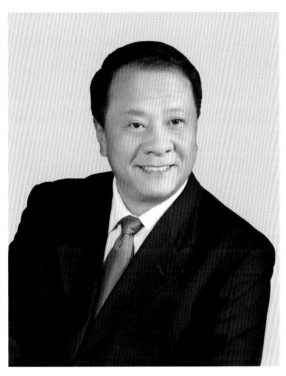

手术者 / 李　东

手术名称

歪鼻矫正术（鼻骨弧形截骨，鼻中隔软骨摇门式法矫正偏曲）

求美者基本情况

姓名：×××；性别：男；年龄：28岁；民族：汉族；出生地：山东。

既往史

- 1. 幼年有模糊的鼻外伤史，成年后感左鼻通气略有不畅。
- 2. 无整形美容手术史。

术前检查

- 1. 专科检查。外鼻形态大致正常，外鼻正中线右偏约15°。鼻骨三脚架右倾，鼻中隔软骨右偏（鼻中隔中段呈C形），鼻中隔尾缘基底未脱离犁骨槽。鼻孔大致对称，右鼻孔气道较左侧宽大。无长鼻和驼峰鼻。
- 2. 辅助检查。基本化验检查结果正常。

诊断

鼻外伤继发歪鼻，鼻中隔偏曲。

手术方法

歪鼻矫正术（鼻骨弧形截骨，鼻中隔软骨摇门式法矫正偏曲）。

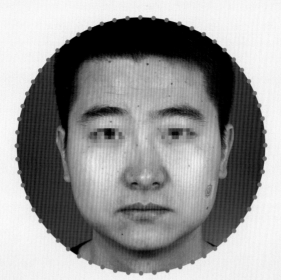

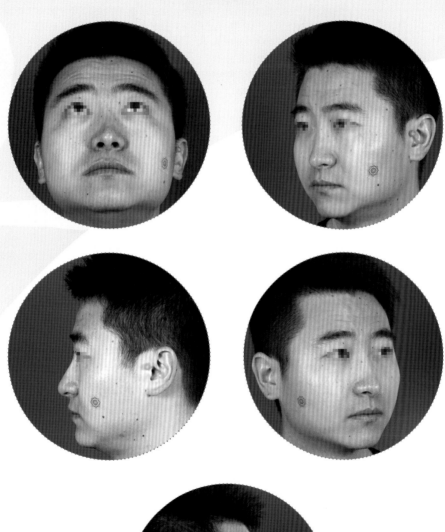

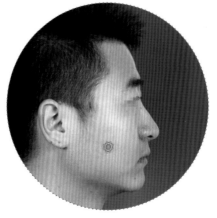

▶ 手术过程

- 1. 求美者取仰卧位，行全麻插管后，常规消毒、铺巾。
- 2. 0：00：08—0：01：09　在鼻骨基底部画出两侧对称性的"八"字形弧形截骨线，然后在鼻梁正中部位，将眉心、内眦间中点、鼻尖作三点连线，用亚甲蓝标注鼻梁正中线（图4-1）。

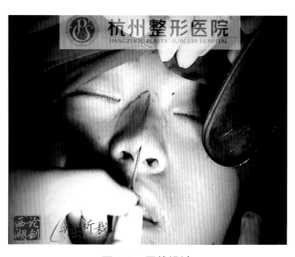

图4-1　画线设计

- 3. 0：01：30—0：10：40　作局部浸润麻醉，从鼻尖进针，依次注射鼻小柱（皮下及鼻翼内侧脚之间）、鼻尖（皮下）、鼻梁（鼻背筋膜下）；从鼻梁中段进针，注射鼻根（筋膜下）；从两侧鼻唇沟上端进针，注射两侧的"八"字形弧线（骨膜上）；作两侧鼻前庭鼻大翼软骨间切口线处的黏膜下注射以及两侧鼻前庭内上缘切口线处的黏膜下注射。

- 4. 0：12：30—0：18：49　切开左侧鼻前庭内上缘黏膜切口，用黏膜剥离子和小圆头刀片分离开附着的鼻中隔软骨。完全剥离鼻中隔两侧的黏软骨膜，并充分松解周围粘连，完全游离鼻中隔的头部、前部及体部。

- 5. 0：18：50—0：21：46　在左侧鼻中隔软骨作井字形划开（图4-2），矫正鼻中隔的C形弯曲，检查鼻中隔软骨是否已恢复到居中位置。

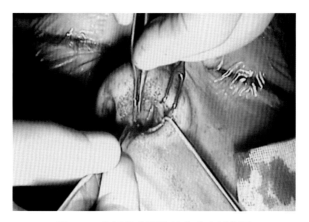

图4-2　左侧鼻中隔软骨作井字形划开

• 6．0：22：27—0：35：36　作左侧鼻前庭大翼软骨外侧软骨间切口，用弯头精细组织剪分离，通过鼻翼软骨表面达鼻骨表面。用骨膜剥离子和组织剪充分掀起软骨膜、骨膜，用带护翼的长弯单向骨凿行左侧鼻骨弧形截骨；用同样的方法进行右侧鼻骨弧形截骨（图4-3）。截骨后反复调整、扳正鼻骨，使之位于正中呈立体形状，缝合切口。

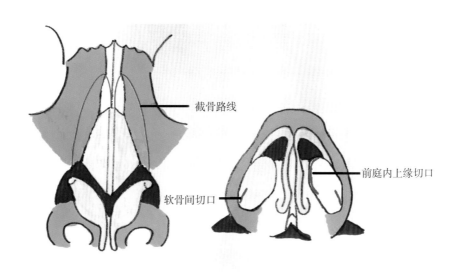

截骨路线

前庭内上缘切口

软骨间切口

图4-3　切口及截骨线示意图

▶ 术后处理

鼻孔内填塞碘仿纱条内固定，鼻表面给予叠瓦状防过敏胶带，鼻背铝制夹板外固定（图4-4），5天后拆除。

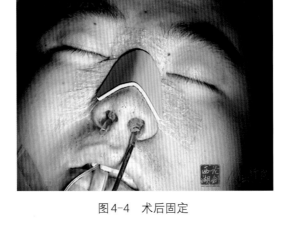

图4-4 术后固定

▶ 手术亮点

手术亮点是仅作左侧鼻前庭内上缘黏膜的一个切口而不是两侧鼻前庭的两个切口，能精准地游离鼻中隔软骨，避免了多个切口的弊病；鼻骨截骨采取鼻旁两侧的弧形截骨路线，是适合大多数中国人外鼻特征的截骨方法，不同于国外经典的低—高或低—低的直线截骨法。

▶ 术前术后对比照（左为术前，右为术后4个月）

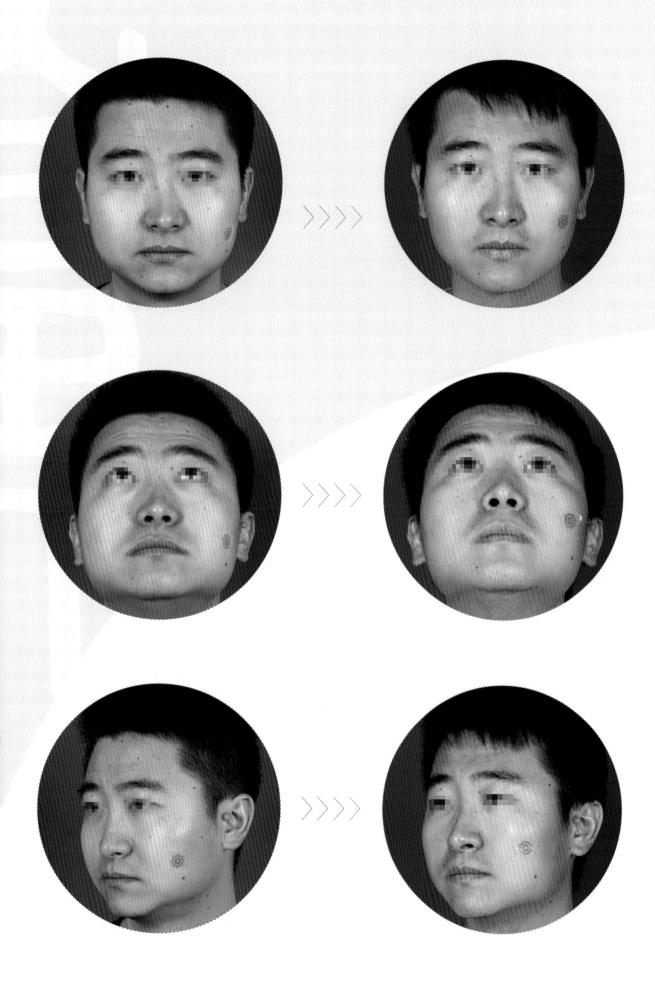

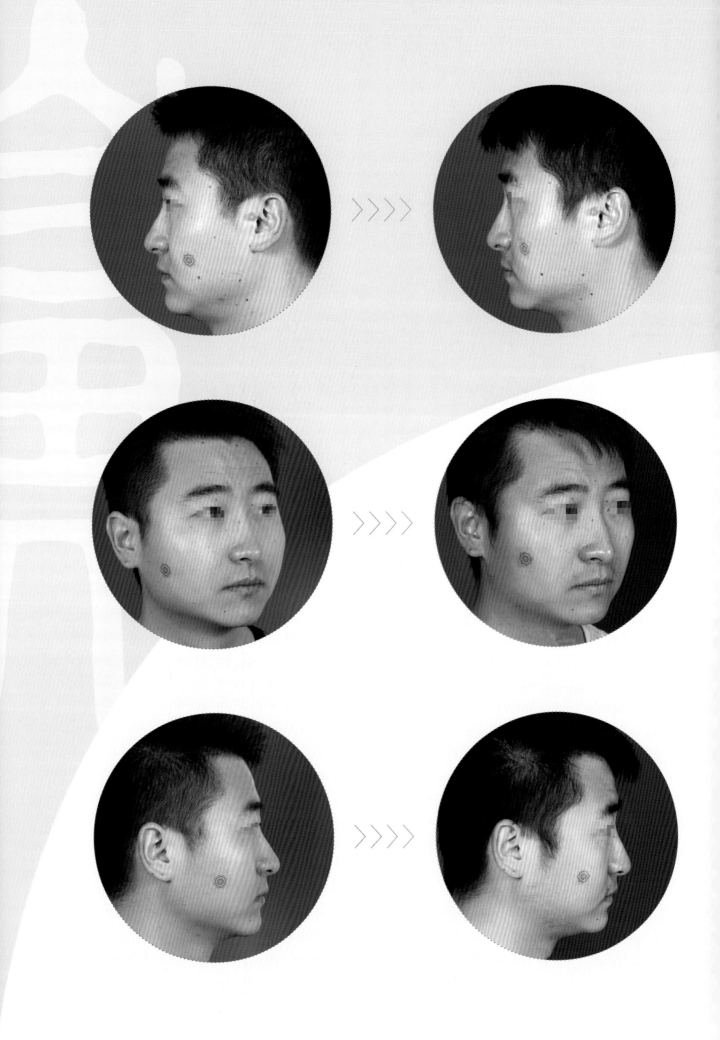

▶ 专家点评

董帆点评李东医师手术

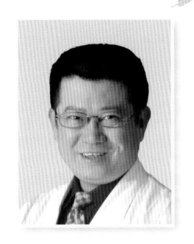

- 1. 点评术者的术前评估。求美者为28岁汉族男性，因幼时有鼻外伤史，成年后左鼻孔通气略不通畅，未行任何手术，来院要求矫正歪鼻。

术前评估为外鼻正中线右偏约15°，鼻骨三脚架右倾，鼻中隔软骨右偏（鼻中隔中段呈C形）；左鼻孔气道较右侧宽大，左下鼻甲肥大；双鼻孔大致对称，无长鼻和驼峰鼻现象。因鼻中隔软骨右偏（鼻中隔中段呈C形）引起左鼻孔通气不畅，长期代偿性导致左鼻孔气道较右侧宽大、左下鼻甲肥大。

- 2. 点评术者的设计目标。术者的设计目标是：① 矫正鼻骨偏斜；② 鼻中隔偏曲矫正，矫正鼻中隔C形畸形；③ 矫正左侧鼻孔通气不畅。手术目的是避免鼻背塌陷，减少歪鼻复发，防止通气障碍，矫正不足。

根据求美者的鼻部畸形特征和局部解剖病理变化，设计目标比较合理、精准、可行、有效。

- 3. 点评术者的手术方案。术者的手术方案是双侧鼻骨基底的弧形截骨，鼻旁两侧的弧形截骨路线是适合一般中国人歪鼻特征的截骨方法，不同于国外经典的低—高或低—低的直线截骨法。鼻中隔软骨摇门式法矫正偏曲是通过分离鼻中隔软骨两侧的黏软骨膜、鼻中隔前后部截骨以及头侧部的分离，使术后鼻中隔软骨可左右摆动。

- 4. 点评术者的术前准备。

（1）消毒：围绕鼻部周围，面部皮肤消毒及鼻孔消毒比较彻底、完全。

（2）铺单：按照鼻部手术的铺单要求，比较规范。

（3）体位：仰卧位。

（4）麻醉：全麻口咽部插管，便于鼻部手术操作。

• 5. 点评术者的手术过程。

（1）局部麻醉药的配比、注射方法：局麻药为1%利多卡因10ml＋肾上腺素20滴，配比合理。注射顺序为从鼻尖进针依次注射鼻小柱（皮下及鼻翼内侧脚之间）、鼻尖（皮下）、鼻梁（鼻背筋膜下），从鼻梁中段进针注射鼻根（筋膜下），从两侧鼻唇沟上端进针注射两侧的"八"字形弧线（骨膜上）。两侧鼻孔内填塞纱布卷，防止术中血液流入鼻腔。然后在两侧鼻前庭鼻大翼软骨间切口线处和两侧鼻前庭内上缘切口线处作黏膜下注射。局麻药注射位置比较精准，局部注射除了加强麻醉效果外更是起到了肿胀作用，有利于术中分离层次比较清晰。两眼部贴眼保护薄膜，起到术中保护双眼防止操作误伤的作用。

（2）手术部位的顺序：手术部位的顺序依次为先行鼻中隔偏曲矫正，再行鼻骨偏曲矫正。

（3）手术方法及其创新点：本手术仅作左侧鼻前庭内上缘黏膜侧一个切口，便可完全剥离鼻中隔两侧的黏软骨膜，并充分松解周围粘连，完全游离鼻中隔的头部、前部及体部，操作比较精准，可感觉出将C形偏曲的鼻中隔软骨游离得比较彻底。术者使用的摇门式法通过分离鼻中隔软骨两侧的黏软骨膜、鼻中隔前后部截骨以及头侧部分离，使术后鼻中隔软骨可左右摆动。

本手术的创新点是保留右侧软骨中间与黏软骨膜的连接，并在左侧鼻中隔软骨作井字形划开，以矫正鼻中隔的C形弯曲，鼻中隔尾缘基底与鼻中隔软骨在上颌骨鼻嵴附着的残端错位缝合，矫正效果明显（图4-5）。

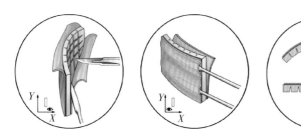

图4-5　鼻中隔软骨井字形划开示意图

术者设计的"八"字形弧形截骨线位于鼻骨与梨状孔衔接处周围，两侧的截骨比较精准到位。截骨后反复调整、扳正鼻骨正中立体形状，有效地矫正了鼻骨原先向右偏斜的畸形。

（4）手术过程的微创程度、精准度、效率及出血量：手术全过程的创伤程度比较适中。由于需要进行两侧截骨、扳正偏曲的鼻骨等创伤较大的操作，术者能很好地把控操作的强度，避免粗暴和不必要的重复性动作，分离黏膜、骨膜，矫正偏曲的鼻中隔软骨等操作也比较轻柔而有力（即柔中有刚）。总体来说，手术操作的精准度较高，手法比较娴熟，手术步骤井然有序，达到设计目标且效率较高，全程出血量较少，手术全部操作过程能够按照术前设计达到一次精准到位。

（5）手术细节的讲究：手术过程中每一步细节都做到心中有数、表达清晰，具有示教性和可复制性。

（6）术中确认与设计目标的对应和准确性：术中矫正鼻中隔偏曲后，通过鼻腔内检查和鼻梁触摸检查，能准确认定与设计目标对应的精准效果。两侧鼻骨截骨扳正鼻骨偏斜后，通过反复触摸两侧鼻骨三脚架矫正右倾的检查，观察鼻梁恢复到居中线，能准确认定与设计目标对应的精准效果。

• 6. 点评术者的术后处理。两侧鼻孔内用碘仿纱布条填塞，并插入一较细塑料管以便通气，鼻孔内填塞扎实可有效起到鼻腔内支撑塑形的作用。鼻背用鼻塑形板固定，可有效稳定矫正后的外鼻三脚架形状，使之不易发生变动。

• 7. 对术后即刻形态的评价。该手术的术后即刻形态获得了明显改观，两侧鼻骨坡度、饱满度的对称性，以及鼻梁的居中线都得到满意的改善，完全达到了设计目标。

• 8. 总结该手术的特点、亮点和可改善之处，横向、纵向给予评估。该手术的特点是操作比较精细、准确、到位，亮点是仅作左侧鼻前庭内上缘黏膜一个切口而不是两侧鼻前庭的两个切口，能精准地游离鼻中隔软骨，避免了多个切口的弊病；鼻骨截骨采取鼻旁两侧的弧形截骨路线，是适合大多数中国人外鼻特征的截骨方法，不同于国外经典的低—高或低—低的直线截骨法。

• 9. 意见和建议。该手术诊断明确，有较强的手术适应证，手术设计思路清晰并有创新，设计目标明确，操作手法比较精准，矫正效果比较确切。在手术操作中，建议助手用血管钳夹持纱布条精准止血，而不是用整块纱布粗糙止血。

宋慧锋点评李东医师手术

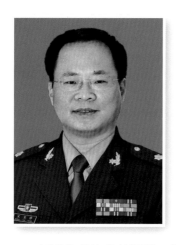

• 1. 点评术者的术前评估。该求美者为外伤性歪鼻畸形，具体表现为外鼻正中线右偏约15°，呈C形，累及鼻骨和鼻中隔软骨，鼻中隔尾缘基底未脱离犁骨槽，左鼻孔气道较右侧宽大。外鼻形态大致正常，无长鼻和驼峰鼻，鼻孔大致对称。术者术前对求美者的评估准确，为手术目标和相应的术式选择提供了准确的依据。

• 2. 点评术者的设计目标。该求美者的局部畸形情况比较明确，手术的设计目标就是矫正右偏的鼻骨和鼻中隔软骨，从而矫正C形歪鼻畸形。

• 3. 评价术者完成手术设计的可行性。根据求美者的局部情况和设计目标，术者选择了鼻骨弧形截骨、鼻中隔软骨摇门式法矫正偏曲。前者主要通过鼻前庭切口入路，沿鼻骨向上颌骨移行处进行截骨，截骨线呈弧形，两侧交会至鼻根部，鼻骨中线直线截骨，与两侧弧形截骨线交会于鼻根中央，将侧偏的鼻骨彻底复位；后者是一种创伤比较小的鼻中隔软骨矫形方式，其要点在于对鼻中隔软骨进行两面分离、三边游离，以类似摇门动作，将偏曲的鼻中隔软骨进行复位。这两种方法具有很强的针对性和可行性，是目前歪鼻畸形整复的主要技术手段。

• 4. 点评术者的术前准备。整个术前准备过程有条不紊，无懈可击。由于手术切口都位于鼻腔内，所以鼻腔内消毒异常仔细，这点对于鼻骨截骨和鼻中隔手术至关重要。然后术者首先进行了鼻中轴线、截骨线和切口线的标记，再进行精准的肿胀麻醉，程序的正确与否决定了手术的成败。

• 5. 点评术者的手术过程。

（1）局部麻醉药的配比、注射方法：局部麻醉药的配比和注射方法采用了业界通行的方案，注重注射部位的准确性和处理好标记与麻醉之间的关系，有效地缓解了肿胀麻醉的充分性与对解剖结构判断的精确性之间的矛盾，值得遵循。

（2）手术部位的顺序：术者首先从鼻中隔黏膜单侧入路，进行鼻中隔软骨的两面软骨膜下分离；继而进行三边游离，使偏曲的鼻中隔软骨向中线复位；接下来进行鼻骨弧形截骨和正中线截骨，使歪曲的两侧鼻骨和鼻中隔软骨得以上下一体复位至正中。复位工作完成后，鼻外形恢复正常，两侧鼻通气道也趋于对称。最后一项重要的工作是固定，术者采用了鼻孔内填塞碘仿纱条＋鼻表面防过敏胶带叠瓦状外固定＋铝制夹板固定的方式，使得复位后尚处于游离状态的鼻骨和鼻中隔软骨固定于正常中线位置，确保了手术效果。

（3）手术过程的微创程度、精准度、效率及出血量：整个手术过程体现了术者高超的鼻整形功底，将微创、精准的理念贯穿于始终，高效地按照术前设计完成了手术操作，没有额外的损伤，出血量也控制得很好。

（4）手术过程是否按设计一次到位：手术过程按照设计做到了一次到位，同时矫正了歪鼻累及的鼻骨和鼻中隔软骨偏曲。

（5）手术细节的讲究：手术细节决定成败，在该手术中，无论是术前的病情分析、手术方案的制定，还是术中从消毒、截骨线和切口设计、肿胀麻醉到具体操作，术者都将注重细节、精准的理念贯穿始终，值得学习。

（6）术中确认与设计目标的对应和准确性：术者采用了先设计标记再肿胀麻醉的次序，鼻骨和鼻中隔软骨复位精准，通过多角度的大体观察，确认达到矫形目标。

• 6. 点评术者的术后处理。术后处理采用鼻腔碘仿纱条填塞，鼻表面叠瓦状防过敏胶带和铝制夹板外固定，稳妥可靠。铝制夹板固定需要足够的时间，以防止鼻骨和鼻中隔软骨再次移位畸形。

• 7. 对术后即刻形态的评价。术后即刻形态达到了术前设计目标，使鼻根、鼻背、鼻尖均恢复到正中线位置，鼻孔及两侧通气道对称，与术前对比有了彻底的改观。

• 8. 总结该手术的特点、亮点和可改善之处，横向、纵向给予评估。该手术通过微创切口，一次性矫正了鼻骨和鼻中隔软骨偏曲导致的歪鼻畸形。术前对求美者存在的问题分析精准，采取的策略针对性强，措施有效，是本台手术的亮点。

• 9. 意见和建议。李东教授的这台歪鼻矫正手术分析精准，方案科学，措施得力，操作流畅，举重若轻，行云流水，不拖泥带水，表现了大师级的美学素养、深厚的鼻整形理论和技术功底。术后即刻和早期随访结果表明达到了手术设计的目标。建议加强后期外固定，我的经验至少需要维持1个月，并且避免鼻部大力度动作，以确保手术效果。

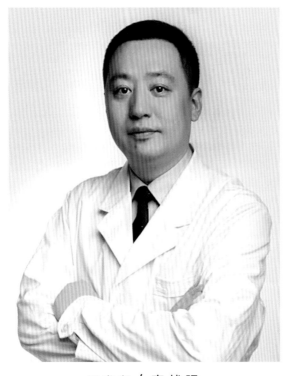

├────┤ 手术者 / 李战强 ├────┤

手术名称

鼻面综合整形术（双侧重睑，双侧内眦开大，取自体脂肪充填面部，取自体肋软骨隆鼻，鼻延长，鼻尖抬高，鼻尖表现点重建）

▶ 求美者基本情况

姓名：×××；性别：女；年龄：23岁；民族：汉族；出生地：湖北武汉。

▶ 既往史

- 1. 既往身体健康，无肝炎、肺结核及其他传染病史，无食物、药物过敏史。
- 2. 16岁时在湖北某牙科医院进行过正畸治疗。

▶ 术前检查

- 1. 专科检查。面上部高5.5cm，面中部高6cm，面下部高6.5cm。双侧单睑，缺少重睑皱襞，伴双侧内眦赘皮，双内眦间距3.3cm。鼻头圆钝肥厚，鼻尖高点上旋，鼻长4.7cm，鼻翼宽度为3cm。

笔者在分析该求美者的容貌特点时发现，光从正面测量额部发际线到眉间、眉间到鼻翼基底、鼻翼基底到下颌下点的距离，其数据分别为5.5cm、6cm和6.5cm；再测量外眼角到面部最外侧轮廓线的距离、眼宽和两眼的间距，其数据分别为2cm、3cm和3.5cm；接下来测量鼻翼宽度，为3cm。然后让求美者转到侧面，测量从现有鼻根到鼻尖最高点的距离为3cm，小柱上唇角为90°，鼻尖旋转度为120°，鼻额角为130°；再从侧面把人中拉到垂直平面后观察，面中部有严重的凹陷畸形，额部则能和模拟的鼻尖实现较好的面部平衡。单睑，上眼睑较为臃肿，角膜显示率尚可，Ⅰ度内眦赘皮。

- 2. 辅助检查。基本化验及检查结果正常。

▶ 诊断

从以上测量数据中可以得出诊断结果：

- 1. 中面部凹陷。
- 2. 鼻尖突出度不足。
- 3. 鼻小柱基底凹陷。
- 4. 鼻尖头侧旋转。
- 5. 鼻背低平。
- 6. 单睑、眶隔脂肪脱垂、内眦赘皮（Ⅰ度）。

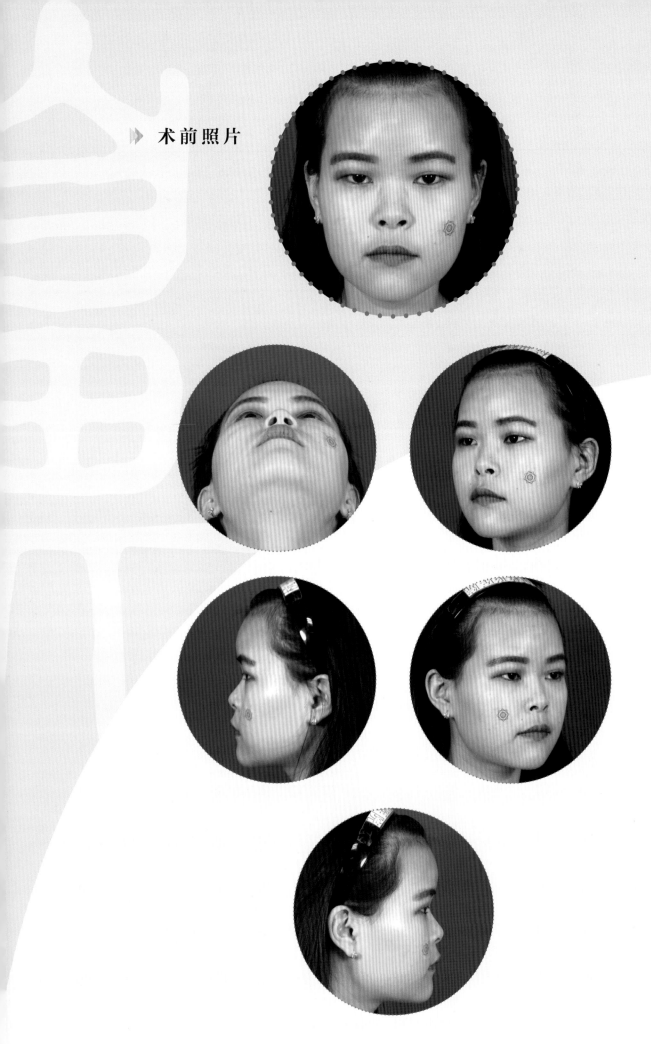

▶ 术前照片

▶ 手术方法

- 1. 进行内眦赘皮矫正和重睑术。
- 2. 在右大腿外侧采集脂肪。
- 3. 在脂肪处理过程中，采集右侧第6肋软骨。
- 4. 进行面部脂肪注射。
- 5. 外入路鼻整形术。

▶ 手术设计

设计方案

- 1. 鼻部。
（1）采集自体肋软骨。
（2）做鼻中隔延伸移植物，使鼻尖下旋，同时开放小柱上唇角。
（3）做盾形移植物，增加鼻尖突出度。
（4）做支持移植物，防止盾形移植物向头侧旋转。
（5）做鼻背盖板移植物，增加鼻背和鼻根高度，并和新鼻尖协调。
- 2. 面中部。
（1）采集大腿外侧脂肪。
（2）面中部脂肪注射，和新鼻尖协调。
（3）眉弓脂肪注射，协调眉与眼球的位置关系。
（4）其他部位用脂肪实现均匀过渡。
- 3. 眼部。
（1）内眦赘皮矫正术（倒L法）。
（2）重睑术（切开法）。
（3）眶隔脂肪部分切除。

设计理念

在面部的美学设计方面，笔者非常强调面部的平衡性，其含义在于：每一个个体，无论容貌美丑，在他人眼中，其心理映像都是处于平衡状态的，当改变面部中的一个部位时，很容易导致面部失衡，尤其是像鼻子这样处于面部中央的突出器官，一且发生形态改变，很容易导致其与面部其他器官的平衡失调。当整个面部失衡时，往往会给自身和他人带来视觉和心理冲击，使受术者难以接受自己的容貌改变，从而出现过激的言辞和行为。在这种情况下，需要从整体考虑，重新平衡面部的协调性，以实现真实自然的效果。

在设计新的鼻尖位置时，笔者会把人中位置放在第一步。也就是说，在侧面部首先构建一个虚拟的坐标系，这个坐标系的原点就是鼻小柱与人中的交会点，其纵轴是重新设置的人中，横轴是通过这个原点垂直于人中的水平面。在这个坐标系中，可以很容易地确定鼻尖的突出度和旋转度，再确定鼻根的位置和充填量，剩下的事情就是在鼻根和新的鼻尖之间构建一条平滑的弧度了[1]。

确定人中的位置还能帮助我们判断面部其他部位是否和新的鼻子平衡，比如面中部、下颌、额部等的突出度是否和新的鼻尖协调，一旦不协调应如何处理等。以往一些有经验的鼻整形医师术后会发现一个现象：做完鼻部抬高以后，很多受术者会出现增龄的效果。这个道理其实很容易理解：当鼻尖和面中部软组织保持高度恒定时，随着年龄的老化，面中部软组织会逐渐减少，从而拉开了鼻尖和面中部软组织的距离，而抬高鼻尖就是在另一个方向上模拟了这个变化，使得整个脸看上去比术前更为成熟。所以，在设计新的鼻尖突出度时需要考虑到这个操作可能给整个面部带来的变化。

近几年来，随着脂肪注射技术的兴起，为我们提供了一个非常有效的手段来解决面部平衡性的问题。在面中部颧前范围、眉弓下脂肪垫等部位进行脂肪注射，可以重新定义侧面部的轮廓；而在其他部位进行脂肪注射，则主要用于实现某些突出部位与发际线等隐蔽位置之间的平滑过渡。从笔者近3年的临床随访来看，鼻整形和脂肪注射的联合应用，可以以较小的代价来解决轻中度的面中部凹陷、双牙槽骨前突等颅颌面的不美观形态，相对于以往的截骨术、外置牵引架、正畸治疗等手段，这种联合手术的创伤相对较小，而且治疗周期短，效果自然，能避免异体材料带来的风险。

本次手术的设计流程是基于对新鼻尖的位置已经了然于胸的前提之下，面中部和眉弓部的脂肪注射量也应根据新的鼻尖高度而定。之所以先在局麻下完成内眦赘皮矫正和重睑术，是因为在术中需要求美者配合睁、闭眼来观察重睑线的流畅程度，而采集完大腿外侧脂肪后，下半身就可以用无菌敷料覆盖，把术区集中到上半身了。在采集完肋软骨后就开始脂肪注射，是为了缩短脂肪的离体时间。同时，用盐水湿润取出的肋软骨，以便更好地观察肋软骨的卷曲倾向，也便于鼻整形手术时的软骨雕刻。

［1］ Li Zhanqiang, Rod J. Rohrich. Individualized Asian rhinoplasty: a systematic approach to facial balance［J］. Plastic and Reconstructive Surgery, 2014, 134: 24e.

▶ 手术过程

先在局麻下进行内眦赘皮矫正和重睑术（按常规操作，此处不再赘述），然后进行自体脂肪注射、肋软骨采集和鼻整形术。

自体脂肪注射

关于采集脂肪时是否注射肿胀液和采集部位的选择等问题上，目前国际学术界还没有统一的结论。

笔者的脂肪采集方法和准备流程是在美国德克萨斯大学西南医学中心进修期间，向 Rod J. Rohrich 教授学习来的。笔者习惯于采集右大腿外侧的脂肪，是基于以往的解剖学研究：腹部脂肪的颗粒较大，纤维成分较少；大腿外侧脂肪的颗粒较小，纤维成分偏多。采集时在右侧腹股沟作切口，用 50ml 注射器和 3mm 尖头吸脂针进行深层脂肪抽吸，不注射肿胀液。一般面部脂肪注射时，采集约 100ml 脂肪与血液的混合物，不作清洗和静置，直接放进离心机，以 2 000 转/分的速度离心 3 分钟后取出，用纱布滤掉上层的油脂，弃去下层的血细胞和细胞碎片等成分，将中间的脂肪与血浆混合物直接分装至 1ml 螺旋注射器中，用于注射移植。

笔者常用 1.5mm 单孔钝头注脂针进行脂肪注射。脂肪注射前用 6-0 尼龙线将受术者的上、下眼睑缝合到一起，这样可以将整个面部皮肤作为一个整体移动，还可以预防长时间全麻手术过程中角膜暴露带来的眼损伤。注射步骤如下：

• 1. 00：04：05　首先从右侧唇龈沟黏膜进针，贴住骨面注射。进针时不推栓子，撤针时轻推栓子，这样会在撤针路径上留下一条脂肪团。然后再换一个方向进针，重复上述操作，直到把所需移植物完全留在注射平面内。

• 2. 00：04：17　注射时要注意用辅助手压住眶缘，感觉针尖位置，防止进针时突破眶隔而损伤眼球。选择扇形注射模式，使脂肪均匀分布。

• 3. 00：04：33　注射部位选择眉尾的眶骨外上缘，通过额部注射实现眉弓到发际线的过渡，额部的层次保持在帽状腱膜下。

• 4. 00：04：53　因为颞部不是实现面部轮廓的美学功能区，在此处进行脂肪注射的意义在于实现从颧弓到额部和发际线之间的过渡，所以仅在皮下注射。

• 5. 00：09：01　颊部注射脂肪的主要目的是柔和颧弓下方的阴影。如在颧前注射脂肪，可以柔和面颊部的阴影。在耳前用 18G 针头打眼，在皮下均匀注射。

• 6. 00：10：31　完成颞、颊和颧前范围的脂肪注射后，会看到在颧前和颊部之间出现明显的阴影，这是脂肪小室存在造成的小室之间的边界。要专门用少量脂肪在皮下进行缓慢注射，以实现正面的颧前和侧面的颊部之间的圆滑过渡。在术后，这是正面脸部的外边界，所以这个注射步骤是非常关键的。

肋软骨采集

笔者习惯于从右侧第5～7肋软骨中选择一根比较平直的肋骨进行采集。一般会在术前让求美者拍摄一个胸部三维CT片，以详细了解其肋软骨的钙化情况以及第5～7肋软骨的走向、平直度以及融合处的位置等。如果肋软骨发生钙化，不仅采集过程比较困难，在后续的移植物雕刻、缝合固定乃至远期的吸收等方面都会有很多不确定因素。所以如果术前发现有严重的肋软骨钙化，笔者会和求美者讨论选择其他方案或劝其放弃手术。根据笔者的临床经验，肋软骨钙化和年龄之间并无明确的相关性，如图5-1所示是一位25岁女性的三维CT片，显示其肋软骨已经基本完全钙化。

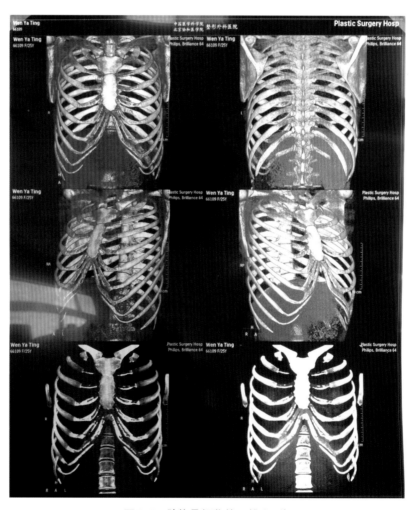

图5-1 肋软骨钙化的三维CT片

切开皮肤前，用注射器针头做经皮穿刺也是一个很好的习惯。用辅助手摸到肋软骨的上、下边缘并卡住，将针头从手指之间经皮直接插入肋软骨内；如果针头位于肋骨表面，则无法插入。沿着肋软骨的走行方向多穿刺几个点可以了解肋软骨的走行方向及质地。笔者采集肋软骨时会尽量选择较为平直的部分，并尽量避开软骨间的融合区。

以往的文献中对采集肋软骨的切口选择有很多观点，但是近两年来，笔者采用美国 Dean M. Toriumi 教授倡导的小切口肋软骨采集法，绝大多数情况下能在1cm长的切口内完成肋软骨的采集。1cm的切口长度，医师和求美者都能很好地接受，也不再拘泥于其是否位于隐蔽部位，唯一的要求就是要在所采集的肋软骨正上方。操作步骤如下：

- 1. 00：02：00　切口设计为1cm长。用15号刀片垂直切开全层皮肤及皮下脂肪层，用标准直刃虹膜剪尖端钝性撑开加锐性剪开的分离方式穿过脂肪层，见到胸大肌表面筋膜后用剪刀尖挑开，然后顺着肌肉纤维间隙抵住软骨表面作反复的钝性撑开分离，配合静脉拉钩的牵拉，在软骨膜表面找到一个工作层面。

- 2. 在拉钩的配合下，用 Freer 剥离子在这个工作层面内进一步分离。如果工作层面选择合适，这应该是一个非常疏松的层面，下方为肋软骨膜，拉钩远端钩起的是胸大肌深层筋膜。工作层的范围和要采集的肋软骨长度相当，一般为3～4cm。在头灯和放大镜的直视下，用15号刀片在肋软骨表面矩形切开软骨膜，切开范围和要采集的肋软骨长度和宽度相当。用肋软骨膜剥离子把切开的软骨膜从软骨表面刮开，远端游离后可以用镊子或蚊式钳顺着软骨膜切口将软骨膜揭下。用 Freer 剥离子顺着软骨膜上的切口，在软骨膜和软骨之间进行剥离，直到两者分开。用 Freer 剥离子的锐性一端沿肋软骨表面分别断开融合部、远端和近端，再将 Freer 剥离子推到软骨深面和软骨膜之间，把肋软骨从深层的软骨膜上撬下来。待肋软骨完全游离后，用镊子或小号两齿拉钩将其从腔内取出。如果取出过程中发现仍有软骨膜的粘连，需要用 Freer 剥离子作进一步的剥离。软骨取出后，在腔内注入含抗生素的生理盐水，并让麻醉医师帮助鼓肺。如果出现气泡，说明壁层胸膜损伤，有形成气胸的可能。如果怀疑出现壁层胸膜损伤，取一根头皮针的导管置入腔内，再逐层关闭软组织。笔者一般选用5-0 PDS线、1.3cm 1/2弧圆针间断缝合肌肉筋膜、皮下组织层、真皮下和真皮内。皮下组织缝合完成后，用注射器连接导管将腔隙内的空气抽空，感觉到已是负压后，让麻醉医师再次鼓肺，将残余气体进一步抽空。最后，在肺部最大扩张状态下用注射器保持负压并快速将导管抽出。

- 3. 00：03：40　用5-0 PDS线作皮内连续缝合，术后7～10天将此线抽出即可。

- 4. 整个肋软骨采集过程中避免皮肤挫伤的关键点。

（1）切口一定要选择在肋软骨的正上方。

（2）调整手术床，使手术视野保持在术区的正上方。

（3）头灯和2.5倍放大镜是必需设备。

（4）选择大小合适的静脉拉钩以及Freer剥离子。

（5）尽量由术者控制拉钩，因为操作范围小，助手看不到术野，无法调整拉钩的位置，容易出现用力过猛的情况而挫伤切口周围的皮肤。

鼻部整形

• 1. 肋软骨的雕刻是一个跨度很长、坡度很缓的学习曲线，笔者的雕刻原则是：

（1）首先沿肋软骨长轴将皮质切下，这些成片的皮质可以用于鼻背移植物与鼻尖之间的过渡，也可以和鼻背盖板移植物缝合到一起以增加鼻背的高度。

（2）在肋软骨上挑选最为平直的髓质部分作为鼻中隔延伸移植物。这个移植物作为整个鼻整形的地基部分，必须稳定、有力、平直。在保持强度的前提下，尽可能把这块移植物做到最薄；如果做得太厚，术后求美者会抱怨鼻孔变小，手指插入鼻孔时会有异物感。

（3）把剩余的大块髓质部分切割成与鼻背盖板移植物大小接近的片状，然后用生理盐水湿润，观察其卷曲倾向。

（4）从碎片中选择强度和长度合适的软骨片，做出两对固定鼻中隔延伸移植物的夹板移植物，其必须有足够的强度以抵抗张力。

（5）从碎片中选择厚度和强度合适的软骨片做盾形移植物，以调整鼻尖突出度。

• 2. 笔者常规采用经鼻小柱的Goodman切口和鼻孔内的软骨下缘切口。经鼻小柱切口一般会选择在鼻小柱最窄处。如果需要做小柱鼻基底充填时，这个切口可以适当下移，但不能超过内侧脚踏板水平。

• 3. 00：14：41 转到鼻小柱旁，距离鼻小柱前缘约3mm，平行鼻小柱前缘作经鼻小柱切口的延长切口，也是到穹窿区，刀尖不可见后即停止。

• 4. 00：15：07 术者用2mm两齿拉钩牵引皮瓣，助手用拉钩帮助暴露视野。分离时尽量采用锐性分离，从点到面，保持分离的层次在深层脂肪的表面。在穹窿区切口不相连的区域，用剪刀尖剪开皮肤。如果第一步的局部浸润做得到位，在放大镜下可以很清晰地看到肌肉与深层脂肪之间的疏松层面。选择合适的拉钩和牵引点，逐步扩大分离范围，小心止血，直到整个下鼻拱和中鼻拱完全显露，辅助手的手指感受到剪刀尖已到键石区上方。

• 5. 00：18：47 到达键石区后换Converse拉钩，剪刀尖朝向骨面分离，见到骨膜后剪开，换用Joseph骨膜剥离子沿骨膜下分离，直到鼻骨根部转折靠近眉弓处。适当扩大分离范围，使腔隙刚好能容纳鼻根移植物，但又不能大到会使移植物出现晃动。

此时再观察中鼻拱和皮肤间的分离情况，如果仍有粘连，需要沿脂肪表面进行扩大分离，最终实现整个鼻锥体表面的皮肤和下方的鼻锥完整分离。

分离完成后，鼻部的深层脂肪仍会保留在中鼻拱和下鼻拱上。笔者保留了中鼻拱的脂肪，将下鼻拱的深层脂肪和穹窿间脂肪垫一起完整地从下外侧软骨上游离下来，以备后面使用。这个操作既能缩小鼻尖的部分容积给后面的操作留出空间，又能获得一块较大的软组织以备后用。中鼻拱的脂肪保留下来后，可以用于调整鼻尖上区转折的高度，还能帮助稳定鼻背盖板移植物。

• 6. 00：21：47　充分显露下外侧软骨后，在助手的帮助下将其牵开，方便术者沿中线剪开膜性鼻中隔，一直到鼻中隔尾侧端完整显露为止。在中鼻镜的辅助下分离两侧的膜性鼻中隔，一直分离到上颌骨鼻嵴时再沿其两侧分离，同时还可以沿中线剪开部分口轮匝肌，这样在抬高鼻小柱基底时能保证周围软组织的最大减张。

• 7. 用1cm两齿拉钩分隔开两侧下外侧软骨内侧脚，同时用拉钩转弯的钝头部顶住鼻中隔尾侧端两侧的鼻中隔降肌，以方便对鼻中隔进行剥离。

• 8. 00：23：03　用剪刀尖沿着鼻中隔尾侧端全层挑开软骨膜，然后用Cottle剥离子轻推软骨膜切口，以寻找正确的分离平面。如果分离层次正确，鼻中隔软骨应呈淡蓝色，而且没有明显的出血。

• 9. 00：23：37　换用带吸引孔的鼻中隔剥离子在分离层次扩大分离范围，向后越过犁骨到上颌骨鼻嵴，向前到上外侧软骨下方，向头侧到筛骨垂直板，向尾侧到梨状孔边缘。

• 10. 00：24：05　用Cottle剥离子将软骨膜从鼻中隔支架上彻底剥离下来，包括鼻棘两侧和前鼻道的一部分骨膜，进一步减张。

• 11. 根据分离出的鼻中隔尾侧端形态，再次调整鼻中隔延伸移植物的形态，使其后缘和鼻中隔尾侧端契合。如果鼻中隔延伸移植物出现偏曲，还需要再次雕刻或加强缝合一片软骨片进行调整。最终鼻尖的旋转度要靠这块移植物来确定。视频中还可以看到两对已经做好的夹板移植物。

• 12. 00：24：42　用拉钩充分显露鼻中隔尾侧端，然后将靠近鼻中隔后角的一对夹板移植物用5-0 PDS缝线作"八"字缝合，固定在鼻中隔尾侧端两侧。第一个结故意打成滑结，这样能让线结移动到位，实现可靠的固定；再用方结将第一个结固定。

• 13. 00：27：32　把鼻中隔延伸移植物摆放到位并缝合固定，缝合原则同上。

• 14. 00：30：31　将夹板移植物前后固定后，还要从对侧再次贯穿全长缝合1针，把线结打在对侧，使两侧的打结力量尽可能平衡，以降低鼻中隔延伸移植物偏斜的发生率。

• 15. 00：31：57　把背侧的两块夹板移植物放置好并缝合固定到位，为增加稳定性，可在后方加强缝合1针。

• 16. 00：39：25　将鼻中隔延伸移植物固定好后，整个鼻子的新形态就有了基础，此时需要重新定义新的鼻小柱基底和新的穹窿位置。用两把镊子对称夹住两侧新穹窿并将其抬高到合适的位置。请注意，在抬高的同时也拉高了鼻小柱基底的水平至侧方垂直面。让助手用28G针头贯穿固定。

· 17. 00：39：57　把针的弧度调整成直针，用5-0 Rapid Vicryl缝线作贯穿整个鼻小柱的缝合固定，这个缝合既能定位又能减张，进针和出针点都应在内侧脚的后方、膜性鼻中隔处。术后7天拆线。

· 18. 00：42：20　用5-0 PDS线把内侧脚和鼻中隔延伸移植物固定在一起。

· 19. 00：42：52　作贯穿穹窿的缝合，定义新的鼻尖穹窿点。

· 20. 00：46：23　雕刻鼻背盖板移植物。选择相对较大的一片软骨，观察其卷曲倾向，尽量让卷曲的凹面朝向现有的鼻背。鼻根点的充填厚度控制在3mm以内，以实现较为自然的鼻根效果。鼻背宽度为8～10mm，边缘尽可能做成斜面，使之和原有鼻背有较好的过渡。尾侧端逐渐变薄。

· 21. 00：47：07　选择大小和厚度合适的软骨片做成盾形移植物，实现新的鼻尖表现点并进一步抬高鼻尖突出度。盾形移植物的宽度在8mm左右，边缘需要做成斜面。

· 22. 00：47：25　用6-0 Monocryl线和13mm 1/2弧圆针把盾形移植物固定到鼻尖部位，一般需要缝合4～5针。

· 23. 00：54：44　为预防盾形移植物向头侧旋转，用两个小软骨片作支持移植物，并缝合固定到盾形移植物和外侧脚之间（图5-2）。

· 24. 00：59：04　大体成形后，将皮肤软组织罩重新放回并判断不足之处，再做进一步的修改细化。

· 25. 01：00：11　为了减少术后边缘显露，用备用的下外侧软骨脂肪垫覆盖鼻背盖板移植物的头侧端和两侧边缘，用6-0 Monocryl线作连续缝合固定。

· 26. 置入鼻背盖板移植物后，观察侧面形态满意，在下方用5-0 PDS线将移植物的尾侧端和上外侧软骨缝合2针固定，这样移植物的头侧有脂肪垫作为缓冲，下方有缝合固定，能最大限度地保持稳定，预防术后偏斜的发生。

· 27. 01：06：27　关闭切口前，在盾形移植物顶端覆盖肋软骨膜，以减少术后移植物外露。

· 28. 01：09：19　虽然鼻部的大体形态已经完成，但是为了进一步增强术后鼻部形态的稳定性，增强支架对抗愈合过程中瘢痕挛缩的力量，决定在外侧脚深面用两片外侧脚支撑移植物进行加固。先用局麻药浸润软骨和黏膜之间的层次，然后将外侧脚从黏膜上游离，置入大小合适的软骨片后缝合固定。

经过多次调整，对关键移植物进行了反复加固，确认后常规缝合。

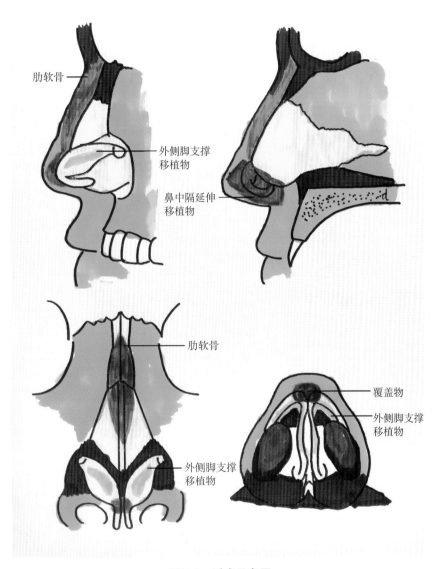

肋软骨

外侧脚支撑
移植物

鼻中隔延伸
移植物

肋软骨

外侧脚支撑
移植物

覆盖物

外侧脚支撑
移植物

图5-2　手术示意图

▶ 手术心得

　　鼻整形手术，尤其是自体肋软骨鼻整形手术，需要极大的耐心和细致来控制所有的细节，手术过程中每一个步骤的操作质量都会决定后面操作的难易程度。由于每个受术者的软骨支架的形态和强度不同，皮肤软组织罩的厚薄与弹性不同，肋软骨的弹性与力量不同，即便是按照标准的分离流程操作也会有不同的手术效果。在笔者的印象里，能一气呵成，让术者和受术者都满意的鼻整形手术可谓凤毛麟角。绝大多数情况下，都需要在手术台上反复调整移植物的形态，对术后可能出现的缺陷进行预防性操作处理，但即便是这样，也不断有新的问题出现，等待我们去解决。这种挫败感和知耻而后勇，让笔者再次思考和学习新的技术，期望能在以后的手术中解决这些问题，这也构成了笔者职业生涯中的主旋律。

在笔者学习鼻整形手术的经历中，最早曾为异体材料带来的并发症而痛苦不堪；而保守地应用膨体材料虽然能避免一些并发症，但很难实现自己心目中对鼻部形态的期望。在刚接触《达拉斯鼻整形术》一书中的外入路操作流程以及将自体软骨的操作技巧应用到临床上时，比较顺利地解决了以往异体材料的一些问题，也曾沉醉于自体肋软骨所带来的鼻部形态明显改善的成就感。随着案例数的积累和随访时间的延长，笔者发现随着肿胀的消退，一些稍显夸张的形态会突兀出现，于是开始刻意消除这些夸张的部分，比如鼻根高度、鼻尖突出度等。等到鼻部基本形态做到自然协调后，一些细节问题又成了困扰，如正面鼻尖和鼻翼的过渡、鼻尖最高点软骨的显露、鼻背移植物边缘的显露、鼻背偏斜、肋软骨卷曲等。反思产生这些问题的原因，有一些是因为操作不到位，或对于同一个技术利与弊的理解不到位；还有一些应该归因于技术不熟练，手术台上宝贵的时间和体力都分配给了大的框架构建，而对于细节的处理还不到位，于是笔者不断尝试调整手术方式、向专家请教、和同行讨论等等。在过去的两年里，笔者的手术方式日趋稳定，终于可以将术中有限的精力更多地投入到对细节的处理上，而且随着经验的积累和对材料特性理解的不断深入，在软骨雕刻这一过程中，能充分有效地利用有限的材料实现理想的效果。这是一个坡度极缓、跨度极长的学习曲线，在这个过程中需要严格按照国际通行的学术标准要求自己，不断修正自身的不良习惯，用批判和谦虚的心态去面对每个手术的不足之处，才会有所进步。正如Gunter在《达拉斯鼻整形术》一书中所述，个人提高手术水平的路径不外乎三条：遍访名师，随访病例，教学相长。

所以笔者曾在一些学术会议上做过一个以"鼻整形：平衡的艺术"为题的报告，主要介绍笔者对于整个鼻整形领域不同层次的理解。

第一个层次是解决皮肤软组织罩和支架结构之间的平衡。很多从单纯假体隆鼻入门的年轻整形医师会纠结在这一层次之中。假体构建的支架会带来炎症反应和张力，进一步侵蚀皮肤软组织罩，从而产生假体外露、感染等并发症。更换成自体软骨后仍然可能会出现这些问题，过大的张力会带来皮肤乃至黏膜的血供问题，皮肤和黏膜的坏死并不少见。但这只是一个技术层面的问题，通过材料的雕刻、正确的解剖分离可以改善，自体材料能提供非常可靠的安全性。

第二个层次是解决鼻尖、鼻背、鼻根、鼻翼等亚单位之间的美学平衡问题。突破这一层次需要靠手术之外对于鼻部美学的理解和学习，也就是国外很多专家所说的"鼻整形是一个调用右脑的手术"。另外，术后要绘图记录术中所用移植物的位置及大小，并将术前和术后至少6个月的标准照片进行对比，养成这样的习惯能帮助整形医师正确判断术后肿胀完全消退后的形态和位置。

第三个层次是实现新的鼻部形态和整体面部的平衡。这是一个哲学上的整体与局部平衡的问题，需要培养的是术前的诊断能力、立体空间的想象能力。Dean M. Toriumi 教授曾经说过："我做这个鼻子的目的是为了让这个鼻子从求美者脸上消失。"这是一个和谐、自然的面部整体观。我在这个案例中之所以采用面部脂肪注射的方式，也是为了平衡这个新的鼻子，让求美者在术后远期不会有一个突兀的面部外观。

第四个层次是实现求美者的心理平衡。绝大多数求美者是没有受过专业训练的，面对整形医师，他们心里的想法只是"我想做个鼻子，让自己变得更漂亮"，而且在现今这个信息爆炸、各种奇谈怪论和知识真假难分的时代，再加上商家的过度宣传，很多求美者的心理需求已经远远超出技术所能达到的水平。在这样的环境条件下，如何客观地和求美者进行有效沟通，已经成为一名鼻整形医师必备的基本技能。其实术前双方在手术效果方面无论达到何种共识，术后效果都可能和求美者想象中的不一样，鼻部手术带来的容貌变化，会使很多求美者产生巨大的心理冲击，如果术前没有做好充分的心理准备，术中又没有很好地控制，术后就会出现很多纠纷，甚至引起求美者的极端行为。

第五个层次是实现鼻整形医师自身的平衡。每个医师的成长路径、身处环境等不尽相同，在人生观、世界观和价值观方面也不会完全一致，所以在面对同一项技术或是同一个求美者时，也会有不同的个人观点。比如在材料的选择方面，有的医师偏好采用自体材料；而有的医师则偏好采用异体材料，他们认为这样的手术方式更容易被市场接受，而且学习曲线短，手术时间短。笔者无意对各种不同的观点做出自己的评判，或强迫他人接受自己的观点，因为每个人的工作都是自己生活的一部分，而生活本身就是丰富多彩、没有固定形式的。如果一个医师能找到认同自己观点的求美者，并通过自己掌握的技术实现他们所期望的效果，那么我们就可以认为这个医师找到了自己的平衡点。但这个平衡点会随着年龄的增长、对人生和社会的不同体验，甚至是社会经济状态的改变而改变，在一生的职业生涯中可能还会出现变化。重要的是，每个鼻整形医师都要意识到，即便自己现在已经找到了工作的平衡点，但这也只是暂时的平衡，因为不变是相对的、暂时的，而变化才是绝对的、永恒的。以谦虚开放的心态不断学习，听取不同的观点，消化吸收其中有益的部分，并将其转化为自身的工作习惯，才能在鼻整形这个领域保持自己生活和工作的平衡。

▶ 小结

在过去的 10 年里，中国的鼻整形技术突飞猛进，一日千里。2005 年，尹卫民博士翻译了韩国郑东学博士所著的《现代韩国鼻整形术》一书，给国内学术界打开了一扇窗，了解到我们的邻国正在发生理念的改变。2006～2007 年间，牛永敢博士赴韩国学习，并开始通过丁香园这个平台系统介绍鼻整形的理念和技术。通过郑东学博士，笔者才知道这些鼻整形理念和技术均来源于美国达拉斯鼻整形研讨会及其几位核心人员。2008年，笔者有幸在国家公派留学基金的资助下赴美国达拉斯西南医学中心进修，系统学习鼻整形理论和技术，并翻译了《达拉斯鼻整形术》一书。2009年牛永敢博士在国内第一次成功举办了以鼻整形为唯一专题的国际大会，在国内的学术界扩大了影响，并吸引了国内一大批青年医师投身于鼻整形事业。在过去的几年里，各种鼻整形学会、协会、学组纷纷成立，进一步推动了国内鼻整形理念的更新和知识的传播。作为中国鼻整形事业发展的亲身经历者和见证者之一，笔者很高兴地看到这套理论和技术在国内生根发芽、茁壮成长，正因为有了鼻整形技术的普及和进步，才能实实在在地为国人带来好处。

2016年5月在杭州整形医院举办的"鼻出新裁，西湖论剑"鼻整形美容手术直播演示大会，在国内乃至国际上都可以称得上为"创举"，这既是一次平等的技术交流，更是对过去10年间国内鼻整形水平的一次集中检阅。通过这种形式的技术分享，鼻整形更多的细节问题会得到解决，并为将来的理论与技术创新打下坚实的基础。在这次大会上，我们还看到很多专家在理论和实践上已经超越国际同行，形成了具有中国特色的鼻整形体系。

但是我们也要冷静地看到不足之处：因为我国的综合鼻整形整体起步较晚，10年以上的远期随访案例还很缺乏；对于一些有争议的手术方法还缺乏多中心的随机对照研究；名词术语没有标准化，一些常规技术操作细节没有规范性指南；大多数专家喜欢讲成绩和展示成功案例，而很少有勇于承认自己错误和总结自己所走过的弯路的人，这对于一个学科发展来讲都是不利的。因此，在谭晓燕院长倡议编写此书时，笔者就开始思考：如何利用好这样的机会，多分享自身的经验和细节体会，让后来者少走弯路，让求美者少承受痛苦，多获得满意的效果。

在本文中笔者用了很多笔墨去突出操作细节，但因为篇幅的限制，不能把这些细节产生的原因以及背后的失败和挫折一一列举。而且本书是专门针对此次会议的演示手术而编，并不能系统论述笔者对于所有鼻整形情况方面的经验，只能挂一漏万，尽自己所能地把个人认为有意义的技术细节与大家分享。由于笔者水平有限，有些细节并不完美，甚至可能存在错误之处，欢迎读者指正，以帮助自己和整个领域实现进步。

▶ **术前术后对比照**（左为术前，右为术后3个月）

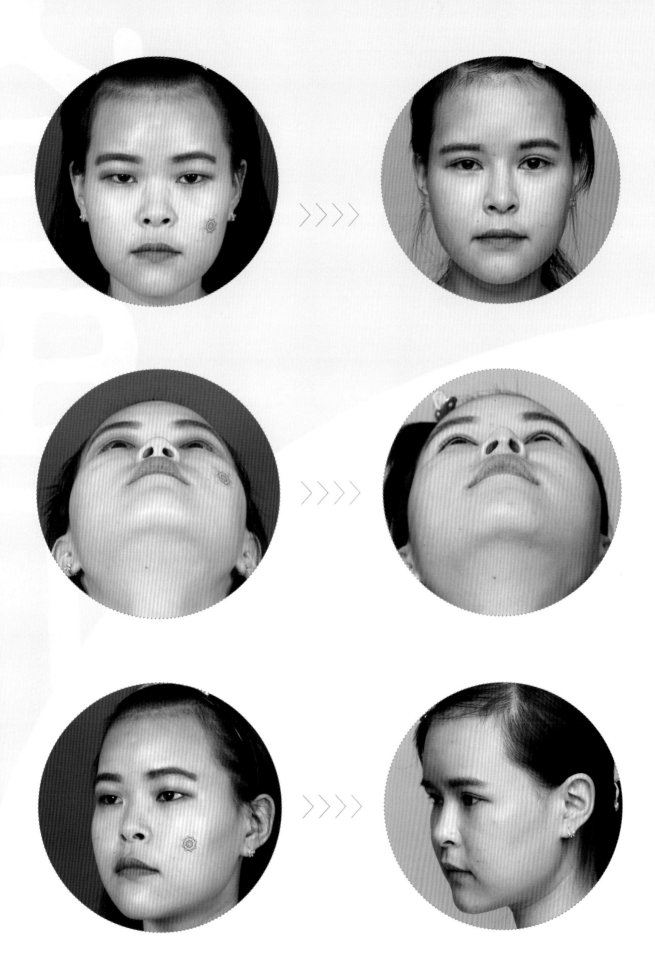

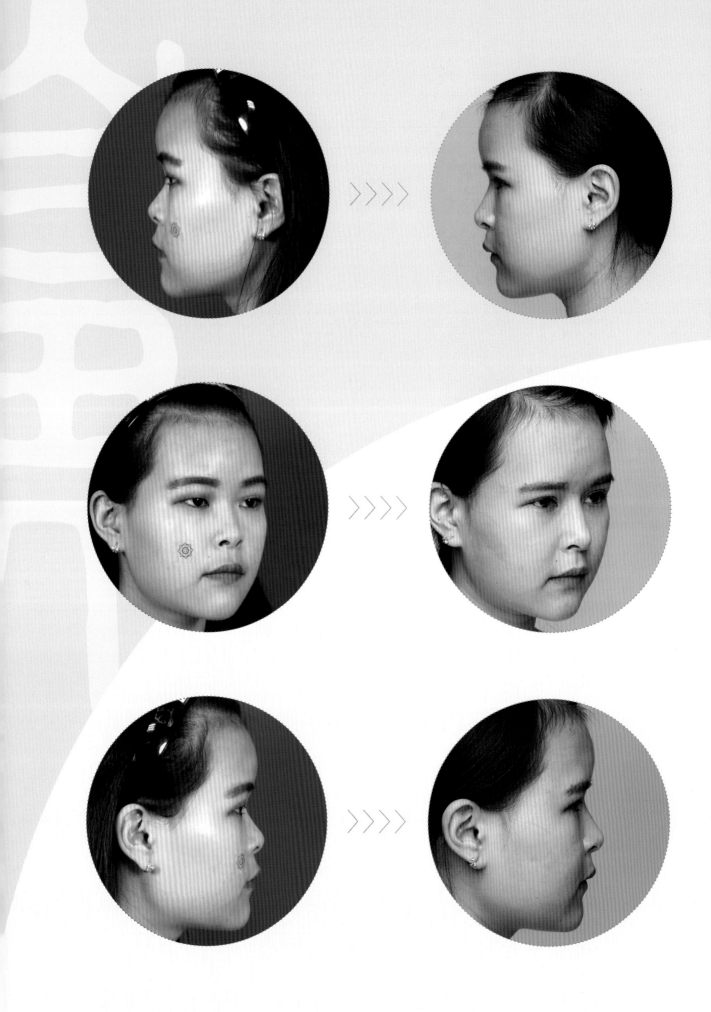

专家点评

郝立君点评李战强医师手术

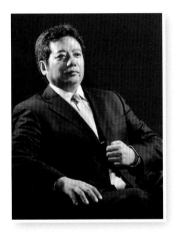

　　李战强教授的受术者是一个较复杂的案例，有面中部凹陷、鼻尖突出度不足、鼻小柱基底凹陷、鼻尖头侧旋转、鼻背低平、单睑、眶隔脂肪脱垂、内眦赘皮（Ⅰ度），需要综合全面地进行设计运筹。此手术设计合理，流程科学，操作精准娴熟，效果理想，亮点很多。

　　● 1. 手术顺序科学合理。清醒状态下完成重睑术及内眦改形术→插管麻醉后在右大腿取脂肪→脂肪处理过程中取右侧第6肋软骨→面部脂肪注射充填→外入路鼻整形术。

　　● 2. 设计合理。非常强调面部平衡性，从面部整体考虑重新平衡面部的协调性，以实现真实自然的效果。在面部侧面首先构建一个虚拟的坐标系，而这个坐标系的原点就是鼻小柱与人中的交会点，这个坐标系的纵轴是重新设置的人中，横轴是通过这个原点的直线。重心、关键点定好了，平衡协调的标尺就有了，这为手术成功奠定了基础。

　　● 3. 用脂肪注射技术来解决面部平衡性问题。在面中部颧前范围、眉弓下脂肪垫等部位注射脂肪，以较小的代价来解决轻中度面中部凹陷、双牙槽骨前突等颅颌面形态不美观的问题。相对于以往的截骨手术、外置牵引架和正畸治疗等手段，这样的联合手术，创伤相对较小，而且治疗周期短，效果自然，能避免异体材料带来的风险等。脂肪处理简洁实用，注射技术娴熟，位置层面准确，但从鼻孔、口腔内进针易增加感染机会，不知道李教授是否有经口鼻黏膜进针脂肪移植后没有增加感染率的数据、经验及原理。另外，在眉外缘进针充填颞部、眉弓、额头时应避免伤及眶外缘的哨兵静脉、眉头的滑车上动脉及眶上动脉。

- 4. 肋软骨的采集很有特点，选择小切口（1cm）需要技术、经验、胆识，建议多数医师不要刻意追求小切口取肋软骨，应根据自身能力选择。

- 5. 鼻部手术局部浸润麻醉时药物配比科学合理（1%利多卡因20ml＋肾上腺素0.3ml），注射层次、位置精准，对后续的解剖分离中减少出血及损伤打下了良好的基础。

- 6. 肋软骨切取分配合理、精准，科学有效地利用了大部分材料。

- 7. 手术操作技术娴熟精准，特别是体现了鼻整形的对称性操作原则。分离平面保留了中鼻拱的脂肪，将下鼻拱的深层脂肪和穹窿间脂肪垫一起完整地从下外侧软骨上游离下来，以备后面使用。这个操作既能缩小鼻尖的部分容积，给后面的操作留出空间，还能获得一块较大的软组织以备后用。中鼻拱的脂肪保留下来后可以用于调整鼻尖上区转折的高度，还能帮助稳定鼻背盖板移植物。分离松解鼻中隔软骨彻底准确，鼻中隔夹板移植物和延伸移植物缝合精准、牢固、有效。选择大小和厚度合适的软骨片做成盾形移植物，关闭切口前用肋软骨膜覆盖，以减少术后移植物外露。

实现鼻尖表现点和进一步抬高鼻尖突出度，使鼻尖下移、下旋、增高达到理想位置，术后即刻效果非常理想。

鼻整形手术，尤其是自体肋软骨鼻整形手术需要极大的耐心和细致来控制所有的细节，其中每一个步骤的操作质量都会决定后面操作的难易程度及手术进程。另外，每一个求美者的具体情况也会有所不同，如原有软骨支架的形态与强度不同、皮肤软组织罩的厚薄与弹性不同、肋软骨的弹性与力量不同等，即便是按照标准的分离流程进行操作，也会有不同的手术效果。特别是综合隆鼻技术在我国整形美容界兴起的早期，特别需要同道们共同努力，严格把握适应证，在技术上精益求精，将手术做到尽可能完美，以满足求美者的愿望。千万不要为了增加收入而把鼻子条件较好的，可以通过简单隆鼻解决的问题做成综合隆鼻。特别是经验少、技术不佳的医师，过度操作易造成鼻组织结构的破坏，所以借此呼吁同道不要把隆鼻手术建立在破坏鼻部正常解剖和生理功能的基础上。建议李战强教授等鼻整形专家制定一个综合隆鼻的适应证标准，以促进我国鼻整形事业的健康发展。

曾高点评李战强医师手术

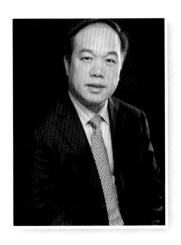

● 1. 点评术者的术前评估。清朝陈澹然说："不谋万世者，不足谋一时；不谋全局者，不足谋一域。"中国传统文化讲究布局，西方文化推崇战略，其实都是注重全局观和大视野。中医是如此，西医的整形也是如此。

鼻根高度和额部关系密切，鼻梁高度则和面中部关系密切，而鼻尖高度和上唇及额部形态密切相关。从面部全局观出发，术前精准测量，通过数据了解求美者面部的平衡性及鼻部特征：单睑伴内眦赘皮，鼻尖突出度不足，鼻小柱基底凹陷，鼻尖头侧旋转，鼻背低平，从侧面把人中拉到垂直平面后观察，面中部有严重的凹陷，而额部则能和模拟的鼻尖实现较好的平衡性。

● 2. 点评术者的设计目标。手术对象为在校大学生，个人期望是保持面部平衡、自然。综合术前评估及求美者的诉求，从面部平衡性出发，手术协同处理这些部位，力求维持面部平衡是非常完美的设计目标。在设计新的鼻尖位置时把人中位置放在第一步，即确立了一个明确的坐标，鼻尖突出度和旋转度、鼻根位置和鼻背高度均以此处为参考而定。在明确手术方案后另行额眉部脂肪填充，将面部平衡性原则贯穿于始终。

● 3. 点评完成手术设计的可行性。面部综合整形，整体改善面部外观。首先行内眦赘皮矫正和重睑术；采集肋软骨行鼻综合整形，材料既安全又丰富；大腿脂肪抽吸行面部填充是解决面中部凹陷常用的方法，安全有效。

● 4. 点评术者的术前准备。消毒铺巾、术前设计流畅，术者对手术有良好的预期，效果了然于胸，全身麻醉为手术保驾护航。

● 5. 点评术者的手术过程。

（1）手术麻醉为先局麻后全麻，是比较合理的选择，局麻药常规配比，无争议。全麻成功后，先采集右大腿外侧脂肪，再将手术区域集中于胸腹及面部。在采集完肋软骨后开始进行脂肪注射，缩短了脂肪的离体时间。同时，用盐水湿润取出的肋软骨，能更好地观察肋软骨的卷曲倾向。有争议的是采集脂肪时是否注射肿胀液的问题，2000年美国人Coleman曾说肿胀技术使脂肪抽吸迈出了革命性的一步，现已成为主流，不过肿胀液是否影响注射的脂肪，以及干吸（脂肪抽吸前未注射肿胀液）与湿吸（脂肪抽吸前注射肿胀液）的优缺点对比，有待多中心研究。另外，在需5cm长肋软骨或肋软骨较宽的情况下，建议作2cm的长切口，视野大，减少牵拉损伤，利于缝合。

（2）"工欲善其事，必先利其器。"李战强医师器械精良，鼻整形手术功底扎实，手术时耐心细致，全程操作精准微创，出血量极少。

（3）在行鼻部手术操作前，术者先行了面部脂肪填充，面中部和眉弓注射的脂肪量是根据预定的鼻尖高度而确定的，也就是盖楼先打好了地基；而鼻部手术操作则是基于对新鼻尖的位置已经了然于胸的前提之下进行的，手术全程即是朝预期目标努力。肋软骨移植物雕刻程序流畅，移植物大小及形状恰到好处，分离层次精准，微创操作贯穿手术全程，时刻铭记面部平衡性，做到了精确地确认与设计目标对应。

（4）鼻背筋膜下负压引流、胶带及热塑板鼻背外固定有助于减轻肿胀，加速恢复。求美者术后即刻形态达到术前设计目标，面部平衡性得以维持，与术前对比有了明显的改观。

• 6. 总结该手术的特点、亮点和可改善之处，横向、纵向给予评估。综合设计理念为保持面部平衡性；手术次序安排合理，先局麻后全麻；脂肪填充本着平衡性原则，过渡自然；鼻综合整形采用自体肋软骨，充分利用肋软骨的优势，即量足、力量强而持久；应用鼻尖移植物对鼻尖支撑结构进行合理有效的调整，术后及早期随访结果表明手术达到了预期目标。

所谓"书痴者文必工，艺痴者技必良"，李战强医师从实践中总结经验教训，提出面部平衡理论，并乐于传播，其实际效果有目共睹，我为能有像李战强这样的同行而感到骄傲！

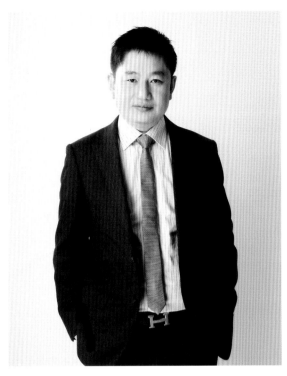

手术者 / 李信锋

鼻综合整形术（取鼻中隔软骨、右耳甲腔
软骨，鼻尖缩小、延长、抬高、加翘，鼻
小柱上提，膨体垫高鼻梁）

求美者基本情况

姓名：×××；性别：女；年龄：22岁；民族：汉族；出生地：福建福州。
主诉：对鼻外观不满意，认为鼻梁低，不够立体。

既往史

- 1. 既往身体健康，无肝炎、肺结核及其他传染病史，无食物、药物过敏史。
- 2. 无整形美容手术史。

术前检查

- 1. 专科检查。鼻背低平，鼻头圆钝肥厚呈球形，鼻翼沟间距约2.5cm，双侧内眦间距约3.2cm，鼻翼基底外侧缘间距约3.2cm。鼻尖高点上旋，鼻长4cm（过短）。鼻部皮肤黏膜无破溃、感染。触诊示鼻尖皮肤软组织较厚，鼻翼软骨外侧脚、内侧脚力量偏弱，鼻中隔尾端力量适中。鼻腔观察示双侧鼻腔通气，鼻中隔软骨区黏膜平坦光滑，鼻中隔略偏曲，由此推断鼻中隔软骨量较为丰富，双侧耳甲腔软骨发育正常。
- 2. 辅助检查。基本化验检查结果正常。

术前设计

- 1. 根据求美者的局部特征及就诊诉求，采用自体鼻中隔软骨、右耳甲腔软骨缩小、延长、抬高、上翘鼻尖，鼻小柱上提，并用膨体材料垫高鼻梁的方法，有一定的可行性。
- 2. 根据医学美学标准设计具体项目：① 取鼻中隔软骨；② 取右侧耳甲腔软骨；③ 鼻尖缩小、延长、抬高、加翘；④ 鼻小柱上提；⑤ 膨体垫高鼻梁。

手术方法

鼻综合整形术（取鼻中隔软骨、右耳甲腔软骨，鼻尖缩小、延长、抬高、加翘，鼻小柱上提，膨体垫高鼻梁）。

鼻整形手术精品集萃

▶ 术前照片

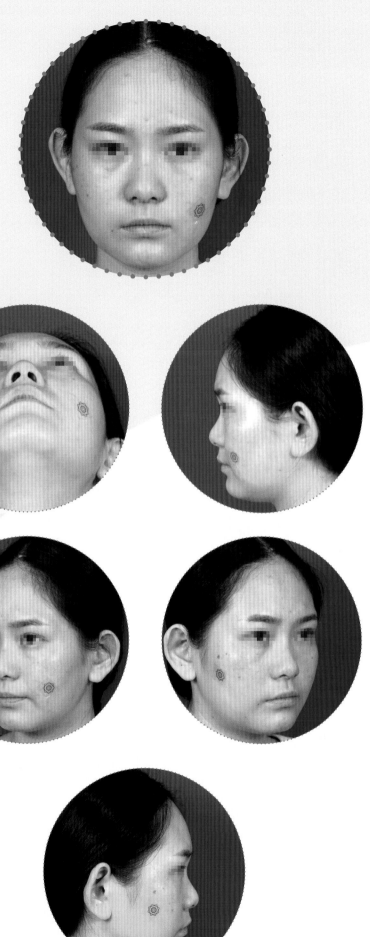

手术过程

●1. 术前准备。插管全麻，剪鼻毛，用绷带固定头发。碘伏常规消毒，包括鼻腔、口腔前庭、双侧耳廓。包头，铺无菌巾单，涂眼药膏、贴眼膜保护眼球。

●2. 00：00：04　常规局部浸润麻醉，进行双眶下神经阻滞，浸润范围包括鼻小柱基底、鼻小柱小叶部、鼻尖、鼻前庭外侧软骨缘切口处、经鼻前庭鼻背及鼻根处、两侧鼻中隔黏膜、耳甲腔及耳甲艇前后面。

●3. 00：02：54　在鼻小柱中下1/3处作倒V形切口，切开鼻小柱皮肤黏膜，并在鼻前庭外侧软骨下缘分离切开（图6-1）。

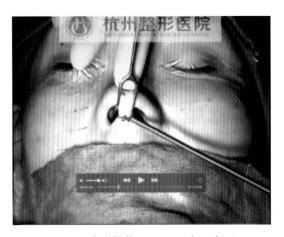

图6-1　鼻小柱作Goodman切口切开

●4. 00：04：43　以鼻部钝剪贯穿鼻小柱两侧切口，用45°剪沿鼻小柱倒V形切口剪开，再用双齿拉钩拉开鼻小柱皮肤，此时，鼻上唇动脉鼻小柱分支已被断开。电刀止血后，沿着内侧软骨表面依次暴露鼻翼软骨内侧脚和外侧脚。沿着软骨表面分离会使手术野更清楚，而且出血少（图6-2）。

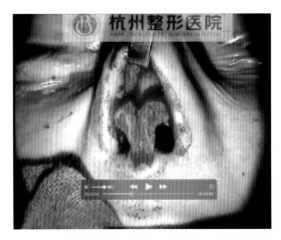

图6-2　暴露鼻翼软骨内侧脚、外侧脚及上外侧软骨

• 5.00：08：58　沿着鼻背上外侧软骨骨膜进行钝锐性分离，直至礁石区。

• 6.00：10：00　将鼻骨剥离子插入礁石区骨膜下向上分离。鼻骨有2块，笔者喜欢在鼻骨上分离以形成两侧各一隧道，中缝的连接处用剥离子慢慢推开，这样可以尽可能保证鼻背骨膜的完整性。

• 7.00：12：01　沿内侧脚软骨面向下分离，以松解踏脚板处，松解鼻中隔降肌。逐步剪开内侧脚间软组织，依次暴露中隔尾端的前角、后角，并暴露中隔尾端两侧各5mm。用15号刀片在中隔尾端左侧作划痕，再用D形刀沿划痕处剥开中隔软骨骨膜。用中隔剥离子剥离开左侧中隔软骨和部分与中隔相连接的筛骨垂直板，向下剥离开中隔软骨与犁骨结合处。为了更好地暴露中隔软骨，可剪开左上外侧软骨约8mm。在保留尾端和鼻背处宽度约1.5cm的L形鼻中隔软骨支架的基础上，用D形刀切开左侧尾端和鼻背上端鼻中隔，将剥离子从尾端切口处探入对侧，剥开对侧黏软骨膜、筛骨垂直板和鼻棘犁骨处相连接的鼻中隔软骨（可通过中隔剥离子掰动和撬开，使软骨和骨质脱离），获取3cm×2cm大小的鼻中隔软骨。在鼻前庭用5-0可吸收线贯穿缝合两侧鼻黏膜，关闭黏膜空腔以防止术后出现血肿（图6-3～图6-5）。

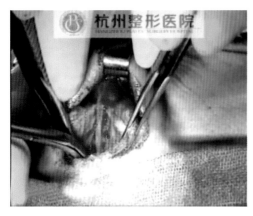
图6-3　暴露鼻中隔尾端，松解鼻中隔降肌

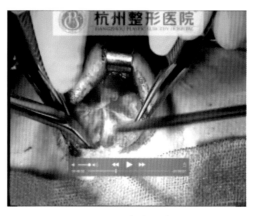
图6-4　剥开鼻中隔软骨膜

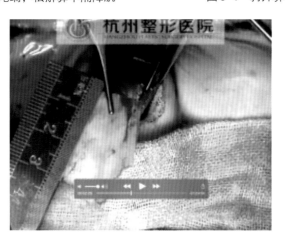
图6-5　获取3cm×2cm大小的鼻中隔软骨

•8. 00：20：48　将取出的鼻中隔软骨靠近鼻棘处切取一长条备用，将大块的鼻中隔软骨竖着放置于鼻中隔尾端，用5-0 PDS线连续缝合作为鼻中隔延伸移植物（SEG）及支撑移植物（Strut）。为了使支架更为稳固，将剩余的软骨条对称性地固定在另一侧鼻中隔软骨尾端，达到支架的力量平衡（图6-6，图6-7）。

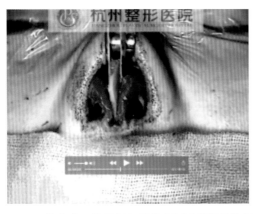 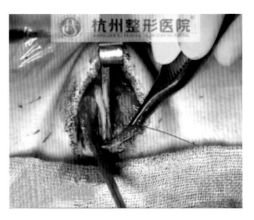

图6-6　将鼻中隔软骨平行于鼻中隔尾端竖着放置　　图6-7　将一块软骨条对称固定在另一侧鼻中隔软骨尾端，达到支架力量的平衡

•9. 00：42：15　将穹窿部鼻孔最高点的内侧脚软骨上提到理想的长度和高度，固定在鼻中隔软骨支架上。去除多余的上端软骨，在双侧穹窿处作贯穿穹窿、穹窿间的缝合，进一步抬高鼻尖并达到理想的鼻尖表现点。回拢皮肤，观察鼻尖、鼻小柱、鼻孔的形态及高度、比例、对称性（图6-8，图6-9）。

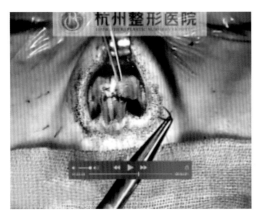 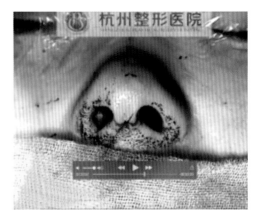

图6-8　将穹窿部鼻孔最高点的内侧脚软骨上提到理想的长度和高度，固定在鼻中隔软骨支架上　　图6-9　回拢皮肤，观察鼻尖、鼻小柱、鼻孔的形态

•10. 根据鼻尖的高度雕刻膨体的形态。笔者喜欢将膨体雕刻成帆船式，使膨体的尾端无张力地依附在外侧脚软骨上，这样会和鼻尖形成良好的衔接，且不会担心卷袖区黏膜薄弱使之穿出黏膜（图6-10）。

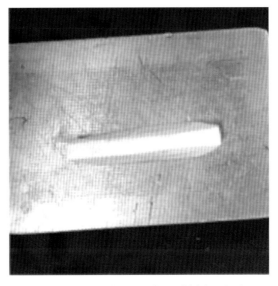

图6-10　将膨体（菲思挺）雕刻成帆船式

　　• 11. 00：50：07　反复调整膨体的高度、长度及宽度，以达到理想的鼻背形态。将雕刻好的膨体置入20ml注射器中，加入庆大霉素、地塞米松及盐水进行正负压抽吸，使带有抗生素的盐水渗透到膨体的微孔内，以降低膨体感染的发生率。将膨体放置于剥离的鼻背腔隙中（图6-11）。

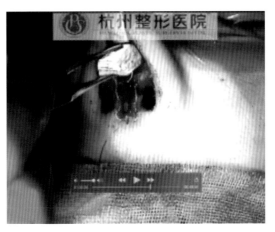

图6-11　调整膨体的高度、长度及宽度，植入膨体

　　• 12. 00：55：02　观察鼻尖与鼻梁的比例，认为鼻尖的高度欠缺，遂从右耳甲腔前面入路提取耳甲腔软骨。
　　• 13. 00：56：38　将耳甲腔软骨分成2块，并分别雕刻成宽度约1cm的三角形形态作为双层的鼻尖盖板移植物，其上层略小于下层。修整上层软骨移植物边缘防止移植物显形，用5-0 PDS线将其固定在鼻尖穹窿处（图6-12）。

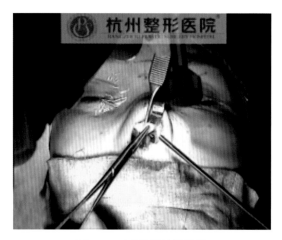

图6-12 耳软骨盖板移植

- 14. 01：06：10 观察鼻子的形态，满意后准备关闭鼻子切口（图6-13）。

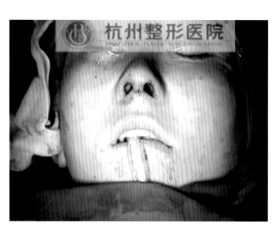

图6-13 关闭切口

- 15. 01：12：15 鼻小柱皮肤切口用7-0尼龙线间断缝合，鼻前庭黏膜切口用6-0可吸收线间断缝合。
- 16. 01：16：48 用6-0尼龙线间断缝合耳甲腔切口，用3-0尼龙线贯穿缝合耳甲腔，并在取软骨处加压打包。
- 17. 01：21：35 在双鼻腔内填塞膨胀海绵，用3M胶布纸粘贴鼻背，热塑板固定鼻梁，结束手术（图6-14～图6-16）。

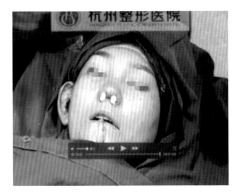

图6-14 植入膨胀海绵填塞鼻腔

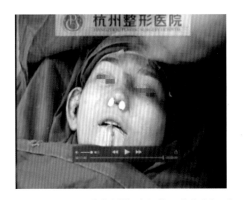

图6-15 用3M胶布纸粘贴鼻背，热塑板固定

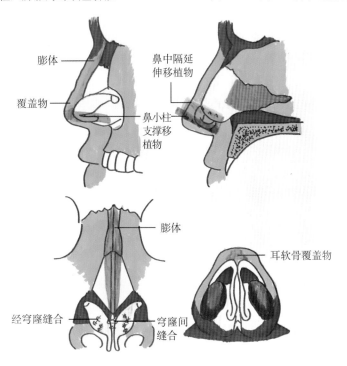

图6-16 手术示意图

术后处理

- 1. 抗生素、激素静脉滴注3天。
- 2. 术后24小时取出鼻腔膨胀海绵。
- 3. 术后3天去除外固定夹板及胶纸、耳朵打包线。
- 4. 术后7天拆除鼻小柱及耳甲腔缝线，鼻前庭黏膜可吸收缝线不用拆除。

术前术后对比照（左为术前，右为术后1个月）

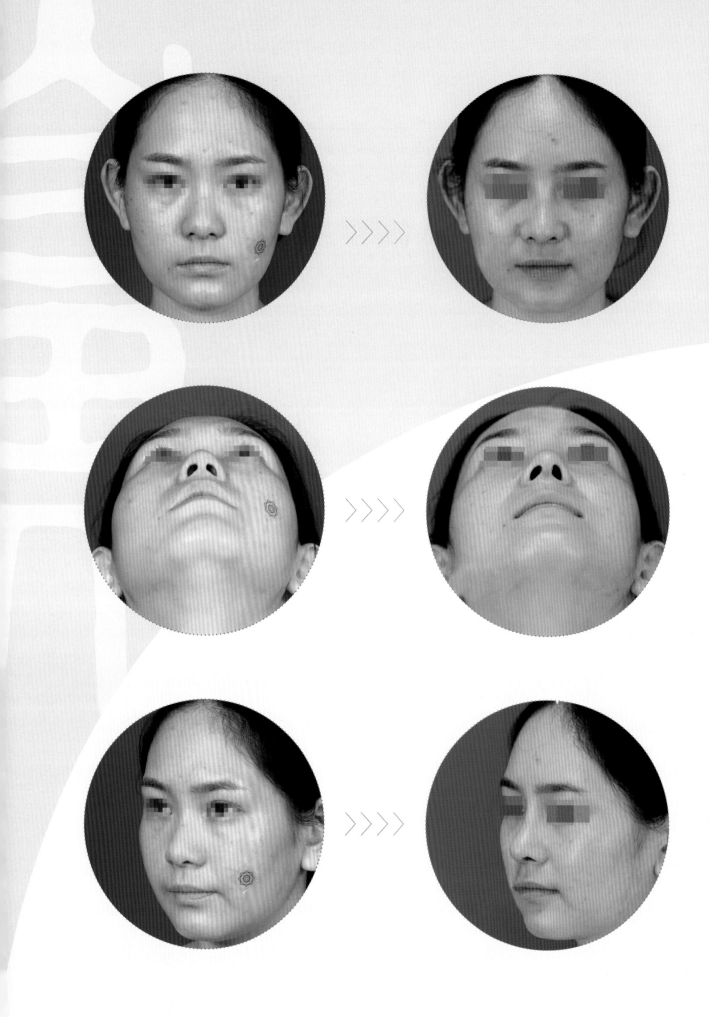

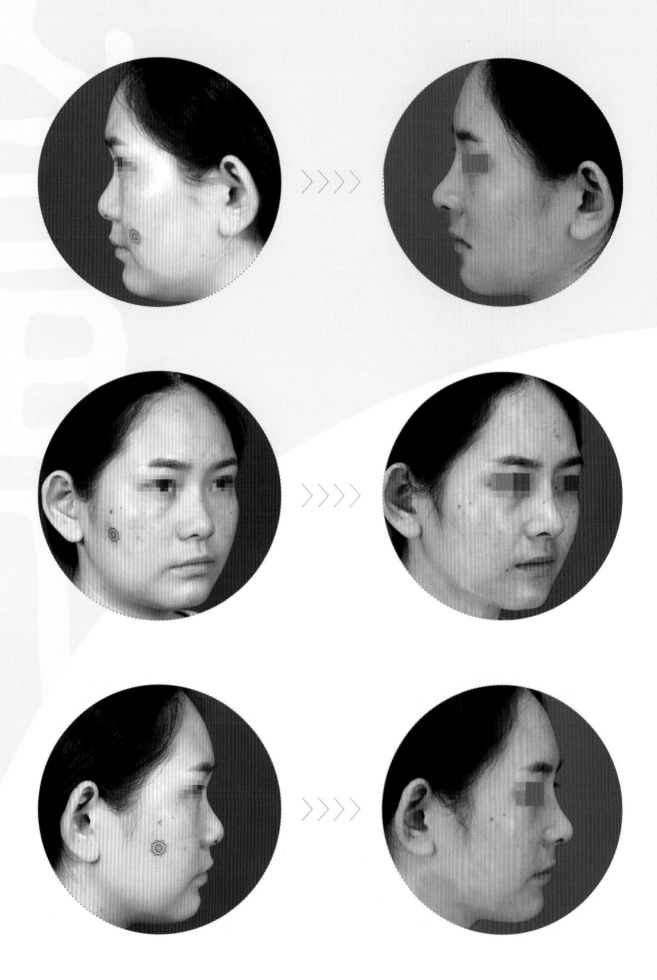

▶▶ 专家点评

牛永敢点评李信锋医师手术

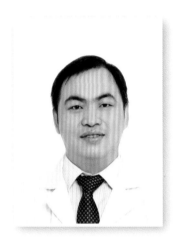

东方人的外鼻特征是低、宽、短，因此东方人鼻整形手术目的就变成了加高、缩窄和延长。目前国内较为流行的鼻综合整形术式是借鉴西方人的鼻整形技术而来，但又有所不同：① 西方人的鼻中隔发育良好，多数足以进行鼻尖的结构调整；东方人的鼻中隔则相对弱小无力，单纯使用鼻中隔软骨难以达到良好的效果，因此多需辅以耳甲软骨。② 西方人多以降低鼻背高度为主；东方人则以垫高为主，垫高鼻背的材料有自体软骨和合成材料之分。③ 东方人的鼻翼软骨发育薄弱，多数无法单纯使用软骨缝合来达到目的，因此需要结合移植物。④ 东方人的软组织和西方人相比偏厚，故两者对材料的反应、术后恢复的过程也有所不同。其他还有很多。

此例是一个典型的东方人的鼻整形手术，李信锋教授在术前评估时就科学地进行了测量、比对，并根据求美者的具体情况和要求制定了相应的治疗方案。手术的整个过程从设计到操作如行云流水，科学严谨，术后也实现了设定的目的。

从手术画线开始，李教授就展示出学者的严谨态度，不但标记了切口线，而且标记了正中线，这样有助于手术结束时鼻背位置的判断；同时还标记了鼻根点起始的位置，从而有助于精细操作、准确定位。

消毒后用贴膜保护眼睛，能够防止消毒液进入眼睛引起角膜炎，但此类贴膜可能会影响皮肤弹性的判断，个人更倾向于采用眼膏保护眼睛、3M胶带拉拢眼裂的方法。

手术采用了标准的外入路，鼻小柱切口为Goodman切口，该切口对关闭创面时保持左右对称有意义。分离层为软骨膜上—骨膜下分离，术者首先对术区注射了含肾上腺素盐水，进行了血管收缩和水分离，再加上术者对出血点的严密止血，使整个手术过程中都保持了术野的干净。

取鼻中隔时术者的操作更显娴熟，采用了双侧软骨膜下剥离，在直视下切取，避免了盲视可能引起的出血，更可以在直视下保留足够的L形支撑，切取后对双侧中隔黏膜进行了贯穿缝合，这些都有助于防止术后出血和血肿。近年来有文献报道，软骨膜剥离后，鼻中隔软骨可能会因失去营养而导致支撑力量下降，所以个人更常使用单侧黏膜剥离、背侧入路切取鼻中隔软骨，在此提出，以供大家参考。当然，双侧剥离对于直视术野更有帮助。

术者将切取的鼻中隔软骨缝合于鼻中隔尾端，作为鼻中隔延伸移植物和固定型鼻小柱支撑移植物，既简化了手术操作，又保证了足够的支撑力。为了预防鼻小柱可能出现的偏曲，术者在右侧又加了一块软骨，以确保支架位于正中。

对于鼻尖的抬高和鼻唇角的改善，术者是通过将双侧鼻翼软骨内侧脚缝合于正中支架上来实现的。为了获得正常的软三角区结构，术者进行了双侧穹窿的贯穿缝合，与西方人不同，东方人很难通过此缝合获得鼻尖的高度增加，但能够做出软三角区的结构支撑。

在鼻尖完成大部分工作后，术者把雕刻好的ePTFE假体植入鼻背，翻转皮瓣，反复观察，以确定鼻尖的突出度充足与否。在确定鼻背与鼻尖落差不足以形成鼻尖上转折后，再使用三角形的耳软骨盖板移植以进一步加高鼻尖。再次翻转皮瓣观察，确定形态满意后进行切口关闭。在测试过程中，个人建议勿用软骨镊过度反复夹持鼻小柱皮瓣，以防组织损伤过重，影响局部的愈合质量。

术后的包扎固定术者亲力亲为，细致认真。鼻孔使用了膨胀海绵填塞，进一步防止鼻中隔死腔的出现，有助于止血和黏膜支架的贴附。

综观整个手术过程，术者表现出科学严谨的态度，也显示出对解剖和操作的熟练掌控，对移植物的使用也反映出了宁简勿繁的整形原则，结构鼻整形的理念在手术中一览无余。这是一台效果优秀的标准的外入路鼻综合整形手术，恭喜并感谢李信锋教授为我们带来的一场视觉盛宴。

董帆点评李信锋医师手术

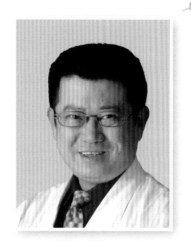

• 1. 点评术者的术前评估。求美者为福建籍22岁的汉族女性，主诉对鼻外观不满意，认为鼻梁低，不够立体，既往无鼻部手术史。

术前评估为外鼻形态大致正常，鼻腔无分泌物，通气良好；鼻尖皮肤软组织较厚，鼻翼软骨外侧脚、内侧脚力量偏弱，鼻中隔尾端力量适中；鼻前庭观察鼻中隔软骨区黏膜平坦光滑，鼻中隔无明显偏曲，由此推断求美者的鼻中隔软骨量较为丰富。面部基本符合三庭五眼，左右基本对称。正面观，鼻长度基本正常，鼻翼及鼻骨宽度位于两内眦间，鼻尖表现点距离稍宽，鼻头大，软组织稍有肥厚，鼻基底轻度凹陷。侧面观，鼻根部及鼻背高度偏低，鼻尖表现点上移，突出度不足，鼻额角＞130°（正常标准为115°～130°），鼻唇角及鼻面角正常（鼻唇角正常标准为90°～100°，鼻面角正常标准为30°～45°），鼻小柱无后缩，下颌轻度后缩。仰位观，鼻孔左右基本对称，鼻小柱无偏曲，小叶和小柱之比基本正常（正常标准为1∶3），小柱-小叶角偏大（正常标准为30°～45°）。

术者对求美者的鼻部外形特征及鼻尖、鼻翼、鼻中隔等局部解剖特点描述得比较详细，为手术设计打下了良好基础。

• 2. 点评术者的手术设计目标。术者的手术设计目标为：① 取鼻中隔软骨；② 取右侧耳甲腔软骨；③ 鼻尖缩小、延长、抬高、加翘；④ 鼻小柱上提；⑤ 膨体垫高鼻梁。

根据求美者的局部特征及就诊诉求，采用取自体鼻中隔软骨、耳甲腔软骨缩小、延长、抬高、上翘鼻尖，鼻小柱上提，并用膨体材料垫高鼻梁的方法，有一定的可行性。

• 3. 点评完成手术设计的可行性。

（1）根据触诊发现求美者的鼻中隔软骨发育较好，有一定的软骨组织量，可以切取足够的软骨组织作鼻小柱和鼻尖的支撑。耳廓发育良好，可切取右耳甲腔部分软

鼻整形手术精品集萃

骨，并不影响耳廓外形。

（2）根据求美者的鼻部特点，鼻尖表现点距离稍宽，鼻头较大，软组织稍肥厚，可行鼻头软组织修整、缩小，同时用鼻中隔软骨作鼻小柱上提，并使用耳甲腔软骨使鼻尖抬高、延长、上翘。

（3）根据求美者的鼻梁特点，鼻基底轻度凹陷，侧面观鼻根部及鼻背高度偏低，鼻背软组织正常，完全可行膨体垫高鼻梁。

• 4. 点评术者的术前准备。

（1）消毒：剪鼻毛，用绷带固定头发，碘伏常规消毒面部皮肤，包括鼻腔、口腔前庭、双侧外耳廓。消毒范围比较彻底、完全。

（2）铺单：包头，铺无菌巾单，涂眼药膏、贴眼膜保护眼部。按照鼻部手术的铺单要求，比较规范。

（3）体位：取仰卧位，便于手术操作。

（4）麻醉：全麻口咽部插管，便于鼻部手术操作。

（5）设计画线：

1）标记正中线：人中正中点、鼻梁正中、眉心正中点的连线为正中线。

2）几个重要的标记点：① 在鼻头最高点标记鼻尖点；② 于眉心、内眦连线处分别画横线标记，两点之间的中点为鼻根点，便于术中始终确认鼻尖位置、鼻梁居中位置以及隆鼻梁后鼻根位置。

3）鼻小柱切口线：在鼻小柱中下 1/3 处标记倒 V 形的 W 切口线，术中连接两侧鼻孔内侧缘切口，便于掀起鼻尖皮肤暴露视野。W 形切口使术后鼻小柱皮肤缝线瘢痕不易挛缩而使鼻小柱变形。

• 5. 点评术者的手术过程。

（1）局部麻醉药的配比、注射方法：局部麻醉药选用 0.5% 利多卡因 20ml ＋肾上腺素 20 滴配比比较合理。本次手术按平时习惯作常规局部浸润麻醉，进行双眶下神经阻滞，浸润范围包括鼻小柱基底、鼻小柱小叶部、鼻尖、鼻前庭外侧软骨缘切口处、经鼻前庭至鼻背及鼻根处、两侧鼻中隔黏膜、右耳甲腔及耳甲艇前后面，局麻药的注射范围比较全面而彻底，使局部手术无疼痛反应及肿胀下层次分明，便于操作。

（2）手术部位的顺序：在鼻小柱中下 1/3 处作倒 V 形切口，依次切开鼻小柱皮肤黏膜、鼻前庭外侧软骨下缘两侧，掀起鼻头皮肤，修剪鼻头部位及鼻翼软骨上结缔组织，暴露大翼软骨穹窿部。此时上唇动脉鼻小柱分支已被断开，应及时电凝止血。分离时沿内侧软骨表面依次暴露鼻翼软骨内侧脚、外侧脚（层次比较分明），分离鼻翼软骨内侧脚，暴露并游离鼻中隔软骨，沿内侧脚软骨面向下分离，松解鼻中隔降肌，逐步剪开内侧脚间的软组织，依次显露中隔尾端的前角、后角，暴露中隔尾端两侧各 5mm。用 15 号刀片在中隔尾端左侧作划痕，沿划痕处剥开中隔软骨膜，用剥离子剥离左侧中隔软骨及部分与中隔相连接的筛骨垂直板，向下剥开中隔软骨与犁骨结合处。为方便暴露中隔软骨视野，剪开左上外侧软骨约8mm，在保留尾端和鼻背处宽度约1.5cm的L形鼻中隔软骨支架的基础上，切开左侧尾端和鼻背上端鼻中隔，将剥离子从尾端切口处探入对侧，剥开对侧软骨膜、筛骨垂直板和鼻棘犁骨处相连接的鼻中隔，通过中隔剥离子掰动使软骨和骨质脱离，获取3cm×2cm大小的中隔软骨。在鼻前庭用5-0可吸收线贯穿缝合两侧黏膜，关闭黏膜空腔防止术后血肿。将取出的鼻中隔软骨切去一块修成合适的形状，竖着放置于鼻中隔尾端，连续缝合固定。为使支架更为稳固，将剩余的软骨条对称性固定在另一侧鼻中隔软骨尾端，达到支架的力量平衡。将穹窿部鼻孔最高点的内侧脚软骨前段上提到理想高度，固定在鼻中隔软骨支架上，去除多余的上端软骨，双侧穹窿处作贯穿穹窿间缝合，进一步抬高鼻尖，并达到理想的鼻尖表现点。试着覆盖鼻头皮肤，观察鼻尖、鼻小柱、鼻孔的形态、高度、比例、对称性。根据鼻尖的高度以及鼻梁的形态、厚度将膨体雕刻成帆船式，将膨体放置于鼻背部，尾端无张力地依附在外侧脚软骨上（未将膨体与鼻翼软骨缝合固定），使鼻尖形成良好的衔接且不必担心从黏膜薄弱处穿出。试着覆盖鼻头皮肤观察鼻尖高度，认为鼻尖高度欠缺，从右耳甲腔前面入路取耳甲腔软骨，并将耳甲腔软骨分成两块，分别雕刻成宽度约1cm的三角形形态，作为双层鼻尖盖板移植物，上层略小于下层。修整上层软骨边缘成自然尖顶，缝合固定在鼻尖穹窿处。覆盖鼻头皮肤，见鼻头与鼻梁外形美观满意后缝合鼻小柱、鼻孔内上缘切口。双鼻腔内填塞膨胀海绵，用3M胶布纸粘贴鼻背，用热塑板固定鼻梁。

（3）手术过程的微创程度、精准度、效率及出血量：手术全过程的创伤程度比较适中，分离鼻翼、鼻中隔软骨黏膜等操作比较轻柔而有力。总体来说，手术操作比较娴熟，精准度较高，手术步骤井然有序，达到设计目标的效率较高，全程出血量不多，手术视野暴露基本清晰。手术全程操作按照术前设计的目标，能够一次达到精准到位。

（4）手术细节的讲究：手术过程中每一步细节能做到心中有数、表达清晰，具有一定的示教性和可复制性。

（5）术中确认与设计目标的对应和准确性：术中将鼻中隔软骨竖着放置于鼻翼内侧脚之间固定，保持一定的高度和稳定性，鼻梁放置的膨体形状和鼻尖缝合固定的双层耳甲软骨形状均能比较精准地达到与设计目标对应的效果。

• 6. 点评术者的术后处理。术后24小时取出双鼻腔内填塞的膨胀海绵，术后3天去除鼻背部的3M胶布纸粘贴以及鼻梁处的热塑板固定。静脉滴注抗生素、激素3天，这些术后处理过程比较合理。

• 7. 对术后即刻形态的评价。术后即刻形态获得了明显改观，鼻梁隆起的高度及外形满意，鼻尖缩小、抬高、稍延长、上翘和鼻小柱上提的效果比较满意，鼻尖和鼻梁的对称性也较好，基本达到了设计目标。

• 8. 总结该手术的特点、亮点和可改善之处，横向、纵向给予评估。该手术的特点是操作比较精细、准确、到位。亮点是切取鼻中隔软骨的操作比较熟练、精准；中隔软骨放置在两侧鼻翼内侧脚间的缝合固定位置和形状较好；耳甲软骨双层缝合固定在鼻头顶端，形成鼻尖支撑的形状和作用较好；膨体的形状修剪合适，放置于鼻梁上时其尾段未缝合固定在鼻尖部，使求美者术后鼻头和鼻梁的触动能相对独立地分开，从而显示出生动灵活性以及更趋于自然的鼻部特性；膨体雕刻完成后及植入以前的抗感染处理有一定的创新性。

　　总之，受术者的求美要求适宜，诊断明确，有较强的手术适应证。术者的手术设计思路清晰合理，设计目标明确，操作手法比较精准，术后美观效果比较确切。

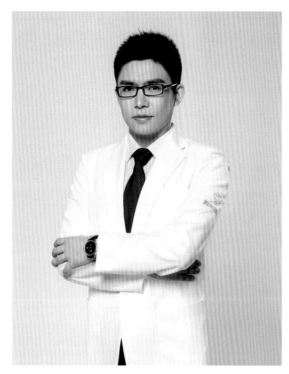

手术者 / 杨 礼

手术名称

鼻综合整形术（PTFE隆鼻，自体肋软骨鼻尖抬高、延长，鼻头缩小、加翘）

▶ 求美者基本情况

姓名：×××；性别：女；年龄：22 岁；民族：汉族；出生地：安徽宿州。

▶ 既往史

- 1. 无特殊病史。
- 2. 未行任何整形美容手术。

▶ 术前检查

- 1. 专科检查。外鼻形态大致正常，外鼻正中线、鼻中隔软骨不偏，鼻小柱后缩，鼻小柱基底凹陷，上唇前突，无长鼻和驼峰鼻，鼻孔大致对称。
- 2. 辅助检查。基本化验检查结果正常。

▶ 术前评估

- 1. 正面观。鼻长度足够，面中部平坦，鼻尖突度不足，鼻梁高度不足，鼻尖上区宽、大、厚，侧鼻软骨宽。鼻尖表现点欠佳，鼻头肥大，鼻尖软组织厚，鼻翼宽大。
- 2. 45°及正侧位视角。鼻尖突出度不足，鼻小柱退缩，上唇前突。上颌骨发育欠佳致中面部突出度不足，鼻翼基底凹陷，鼻小柱基底凹陷。鼻额角>130°（女性一般 115°~130°），鼻面角<30°（女性一般 30°~45°），鼻唇角<80°（女性一般 80°~115°，90°较为理想）。
- 3. 仰头位视角。鼻小柱短，鼻小柱退缩，鼻小柱基底凹陷，鼻小柱略往左偏斜，鼻槛正常。鼻翼过宽，鼻翼基底凹陷。鼻尖下小叶宽，下小叶与鼻小柱比例失调。鼻孔形态欠佳。

▶ 术前设计

抬高、延长鼻尖和鼻小柱，缩小鼻头，改变鼻孔形态，垫高鼻梁。

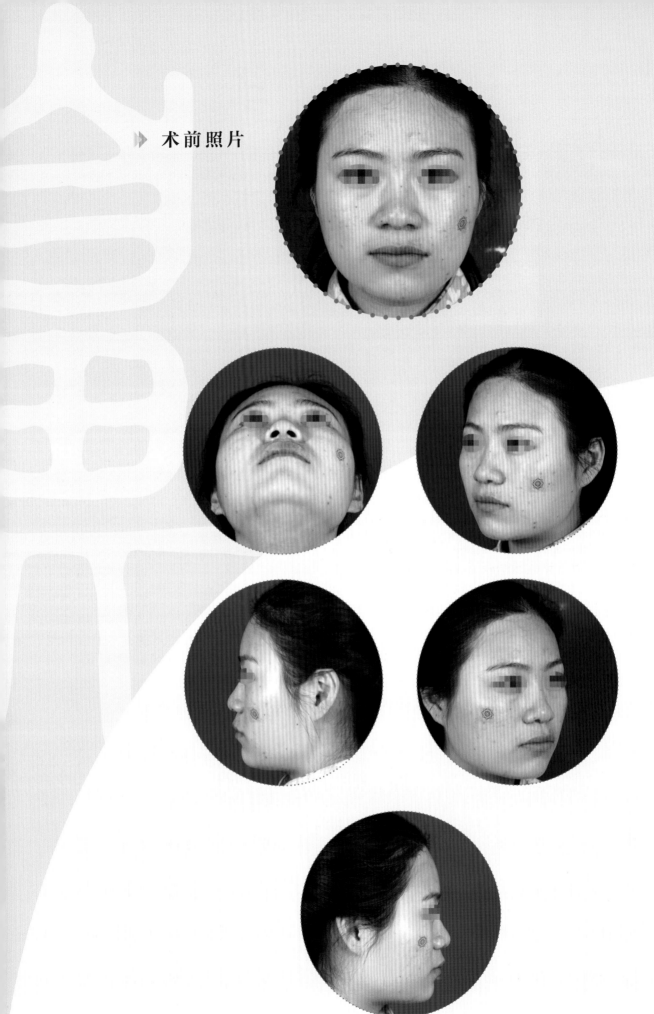

术前照片

▶ 手术方法

- 1. 取肋软骨备用。
- 2. 鼻尖延长、抬高、缩小、加翘。
- 3. 鼻小柱下推、前拉，鼻小柱基底凹陷矫正。
- 4. 鼻中隔加强，鼻中隔降肌离断。
- 5. 鼻孔改形。
- 6. 假体隆鼻。

肋软骨的切取

- 1. 第7肋刚好位于横膈膜最厚部的上方，这点有利于避免术中出现气胸或血气胸等并发症。

- 2. 肋间动脉主要在第1~6肋软骨的后方走行，在第7肋上方渐变为细小分支，切取第7肋及以下的软骨发生血管损伤的概率微乎其微，加上第7肋软骨能够提供足够的软骨量，所以首选第7肋来进行鼻整形手术。

- 3. 一般通过触摸胸肋关节计数（胸骨角平对第2肋）进行定位，在选取的肋软骨表面用标记笔进行标记。

- 4. 手术切口可以采用乳房下皱襞切口，也可以选用软骨表面的切口，长1.5~5cm（建议3cm）。个人经验，现在大多数顾客很在意瘢痕，特别是年轻人，不愿意接受软骨表面切口留下的胸部瘢痕，只有选择乳房下皱襞切口，这样增加了切取肋软骨的难度（图7-1）。

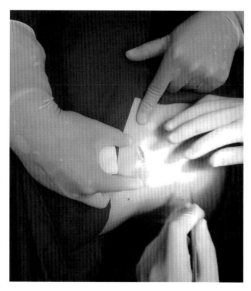

图7-1 切口部位及长度

• 5. 常规消毒铺巾后切开皮肤，钝性分离皮下筋膜，肌层一般直接用电刀切开。肌膜显露后，再次通过触摸确定拟切取肋软骨的位置，确保切开线的长轴直接位于肋软骨表面，以减少过多的分离损伤。

肋骨与肋软骨的交界对于能否获得足够长的软骨至关重要。切开肌膜后，按照肌肉走行分开肌肉，透过下面的网状层，可以看到肋骨的骨膜和肋软骨的软骨膜。一般来说，肋骨透过骨膜所显示的颜色为暗红色，而肋软骨为白色，可以通过针刺的方法检验，肋软骨可以被轻易刺入（图7-2）。

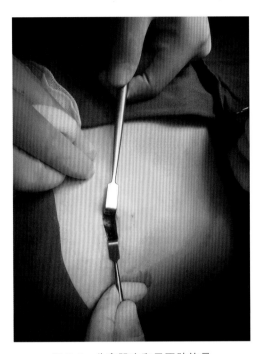

图7-2　分离肌肉和暴露肋软骨

• 6. 00：00：00—00：04：12　在肋软骨表面的长轴近中线处"工"字切开软骨膜，确定切取长度后，在其两端作垂直于肋软骨的切口，切透软骨膜。用较钝的剥离子推开软骨膜，显露拟切取软骨部分全长的上下缘。注意有时存在软骨间联合，可使用15号刀片部分切开以利分离。使用钝的剥离子剥离后侧的软骨膜，插入肋骨剥离子，使用推拉的动作往复分离，可以将肋软骨彻底游离。再插入时一定要小心，既要防止穿透胸膜造成气胸，又要防止插入肋软骨破坏软骨的完整性，造成雕刻困难（图7-3）。

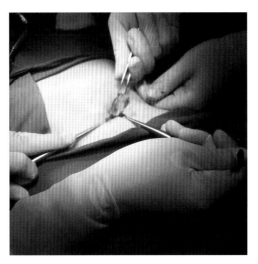

图7-3　剥离肋软骨后取出

• 7.00：04：12—00：05：27　在切取肋软骨后严密止血，防止术后血肿的发生。止血后，将创面周缘提起，灌入生理盐水，观察盐水的颜色，如果被染红，提示有出血点存在，须再次止血；如果清澈透亮，可让麻醉师做鼓肺试验观察有无气泡，以排除气胸的可能。为了避免灌水时混入空气导致的假阳性，可稍等片刻再次试验，如仍有气泡，则需仔细检查创面，修补破口，再次试验，直至无气泡出现为止，有时还需放置胸腔内负压引流。

鼻部手术过程

• 1.00：05：37—00：07：42　作 Goodman 切口切开鼻小柱皮肤（仅切透皮肤，不可过深，以防损伤软骨，尤其是两侧的短切口），见图7-4。

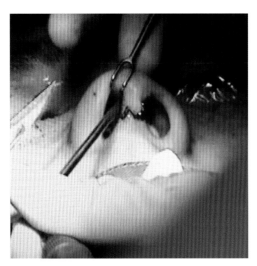

图7-4　切开鼻小柱皮肤

•2. 00：07：42—00：08：07　作鼻小柱两侧的鼻翼软骨下缘切口。鼻小柱两侧各有一个锐利的棱，切口一般距离此处1.5mm，以便于软骨缝合。仍使用刀片浅浅切开，以免损伤鼻翼软骨内侧脚（图7-5）。

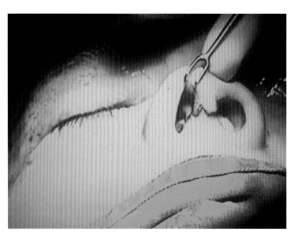

图7-5　切开两侧鼻翼软骨下缘皮肤

•3. 00：08：07—00：08：12　使用双齿拉钩拉住鼻翼缘，并用中指顶住鼻尖部外侧脚区域，此时鼻翼软骨的尾侧缘轮廓就清晰可见；或者通过观察鼻腔前庭的有毛—无毛区的边界来确认。使用刀片在距离软骨下缘1～2mm处切开皮肤，仅切开，不可过深，避免过度损伤。

•4. 00：08：12—00：09：15　先用Converse剪刀在鼻小柱两侧切口分离，触及软骨边缘后将剪刀尖翘起、下压，向鼻小柱中间行进，待贯穿后，可用另一把剪刀插入隧道，向上提起，沿切口使用Converse剪刀剪开。此时仍需注意次序和剪刀的折角方向，先是一侧的倒V形外侧切口以及"V"的一个臂，然后是另一侧的倒V形外侧切口以及"V"的另一个臂，鼻小柱皮瓣即可掀起（图7-6）。

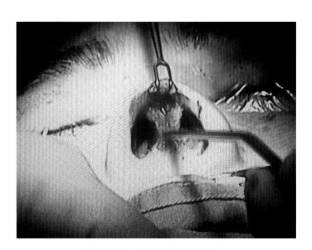

图7-6　掀起鼻小柱皮瓣

• 5. 00：09：15—00：10：17　鼻小柱皮瓣掀起后，使用双齿拉钩将其拉住，一般即可明显看到鼻翼软骨内侧脚和中间脚交界区的软骨缘。使用软骨镊夹住一侧的软骨，再用Converse剪刀沿软骨表面刺入、撑开，即可暴露软骨，必要时剪开连接较为致密的组织，向上向外提拉，即可完全显露鼻翼软骨的中间脚和外侧脚（图7-7）。

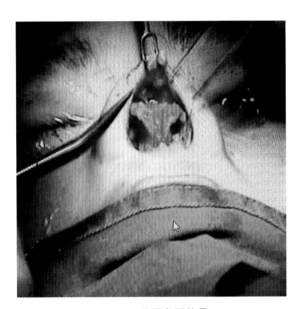

图7-7　暴露鼻翼软骨

• 6. 00：10：17—00：10：45　术者和助手各持一把软骨镊向上向外提拉，在中线处剪开。在剪的过程中应用剪刀尖触碰，直至中隔前角显露，注意勿靠近头端，以免损伤侧鼻软骨（图7-8）。

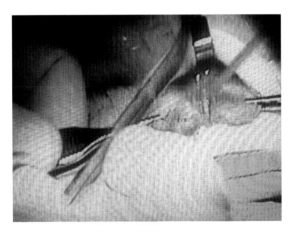

图7-8　显露中隔前角

• 7. 00：10：45—00：14：11　显露中隔前角之后，沿中隔前角浅面插入剪刀并撑开，即可见侧鼻软骨，再用剪刀进行钝性分离，必要时剪开外侧脚与侧鼻软骨表面的软组织，直至显露鼻缝点，即鼻骨与侧鼻软骨的交接处，鼻背皮瓣即被掀起。

• 8. 00：14：11—00：14：55　使用剪刀在鼻骨骨膜表面剪开，再将骨膜剥离子插入骨膜下，向上分离。鼻骨有两块，所以可形成两个骨膜下隧道。鼻骨之间的缝连接处比较致密，可以用剪刀剪开。至此，外入路的分离完成。

• 9. 将取出的肋软骨切成3片，每片长约2cm，宽约0.8cm，厚约0.12cm。其中两片为鼻中隔延伸移植物（SEG），一片为鼻小柱支撑移植物（Strut）。

• 10. 00：14：55—00：17：58　将SEG嫁接移植到鼻中隔（平齐于鼻中隔背侧），移植物伸入约1cm后，用5-0 PDS缝线将其固定在鼻中隔上。再将另外一片鼻小柱支撑移植物垂直插入SEG尾端并与其固定缝合。鼻小柱支撑移植物与鼻棘之间一般要留有2～3mm厚的软组织垫，使移植物在鼻棘上方可以随唇部来回运动，具有自然的动态效果（固定悬浮式，图7-9）。

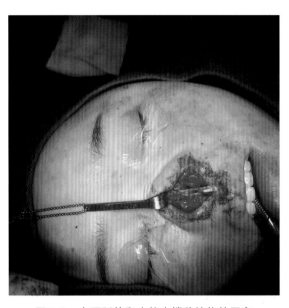

图7-9　中隔延伸和小柱支撑移植物的固定

• 11. 17：58—34：32　用5-0 PDS缝线将侧鼻软骨与SEG和鼻中隔软骨作"8"字缝合，可进一步保证中隔延伸移植物位于正中位置，减少黏膜的张力。但不宜缝合得太紧，否则在薄弱三角区域可能出现凹陷畸形。

• 12. 00：34：32—00：45：27　提起双侧黏膜软骨瓣，将其拉高到想要的高度，用针头贯穿近侧黏膜软骨瓣-鼻小柱支撑移植物-对侧黏膜软骨瓣后，用5-0 PDS缝合线进行褥式缝合并打结（将鼻小柱移植物与鼻翼软骨中间脚缝合，可以明显减少穹窿间距，增加鼻尖下小叶体积和鼻尖前突）。用针头贯穿近侧穹窿黏膜软骨瓣-鼻小柱支撑移植物-对侧穹窿黏膜软骨瓣后，用5-0 PDS缝合线进行褥式缝合并打结（穹窿间缝合的目的在于缩窄和抬高鼻尖）。

● 13. 00：45：27—00：49：37　当鼻中隔延伸移植物和鼻小柱支撑移植物全部与黏膜软骨瓣缝合好以后，将皮肤罩复位覆盖并缝合鼻小柱切口，然后观察鼻尖的高度和形态，再根据鼻尖形态确定鼻尖移植物的形态。切取一块肋软骨并雕刻成所需形态后，缝合固定在鼻翼软骨中间脚之间的空隙中（图7-10，主要用于提升鼻尖的突出度）。最后将肋软骨骨膜缝合固定在鼻尖移植物表面，以预防远期鼻尖出现软骨形态，保持鼻尖的圆润度。至此，整个鼻尖手术已经完成。

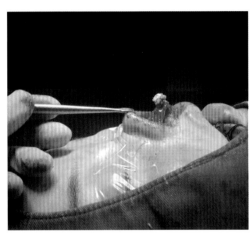
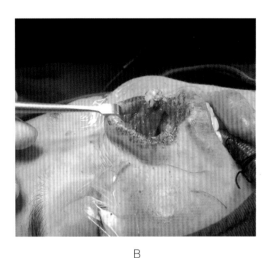

A　　　　　　　　　　　　　　　B

图7-10　鼻尖缺如修复模块形态

A. 黏膜软骨瓣与各支撑固定后鼻尖缺如修复模块形态　B. 黏膜软骨瓣与SEG + Strut固定后

● 14. 00：49：37—00：52：53　最后将假体雕刻至所需厚度和宽度。鼻突出度是指鼻子侧面观的前突程度，有很多指标来定义这个参数，一般仍然按照上、中、下三部分进行具体分析。但不同的是，因为鼻背是鼻根和鼻尖之间的连线，所以鼻背的前突程度是由鼻根和鼻尖决定的。可以用这样一句话来讲："重视鼻根部，强调鼻尖部，协调鼻背部。"将雕刻好的假体植入鼻背腔隙后观察外观，如果形态满意，即可缝合切口。至此，整个手术结束。

● 15. 00：52：53　用3M纸胶带进行鼻背部的固定，再使用热塑夹板固定。关闭切口和包扎固定看似简单，但对鼻整形有着不可替代的作用，如果做得不好或者不到位会直接影响手术效果，故需谨慎对待。

▶ 手术小结

鼻整形的重点难点主要在于鼻尖、鼻孔。在以往，由于移植物材料所限，对鼻整形特别是鼻尖整形有很大的限制，其效果往往不尽如人意，也不能满足求美者的需求。而现在，随着综合鼻整形术式的普及，鼻整形技术有了质的飞跃，鼻中隔软骨、耳软骨、肋软骨提供了充足的鼻尖移植材料，很好地解决了鼻尖、鼻孔整形所需移植物的难点。根据笔者个人经验，移植物固然重要，但是鼻翼软骨的发育程度以及黏膜的延伸性仍是一个不可忽视的重点，有时甚至超过了支架的重要性。在充分牢固稳定的情况下，支架缝合的数量越少越好，因为每一针的作用都会互相影响，而且缝线的反应在后期的愈合过程中也会起作用，过多的缝合不但导致结果不可预测，而且会导致皮下瘢痕加重，使手术的结果更加难以预料。鼻翼软骨的缝合难度超过了鼻尖移植物的缝合，比如足踏板及内侧脚与鼻中隔延伸移植物或鼻小柱支撑移植物之间的缝合、双侧单独贯穿穹窿的缝合、穹窿间的缝合、双侧外侧脚突度控制的缝合、外侧脚与侧鼻软骨之间的缝合、外侧脚的缝合等等，在这一系列的缝合中，如果有一点没有做到位，都会直接影响整个手术的效果。另外，鼻翼软骨的发育和黏膜延展性又决定了鼻尖延长和抬高的程度，所以并不是说有了充足的软骨移植物就能够把鼻子做好，而是要根据对鼻子的详细诊断，从力学分析、数字模型等方面综合考虑，适当地应用植入材料或者移植物，并充分认识到每个移植物的作用以及对鼻部每一个亚单位的充分理解，这样才可能让求美者满意，让自己满意。

▶ 术后即刻照片

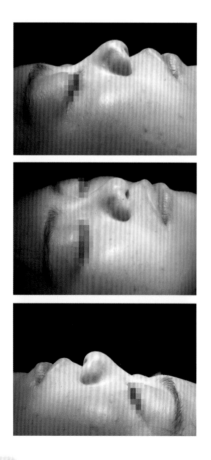
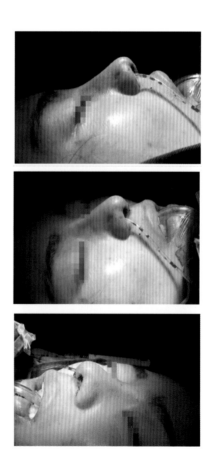

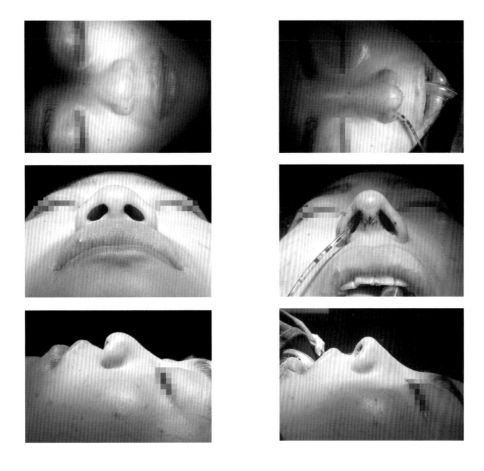

▶ **术前术后对比照**（左为术前，右为术后6个月）

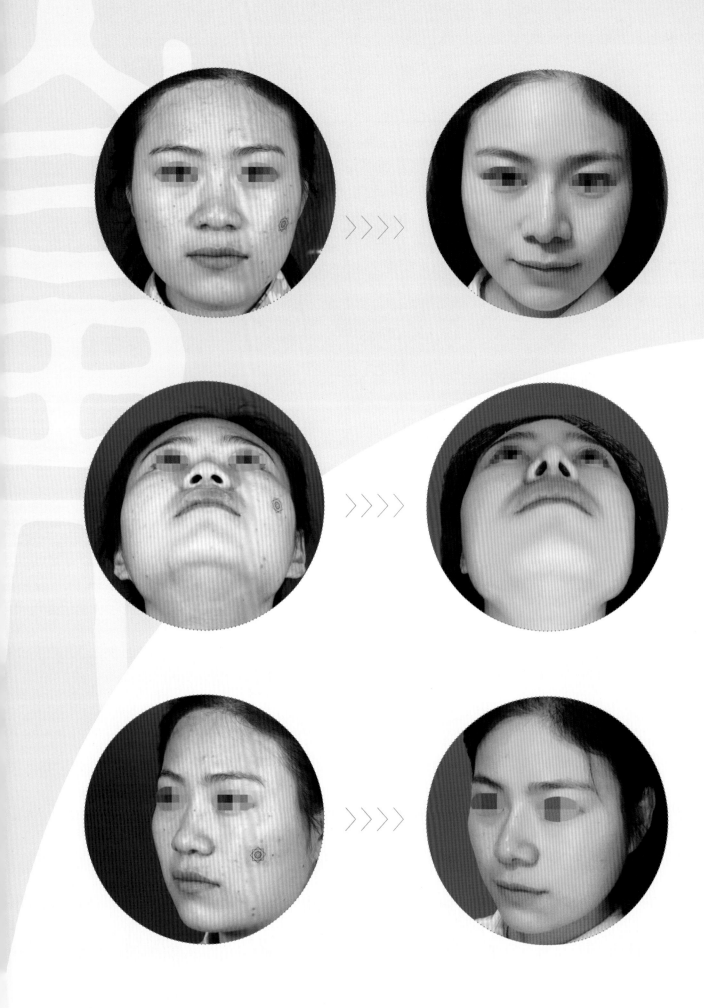

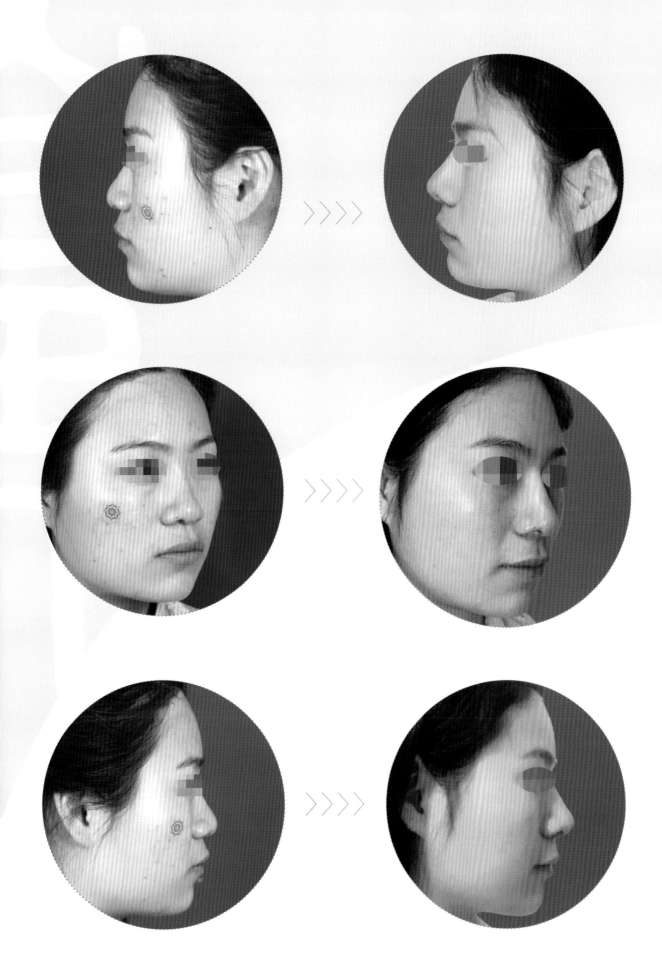

▶ 专家点评

黄金龙点评杨礼医师手术

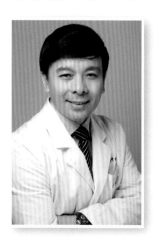

• 1. 点评术者的术前评估。鼻整形术前都应该做较为详细的术前评估，可以从求美者术前照片（正面观、侧面观、仰面观、俯视面观）参考。

（1）正面观需要了解的内容：

1）面部比例、皮肤质地及性质（皮肤厚薄、酒糟鼻、蒜头鼻）。

2）对称性：有无鼻部歪斜（中部歪斜，C形、S形、反C形歪斜）。

3）鼻骨穹窿部：鼻骨窄、宽，对称性，长短。

4）鼻中穹窿部：鼻骨窄、宽，塌陷，反V形状等。

5）鼻背美学弧线：直线、对称性、美学曲线、宽窄。

6）鼻尖形态（理想、球状鼻、盒样鼻尖、方形鼻、捏夹样鼻尖），鼻尖上区状况。

7）鼻翼形态：海鸥形、凹形、鼻翼退缩、鼻翼下垂。

8）鼻翼基底：宽、窄。

9）上唇形态（长、短），有无鼻中隔降肌、上唇皱褶线。

（2）侧面观需要了解的内容：

1）鼻额角（锐角、钝角），鼻根（低、高）。

2）鼻长度：长、短。

3）鼻背：光滑、驼峰鼻、鹰钩鼻。

4）鼻尖上区：凹陷、丰满、鹰嘴样。

5）鼻尖突度：过突、后缩。

6）鼻尖旋转：过度旋转、旋转欠佳。

7）鼻翼与鼻小柱的关系：鼻翼后缩、悬垂，鼻小柱突出、后缩。

8）鼻基底：上颌或软组织缺失、不足。

9）唇与颏部的关系：正常、不足。

（3）仰面观应了解的内容：

1）鼻尖突度（过突、不足），鼻小柱与鼻小叶的比例。

2）鼻孔：对称、不对称、长、短。

3）鼻小柱：鼻中隔倾斜，鼻翼内侧脚外扩张。

4）鼻基底宽度。

5）鼻翼外扩度。

杨医师对该求美者的术前评估比较充分，有面及角度测量分析。其手术设计是取肋软骨备用，鼻尖延长（与术前评估不符合，术前评估鼻长度正常），鼻尖抬高、缩小、加翘，鼻小柱下推、延长，鼻小柱基底凹陷矫正，鼻中隔加强，鼻中隔降肌离断（离断会有并发症），鼻孔改形，鼻翼缩小（没有额外加做鼻翼缩小手术），假体隆鼻（膨体隆鼻）。

• 2. 评价完成手术设计的可行性。根据术者对求美者的手术设计方案，基本能完成术前设计，只是由于术者对求美者的术前评估非常详细，手术方案一一对照设计完成比较难。

• 3. 点评术者的术前准备（消毒、铺巾、设计画线、麻醉、体位）。视频显示手术准备充分，消毒、铺巾严格按照无菌操作原则执行，因需取肋软骨选择插管全麻非常必要，既安全又方便手术。

• 4. 点评术者的手术过程。

（1）局部麻醉药的配比、注射方法：手术演示没有很好地显示麻药的配制及注射方法，术者后来提示为常规配制局麻液，先浸润取肋软骨区域，再注射鼻部手术区域。

（2）手术部位的依次顺序：术者先取肋软骨，再进行鼻部手术较为合理。由于该顾客有肋软骨钙化，术者取肋软骨的时间有点长，将近1小时。

（3）手术过程的微创程度、精准度、效率及出血量：

1）术者取肋软骨的时间虽然有点长，但创伤不大，术中出血也不多，且没有损伤胸膜（视频看到检查胸膜完整性的手术过程）。

2）鼻部手术切口为标准的Goodman切口，微创且瘢痕隐蔽。分离在疏松组织平面软骨上。术中暴露鼻翼软骨、侧鼻软骨及鼻中隔软骨充分完整。鼻背隧道剥离在骨膜及筋膜下平面准确。

3）鼻尖（鼻头塑形）采用两片鼻中隔延长支撑软骨及一片鼻小柱支撑移植物，这是目前常用的鼻尖支撑物支撑模式，比较稳定，鼻小柱不容易偏斜，如在明显短鼻顾客中应用延长鼻效果比较理想，双SEG发挥重要作用。但术者在切割肋软骨时提示肋软骨切片厚度只有1.2mm，有点薄了（文献报道2mm厚比较理想）。关于鼻小柱移植物与悬浮固定模式，固定在鼻翼软骨内侧脚间是目前较新的概念，可以保持原有鼻小柱可以移动的模式。但如何固定在鼻中隔软骨尾端或是否要固定，视频中没有交代。

（4）手术过程是否按设计一次到位：术者基本按照术前设计进行手术，只是取肋软骨及其切割环节的时间较长，可能术前术者对求美者的肋软骨钙化估计不足。

（5）手术细节的讲究：术者的手术程序基本正常，但有的部位的手术细节还不是非常熟练，如膨体雕刻时间过长，反复植入鼻背腔隙次数过多，容易增加膨体污染及术后感染的机会。手术全过程中冲洗术区及鼻背腔隙的次数太少，要养成好的手术无菌及微创习惯。

（6）术中确认与设计目标的对应和准确性：术者对求美者的设计及评估比较准确，手术过程也是基本按术前目标进行的。但个别目标没有做，如鼻翼缩小，因术者在实施鼻尖手术后发现鼻翼已经不宽，鼻孔外形也基本呈椭圆形。

• 5. 点评术者的术后处理。术后术者用油纱填塞鼻腔并放置了负压引流。有关引流问题，我认为如术中出血不多，凝血正常，可以不放置引流，除了修复鼻头肥大及取注射后异物。

• 6. 对术后即刻形态的评价。术后即刻照片显示鼻长度、鼻背弧度、鼻尖高度、鼻孔形态及对称度比较理想，鼻唇角在90°～95°。

• 7. 总结该手术的特点、亮点和可改善之处，横向、纵向给予评估。术者对顾客的术前评估比较详细，角度及各鼻亚单位都有测量和评估，说明术前进行了非常认真的观察，为手术设计打好基础。手术过程基本按微创操作原则进行，手术视野比较清楚。术者在遇到顾客肋软骨钙化比较严重时，很有毅力地做好每一步手术，克服困难直至手术圆满结束，作为年轻的整形外科医师值得赞赏。

• 8. 意见和建议。观看杨礼医师的综合鼻整形手术后，总体认为杨医师是一位仔细认真执着的整形医师，遇到问题不退缩，意志坚定，对现代鼻综合整形概念的理解比较透彻，能合理应用各种鼻整形技术，术前评估及设计比较准确合理，较好地完成了手术设计，术后即刻照片观察效果理想。提几点建议如下：

（1）由于术前评估求美者的鼻长度尚可，鼻部皮肤弹性也不差，是否一定要用肋软骨塑形鼻尖可以讨论。

（2）如果要用肋软骨塑形，术前一定要做好肋软骨是否钙化的评估，如用CT或其他方法预测，这样可以避免增加手术困难及延长手术时间。

（3）关于鼻中隔降肌离断的问题，大部分只需要松解而不是离断，因其可能出现上唇鼻唇角处的横行皱褶。

（4）侧面观的面中部发育欠佳没有提及如何矫正。

（5）手术过程中随时保持无菌概念。

杨甄宇点评杨礼医师手术

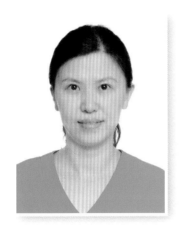

杨礼医师的综合鼻整形包含以下内容：膨体隆鼻＋取自体肋软骨＋鼻延长＋鼻尖抬高＋鼻尖表现点重建。

• 1. 切口。采用的是 Goodman 切口，术者沿鼻小柱两侧垂直缘切口切开皮肤，贴皮下贯穿分离后，再全层离断横向的切口，目的是保持鼻翼软骨内侧脚的完整性，避免其过度损伤。掀起鼻小柱瓣，暴露鼻翼软骨中间脚和内侧脚，整个分离过程采用锐钝性结合，可见术者对于现有软骨的重视和保护。

• 2. 软骨支架的搭建和固定。术者取的是右侧第 7 肋软骨，由于年轻求美者软骨钙化，为整个手术增添了一定的难度。将切取的肋软骨纵向分成了三部分，分别用来作鼻中隔延伸移植物和鼻小柱支撑移植物。此处术者强调了用固定悬浮式来固定鼻小柱支撑移植物，也就是鼻小柱支撑移植物与鼻棘之间留有 2～3mm 厚的软组织垫，使移植物具有自然的动态效果。从软骨的基础构建就能看出术者追求自然形态的初心。对于鼻小柱支撑移植物与鼻翼软骨的固定，术者通过贯穿近侧鼻翼软骨穹窿黏膜软骨瓣–鼻小柱支撑移植物–对侧鼻翼软骨穹窿黏膜软骨瓣的褥式缝合，这个步骤简洁而又明确地达到了鼻小柱稳固和塑形的效果。

• 3. 鼻翼软骨的塑形。对此例求美者，术者通过穹窿间的缝合，将鼻翼软骨的穹窿部缩窄，形成了鼻尖上折点，然后用随形肋软骨覆盖形成鼻尖表现点，并用肋软骨骨膜覆盖圆润和过渡鼻尖形态，充分体现了术者对细节的追求和对鼻尖自然形态的表达。

• 4. 术后即刻效果。鼻长度增加，鼻尖抬高，鼻头缩小，鼻孔呈水滴形，整个鼻底形态轮廓分明。

手术过程简约流畅，不蔓不枝。

在小结中，术者提到一系列鼻翼软骨缝合都会直接影响整个手术的效果。的确，鼻翼软骨缝合能起到修饰和塑造鼻底、鼻尖形态的作用，但如何基于求美者的软骨基础质量，通过架构来达到一个满意的术后效果，是需要很多基础知识和临床经验的融合。在此，非常感谢杨礼医师的手术分享。

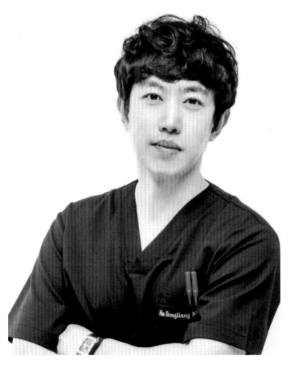

手术者 / 何栋良

手术名称

鼻综合整形术（膨体隆鼻，鼻中隔软骨、
耳软骨鼻尖塑形，鼻翼缩小，鼻基底膨体
充填抬高）

求美者基本情况

姓名：×××；性别：女；年龄：26岁；民族：汉族；出生地：浙江杭州。

既往史

- 1. 平素体健，无高血压、心脏病、糖尿病等疾病史，无肝炎、肺结核等传染病史，无重大手术、外伤和输血史，无美容整形手术史，无放射性物质接触史和中毒史。
- 2. 自述有过敏性鼻炎，对粉尘、烟雾过敏，但无其他食物、药物过敏史。
- 3. 按计划进行预防接种。

术前检查

- 1. 专科检查。鼻根部低平，鼻背中段可见突起。鼻头圆钝肥厚呈球形，鼻翼肥大。鼻翼沟间距约3.03cm，双侧内眦间距约3.45cm，鼻翼基底外侧缘间距约3.36cm。鼻长5.50cm，鼻部皮肤及黏膜无破溃、感染。
- 2. 辅助检查。基本化验检查结果正常。

诊断

- 1. 鼻梁低平。
- 2. 鼻头肥大。
- 3. 鼻翼宽大。
- 4. 鼻翼脚下垂。
- 5. 鼻翼基底、鼻小柱基底凹陷。

手术设计

- 1. 因求美者面中部比例偏长，所以鼻梁不适合太高。鼻根点可适当下移，鼻尖应该缩小并抬高，再适当抬高鼻梁，这样鼻子看起来就不那么长了。
- 2. 因求美者面部偏瘦，鼻唇沟凹陷，可作鼻基底填充，这样可使面部整体轮廓饱满一些。
- 3. 鼻翼做缩小手术后会变窄，这样从术后远期效果来看，鼻头及鼻翼会比正常人略大一点，但整体效果会改善很多。

术前照片

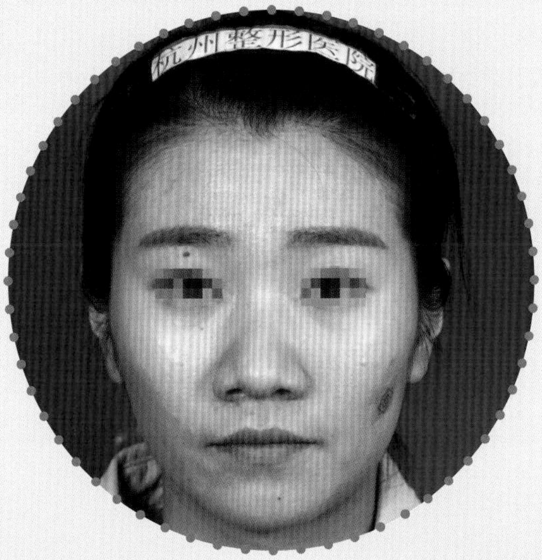

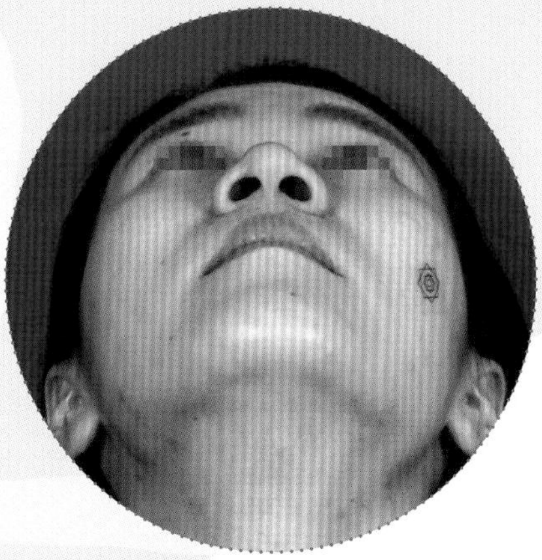

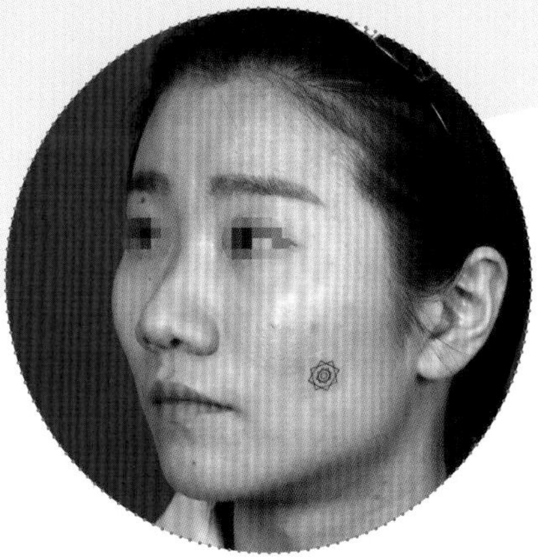

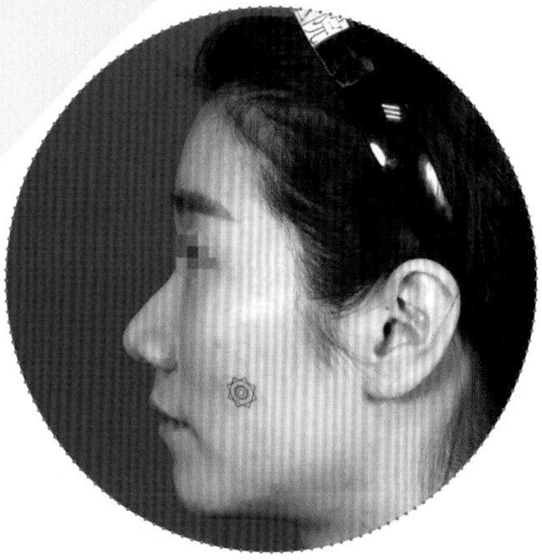

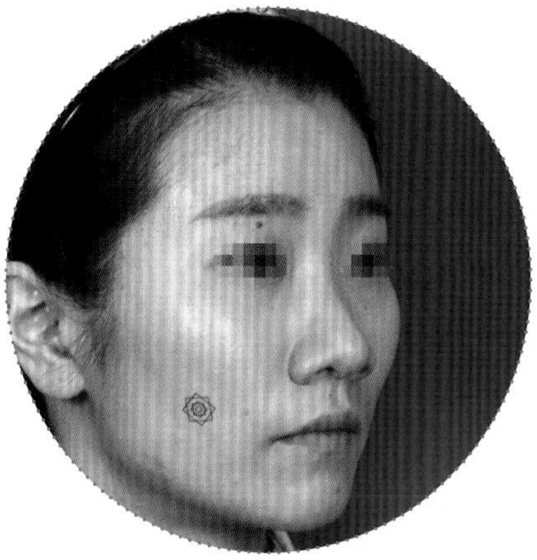

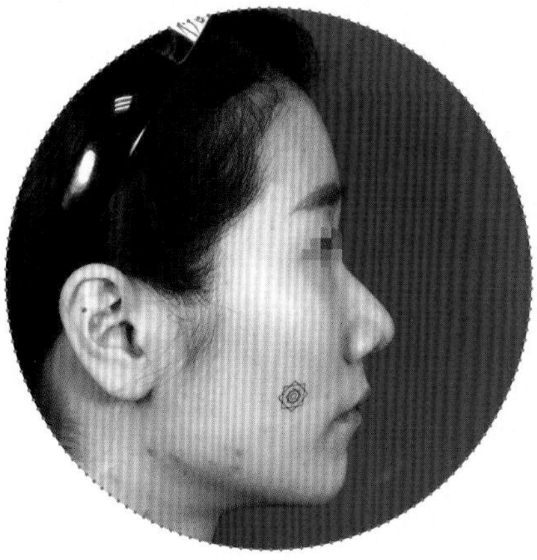

▶ 手术方法

- 1. 采集耳甲腔和耳甲艇软骨及鼻中隔软骨。
- 2. 做鼻中隔延伸移植物（septal extended graft, SEG）稳定软骨支架。
- 3. 做鼻小柱支撑移植物（columella strut, CS）增加支撑力，适当抬高鼻尖。
- 4. 做鼻尖盖板移植物（tip onlay graft）抬高及缩小鼻尖。
- 5. 鼻梁膨体充填抬高。
- 6. 鼻翼缩小。
- 7. 鼻翼基底填充。

设计理念

不追求百分百的完美，有些地方略保持一点原有的缺陷，这样看起来更自然，能保持自己的特点，而不是千篇一律的鼻形，同时要符合自身气质和保持整体协调。

▶ 手术过程

- 1. 00：00：10　标记鼻尖最高点、鼻尖上点、鼻根点、鼻中线、鼻外入路倒 V 形切口线以及鼻翼基底分离区域。

- 2. 00：03：35　作鼻部浸润麻醉，药物为 1% 利多卡因 10ml＋肾上腺素 0.4mg＋碳酸氢钠 3ml＋生理盐水 6ml。用 5ml 注射器及 30G 针头先对鼻尖部进行浸润注射。从鼻小柱中点平行进针，直接打在鼻翼软骨上方（约 1ml）。

- 3. 00：03：49　从鼻小柱垂直进针，浸润鼻小柱、鼻小柱基底及鼻棘上方。

- 4. 00：04：11　从鼻背进针，紧贴鼻骨，注射至整个鼻背肿胀为止（2～3ml）。鼻部注射完毕后停留 15～20 分钟，使肾上腺素的缩血管作用充分发挥。

- 5. 00：05：21　取右侧耳甲腔及耳甲艇软骨各一块，其大小分别为 1.5cm×1.5cm、1.5cm×0.8cm。用纱布球贯穿加压包扎，不可过紧，3 天后拆掉。

- 6. 00：08：21　沿鼻小柱倒 V 形切口切开，并将切口延长至鼻小柱侧面内侧。用手术剪贯通鼻小柱，确认鼻翼软骨内侧脚，再用弯剪皮下分离至穹窿处。用蘸盐水的湿棉签分离至鼻翼软骨头侧，再用 S 形拉钩配合双拉钩用弯剪分离至侧鼻软骨，以剥离子钝性分离鼻骨。分离时切记要一直紧贴软骨，鼻骨部分在骨膜下，这样出血少，结构显示清楚。

- 7. 00：14：20　用折剪沿鼻中隔尾侧剪开，分离鼻小柱腔隙。再用 15 号刀片"井"字形划开软骨膜，用 D 形刀把软骨膜从鼻中隔上分离开。然后用剥离子分离鼻中隔，其范围向前达上外侧软骨下方，向后达犁骨，向头侧达筛骨垂直板，向尾侧达梨状孔边缘。

• 8. 00：19：40　切取鼻中隔软骨时，需上面及前面保留1cm宽度，以防鼻中隔支撑力度减弱而使鼻尖变形。本次取出的鼻中隔软骨大小约为1.0cm×1.5cm。

• 9. 00：24：48　使用5-0 PDS线将鼻中隔延伸移植物（鼻中隔软骨）与鼻中隔尾侧缝合固定做SEG（图8-1）。

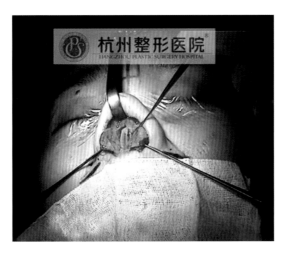

图8-1　使用5-0 PDS线将鼻中隔延伸移植物（鼻中隔软骨）与单侧鼻中隔尾侧固定缝合

• 10. 00：28：55　用耳软骨（1.0cm×0.5cm）作鼻小柱支撑移植物（Strut）。Sturt比正常要往尾侧延长点，因为求美者的鼻小柱稍微有点退缩，通过Strut把鼻小柱退缩改善一些，仍使用5-0 PDS线缝合固定（图8-2）。

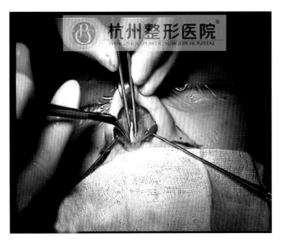

图8-2　耳软骨（1.0cm×0.5cm）作鼻小柱支撑移植物，向尾侧延长0.2cm，改善鼻小柱退缩

• 11. 00：36：38　测量鼻翼软骨外侧脚宽度为9mm，略宽。在两侧鼻翼软骨外侧脚头侧各切除3mm，保留6mm宽度，这样远期鼻尖会变小（图8-3）。

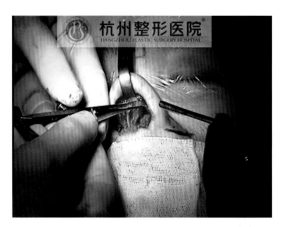

图8-3　两侧鼻翼软骨外侧脚头侧切除

• 12. 00：45：17　用耳软骨长方形一层（5mm×8mm）做盖板移植，这样术后远期鼻尖会抬高一些（图8-4）。

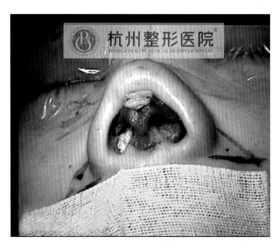

图8-4　耳软骨一层（5mm×8mm）做盖板移植，抬高鼻尖高度

• 13. 00：48：50　换手套雕刻鼻假体。柳叶形膨体厚6mm，雕刻好以后其厚度为4～5mm。由于求美者眉间三角略宽，鼻根略窄，鼻尖上点没有低很多，所以没有刻意做鼻尖上转折区。如果做鼻尖上转折区的话鼻子看起来就会长些。在鼻梁部位植入膨体，并将其固定于两侧鼻翼软骨头侧。

• 14. 01：02：08　鼻小柱切口以6-0尼龙线间断缝合。

• 15. 01：02：47　在鼻翼缘处画线，基底部保留1mm，切除范围为5mm宽的梭形组织。

• 16. 01：04：45　在鼻翼的切除范围内注射麻药，并停留10分钟。此时作鼻孔内6-0可吸收线间断缝合。

• 17. 01：08：18　做鼻翼缩小手术，每侧切除宽约5mm的梭形组织，这样在鼻翼缩小的同时可产生鼻翼角上提的效果，以改善术前鼻翼角下垂的情况，用6-0尼龙线间断缝合（图8-5）。求美者下巴有略后缩和短小，可以再做隆颏。鼻尖抬高后会显得下颌后缩更明显。

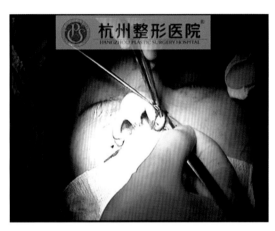

图8-5　每侧切除宽约5mm的鼻翼基部梭形组织

• 18. 01：13：48　口腔消毒，填塞纱布，在鼻翼基底凹陷对应的口腔黏膜切口处直接用弯剪剪开，分离组织，用弹性拉钩配合三角剥离子紧贴骨膜分离腔隙，腔隙略大于假体。

• 19. 01：14：11　修剪假体（每侧各1块），使之成为厚4mm、短边7mm、长边10mm的矩形膨体。用血管钳夹持假体放入已分离好的腔隙中，位置正确后用6-0可吸收线行切口间断缝合。

• 20. 01：23：56　术毕，鼻孔填塞凡士林纱布，可于第2天取出。用3M胶带固定鼻梁及鼻尖。鼻塑板压迫鼻梁以防血肿，术后3～5天拆除。纱布加压包扎鼻翼基底。

▶ 术后处理

• 1. 鼻腔凡士林纱条填塞24小时后取出。
• 2. 外固定胶带术后3天拆除。
• 3. 每天局部清洗消毒切口。
• 4. 术后1周拆线。

▶ 术前术后对比照（左为术前，右为术后6个月）

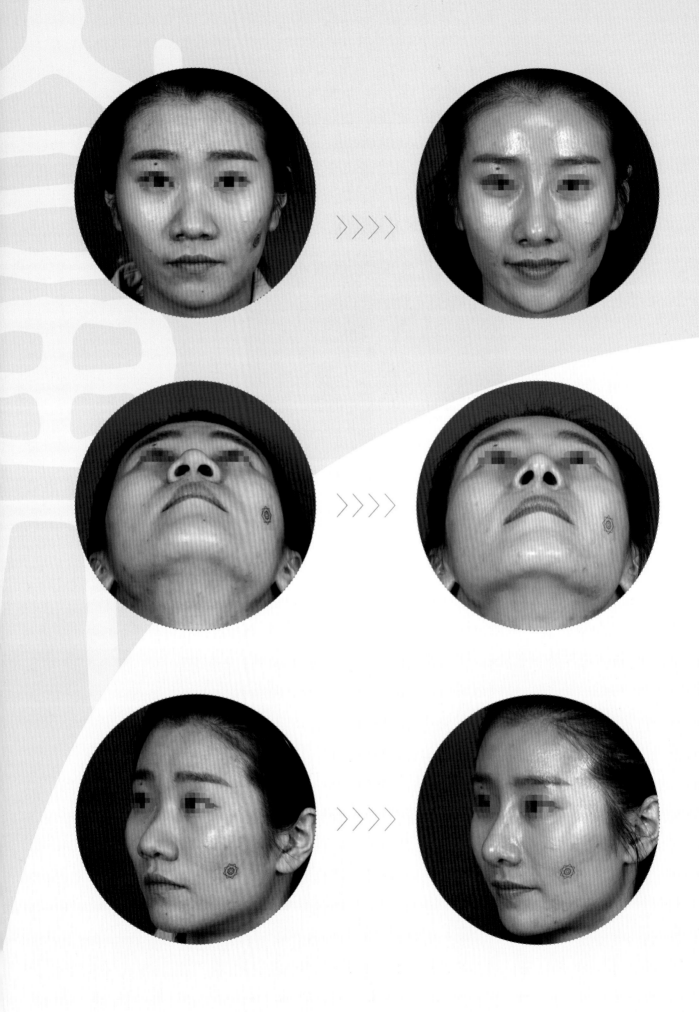

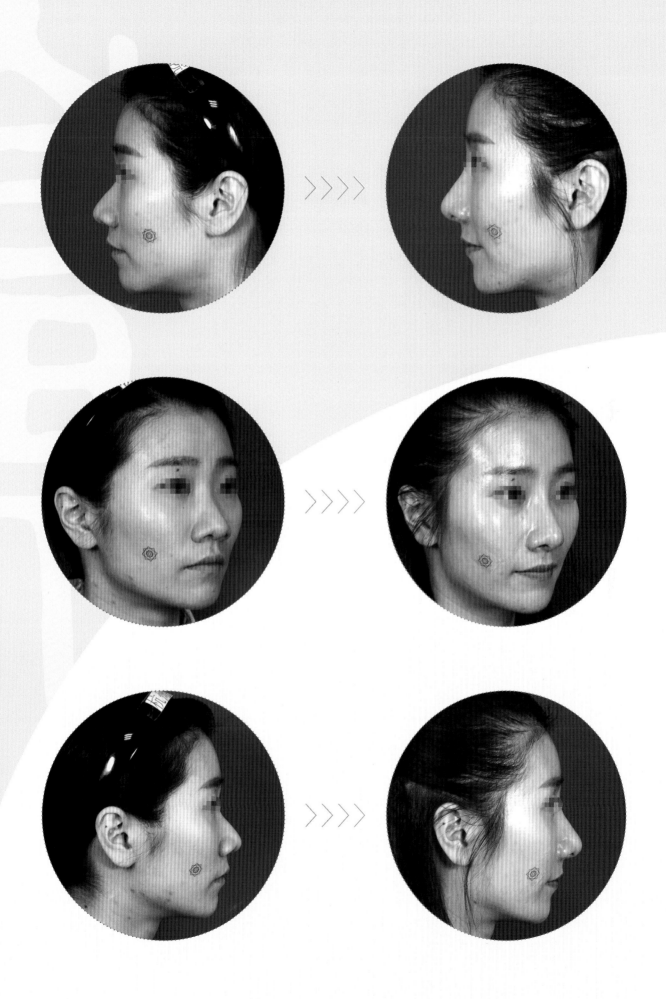

▶ 专家点评

黄金龙点评何栋良医师手术

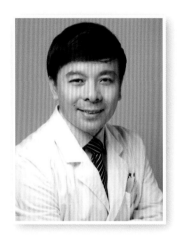

• 1. 点评术者的术前评估。何医师对求美者的术前评估是鼻梁较低，鼻头肥大，鼻翼宽大，鼻翼脚下垂，鼻翼基底、鼻小柱基底略凹陷。从求美者的照片对照分析，虽然没有列出具体的测量数据，但从面部整体分析，何医师对求美者的术前评估准确。

• 2. 点评术者的设计目标。何医师的鼻部设计方案包括：① 采集耳甲腔和耳甲艇软骨及鼻中隔软骨；② 做鼻中隔延伸移植物稳定软骨支架；③ 做鼻小柱支撑移植物增加支撑力，适当抬高鼻尖；④ 做鼻尖盖板移植物抬高鼻尖，远期鼻尖会缩小；⑤ 鼻梁膨体充填抬高；⑥ 鼻翼缩小；⑦ 鼻翼基底填充。

根据术前对求美者的鼻部、耳甲及中隔软骨情况的评估，术者选择用耳甲腔、耳甲艇及鼻中隔软骨作为鼻尖塑形材料。在软骨的分配使用上术者设计了鼻中隔延伸移植物、鼻小柱支撑移植物、鼻尖盖板移植物三种经典方法，但如何使获取的软骨够用且可以取得良好而持久的支撑效果与术者的经验很有关系。

• 3. 评价术者完成手术设计的可行性。术者选择的手术方法都是比较经典的综合鼻整形方法，较容易完成。其中鼻翼缩小、鼻翼基底填充是术者根据求美者鼻与脸形的比例提出的附加手术，可以更好地协调鼻头与鼻翼、鼻与面部的比例，手术不复杂，可以很好地完成。

• 4. 点评术者的术前准备。术前准备充分，严格按照无菌操作原则进行消毒、铺巾。设计画线标出了美学点、线及切口线。麻醉选择插管全麻，有利于更好地演示，也有利于手术安全。

• 5. 点评术者的手术过程。

（1）局部麻醉药的配比、注射方法：术者鼻部的局部浸润麻醉应用1%利多卡因10ml＋肾上腺素0.4mg＋碳酸氢钠3ml＋生理盐水6ml。因全麻状态下麻药溶解度较低，用0.5%左右相对长效的罗哌卡因也足够了。

术者注射麻药的方法值得大家学习：多点，注射针头小（30G），注射速度慢，有确定的注射层次，注射次序合理。注射麻醉药后等待15分钟左右，便于麻药渗透到组织内，这样手术区域出血少，视野清晰，便于鼻部手术解剖，利于手术完成。

（2）手术部位的顺序：术者的手术顺序合理，麻醉先耳后鼻，手术步骤是先鼻尖塑形，再鼻背假体雕刻、消毒、植入，最后塑形鼻翼及填充鼻基底。

（3）手术过程的微创程度、精准度、效率及出血量：术者的术前设计到位，术中始终坚持微创操作，解剖层次清楚，出血少，视野清晰。术中助手配合默契，了解主刀的需求，充分暴露手术视野，使手术效率提高，整个手术仅用了2个小时多一点时间。

（4）手术过程是否按设计一次到位：术者的手术设计是完全按照术前评估来进行的，手术过程也是按照手术设计一步一步完成的。术者操作技术熟练，基本每一步都是一次完成。

（5）手术细节的讲究：术者是个很讲究细节和完美的医师，术前设计画线具体、仔细，麻醉细致，多点浸润，并等待15分钟后才开始手术。术中也进行了鼻腔反复消毒（这是非常好的习惯），助手随时用湿棉签擦洗术区，并经常更换鼻腔填塞纱布。用测量尺子准确测量需要用的软骨，术中出血很少，麻醉好。手术区域清洁。设计鼻翼缩小时也是用测量器准确测量，防止不对称。

（6）术中确认与设计目标的对应和准确性：术者按照手术设计来实施软骨塑形鼻尖，抬高了鼻尖，延长了鼻小柱。术中获取的鼻中隔软骨只有1.0cm×1.5cm大小（相对比较小），术者选择整块作一侧的鼻中隔延伸移植物和鼻小柱支撑移植物，另一侧则用大部分耳甲腔软骨作移植物并与对侧有部分错位缝合，由于两侧软骨移植物的质地不一样，如果鼻尖部皮肤张力比较大，两侧软骨移植物的支撑力度不同，有可能导致术后鼻小柱偏斜。切除了部分鼻翼软骨，缩窄了鼻翼软骨外侧脚，达到改善鼻头肥大的目的。膨体雕刻后的外形自然，宽窄合适，最重要的是假体宽窄分明，适合鼻背形态和弧度。术者设计的切除部分鼻翼外侧梭形组织，既缩小了鼻翼，又改善了鼻翼弧度。鼻翼基底填充了雕刻好的膨体，改善了面中部凹陷。

• 6. 点评术者的术后处理。由于术者操作技术熟练，解剖层次清楚，出血少，术后没有放置引流。鼻腔用凡士林纱条作了填塞，这点我赞成。用凡士林纱条填塞鼻腔，尤其是取鼻中隔和截骨者，可以充分消除死腔，达到止血的目的。

• 7. 对术后即刻形态的评价。术后即刻鼻肿胀不明显，鼻孔对称，鼻孔外形呈椭圆形，鼻小柱不偏斜，鼻翼弧度改善，鼻长度适中，面中部凹陷改善。

• 8. 总结该手术的特点、亮点和可改善之处，横向、纵向给予评估。

（1）手术特点：术前评估准确，评估时结合了全面比例等综合设计。手术设计结合面部分析对求美者作了调整，设计方案具体。

（2）麻醉方法：注射速度慢，多点注射，注射针头细，麻醉后等待15～20分钟开始手术，可使术中出血少，视野清晰，术后肿胀减轻，我觉得值得推广和学习。手术熟练，基本按照术前设计一步到位。

雕刻膨体时手接触时间过长可能会增加接触性感染的机会，从视频中没有看到鼻腔生理盐水或消毒液体的冲洗过程，如在植入假体前冲洗一下术区更好。

• 9. 意见和建议。观看何医师鼻手术视频及参考手术记录后，我认为很多地方值得我们鼻整形医师学习。术前何医师对求美者的面部整体比例和协调性作了评估，手术设计具体、针对性强。整个手术过程坚持微创和无菌操作，手术技术熟练，废动作少，助手配合默契。鼻中隔、耳甲艇及耳甲腔软骨得到合理搭配和应用。鼻翼缩小设计合理，得到良好的手术效果。手术即刻效果比较完美。

但在手术记录及视频中没有看到雕刻好的假体是如何消毒的，建议增加补充。做好求美者的随访，半年后进行对比并回顾术前评估和设计的合理性。

刘凯点评何栋良医师手术

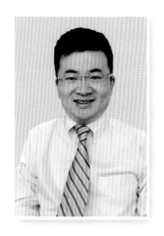

• 1. 点评术者的术前评估及手术方案。求美者为青年女性，正面看鼻头和鼻翼比较宽大；侧面看鼻根低平，鼻头略大，鼻尖下垂并有轻度的驼峰鼻；仰头看鼻底宽低平，鼻孔稍有不对称，鼻翼外侧肥厚。求美者的要求应该是鼻尖抬高和鼻翼收窄。何医师经过沟通后与求美者共同拟定了鼻背用膨体材料充填，鼻尖用自体一侧耳廓软骨和部分中隔软骨支撑，同时进行鼻翼缩小的手术方案。从求美者的情况看，这个方案是比较符合实际情况的，也是能够达到目标的。

• 2. 点评术者的术前设计及消毒方法。消毒完毕后何医师进行了非常仔细的术前画线，包括纵向的鼻梁中轴线、鼻根部的宽度线和横向的鼻根部黄金点、鼻梁礁石点、鼻尖点；然后是鼻小柱常规的切口设计以及鼻翼外侧梨状孔凹陷区域的标记。在鼻肿胀液的注射过程中，何医师右手注射，左手不断地用一块含有碘伏的纱布擦捏鼻头部位。由于注射的压力，鼻头毛孔会扩大并且有皮脂溢出，用纱布不断消毒和去除，可以减少后面手术过程中污染植入材料的风险，这是一个非常聪明的做法。

• 3. 点评术者的手术过程。首先切取右侧耳廓软骨，拟定是分块切取耳甲腔和耳甲艇软骨，保留耳轮脚的延伸段对整个耳廓架构的支撑。何医师采用耳前入路，这也是本次会议手术专家普遍采用的方式，但是何医师的切口设计比较独特：沿耳甲艇上端和耳甲腔下端分两段设计弧形的切口线，这样在方便切取的同时也达到了耳前瘢痕最隐蔽的程度，应该是值得推荐的方法。从术后切取软骨的大小看，感觉耳廓软骨还可以多切取一点点，当然从术后效果来看，这个量可能也足够使用了。缝合切口后的包扎和固定采用了常规方法。

在鼻小柱的切开和解剖过程中，何医师动作轻柔果断，操作极其熟练，分离两侧大翼软骨外侧脚和侧鼻软骨的连接，使两侧软骨整体前移，术野干净，出血很少。在分离鼻小柱基底的同时用骨膜剥离子在骨膜下从前鼻棘向两侧梨状孔外侧缘剥离，松解整个鼻翼基底软组织使其收紧和缩窄。在切取中隔软骨的过程中，何医师采用完全剥离一侧中隔软骨膜、部分剥离对侧的方法，这样有利于保持中隔前段软骨结构的稳定和血液供应的维持。

由于求美者的鼻头不需要延长，因此何医师使用 5-0 PDS 线把鼻中隔延伸移植物（鼻中隔软骨）与鼻中隔尾侧缝合固定，做了一个整体的 SEG，再联合耳软骨（1.0cm×0.5cm）作鼻小柱支撑移植物的支撑，这样夯实了鼻尖上提的基础。然后何医师又测量了鼻翼软骨外侧脚的宽度，为 9mm，略宽，就对两侧鼻翼软骨外侧脚头侧各切除 3mm，保留 6mm 宽度，这样远期鼻尖会变小，一般在 1 年左右就会出现稳定的效果。最后何医师把剩下的耳廓软骨折叠缝合后做成鼻尖表现点移植物，根据鼻尖上旋的角度需要确定缝合的位置。

鼻尖完成后，在膨体材料的雕刻过程中，何医师充分考虑到眉间的宽度、鼻根的宽度以及它们和额鼻角的比例关系进行了整体设计，雕刻非常认真和仔细，注重每一个细微部位和角度细节的体现，随后对整个植入体做了钝化处理，防止小的毛边影响到手术效果。

鼻背植入膨体后在鼻翼软组织缩小的处理上，何医师根据求美者的具体情况确定了切除鼻翼基底外侧的梭形组织的方法，手术简便，从术后效果看明显起到了鼻翼缩小和部分上提的目的。建议在 6-0 尼龙线间断缝合之前用 5-0 可吸收缝线做皮下减张缝合，以减少术后瘢痕。

• 4. 对术后形态的评价。从手术前后对比照可以看出手术效果非常好，轻度的鞍鼻、轻度的驼峰鼻、鼻尖下垂以及鼻头、鼻翼肥大都得到了恰当的矫正，完全达到了手术设计的目标，求美者面部生动了很多，应该非常满意。

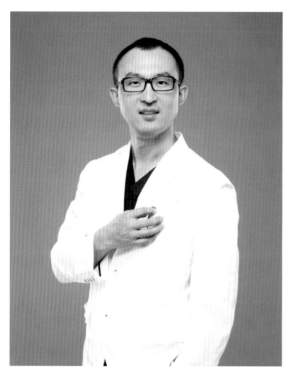

手术者 / 倪云志

鼻综合整形术（取硅胶假体，膨体垫鼻背，鼻尖成形，耳软骨、鼻中隔软骨及筋膜移植，鼻小柱延长，鼻中隔延长，鼻翼基底整复，鼻小柱基底整复，鼻尖下小叶成形，鼻小柱前突术）

▶ 求美者基本情况

姓名：×××；性别：女；年龄：23岁；民族：汉族；出生地：新疆。

▶ 既往史

- 1. 既往身体健康，无肝炎、肺结核及其他传染病史，无食物、药物过敏史。
- 2. 3年前行硅胶假体隆鼻术，术后出现鼻背皮肤泛红、鼻假体晃动、鼻尖高度及鼻长度欠佳等情况。

▶ 术前检查

- 1. 专科检查。鼻背可触及一假体，鼻翼沟间距约2.4cm，双侧内眦间距约3.3cm，鼻翼基底外侧缘间距约2.7cm。双侧鼻腔通气，鼻中隔略偏曲。双侧耳甲腔软骨发育一般，鼻部及耳部皮肤软组织无破溃感染。
- 2. 辅助检查。基本化验及检查结果正常。

▶ 诊断

硅胶假体隆鼻术后轻度短鼻，假体轮廓过于明显。

▶ 设计目标

由于硅胶假体隆鼻术后效果不佳，求美者要求再次手术，主要解决鼻尖过短及突出度不足的问题，同时改善鼻尖的活动度和柔软度，而后解决鼻背皮肤颜色泛红问题。

根据求美者的要求及医学美学标准设计具体项目，改善鼻背皮肤泛红，鼻假体晃动，鼻尖高度及鼻长度不足，鼻翼基底凹陷，鼻尖下小叶欠饱满，鼻小柱上唇角过小，上唇前突。

▶ 手术方法

鼻综合整形术（取硅胶假体，膨体垫鼻背，鼻尖成形，耳软骨、鼻中隔软骨及筋膜移植，鼻小柱延长，鼻中隔延长，鼻翼基底整复，鼻小柱基底整复，鼻尖下小叶成形，鼻小柱前突术）。

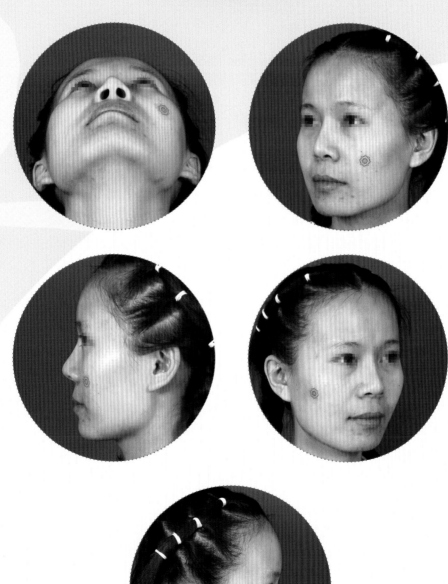
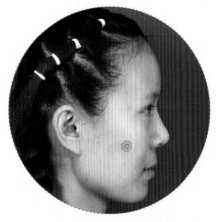

- 1. 材料。耳软骨、鼻中隔软骨、颞深筋膜和膨体。
- 2. 技术。
（1）经术前测量，预计鼻尖需要延长3mm。
（2）用颞深筋膜覆盖鼻背假体，增加鼻背被覆软组织的厚度。
（3）用中隔软骨稳定鼻中隔前角，同时增加鼻小柱的突度。
（4）以耳甲艇软骨作为结构支撑，增加鼻尖长度及高度；耳甲腔软骨作为鼻尖掩饰性移植物。
（5）在梨状孔周围作广泛游离及充分松解，抬高鼻翼基底，增加皮肤的延展性。

手术亮点

- 1. 以耳甲艇软骨作为结构支撑来完成穹窿的重建。
- 2. 以中隔软骨作为稳定鼻基底和改善小柱上唇角的材料。
- 3. 应用船形假体做出鼻根的倒三角形结构。
- 4. 在梨状孔周围进行广泛松解，增加皮肤的延展性。

在2009年郑州鼻整形大会上，很多与会医师都是第一次见面，大家对于鼻整形充满了期待、兴奋和向往。大家在讨论鼻整形的历史和未来时，牛永敢博士说到了让鼻尖柔软的话题，笔者开始思考如何让鼻尖变软的方法，并尝试了很多种。笔者从2009年年底开始用耳甲艇软骨作为穹窿移植物，经历了很多问题，从单侧耳甲艇变为双侧，从鼻小柱偏斜到获得稳定的支撑，到现在可以用这种方法解决80%以上的初鼻、60%的简单修复鼻的这类问题，鼻尖的下降程度也控制在和肋软骨鼻整形同样的水平（1～2mm）。

▶ 手术过程

- 1. 麻醉方法为经口腔插管全身麻醉＋局部麻醉。局部麻醉药为1%利多卡因10ml＋盐酸罗哌卡因10ml＋1：100 000肾上腺素。
- 2. 00：08：03—00：15：07 耳前入路，在对耳轮缘靠内1mm处切开长约8mm切口，在软骨膜表面用剥离子分离皮下及软骨下，注意保留完整的耳软骨膜。在双侧耳甲艇区切取耳甲艇软骨，在右侧切取部分耳甲腔软骨。耳甲艇软骨大小为3cm×1.1cm，耳甲腔软骨大小为0.8cm×1.2cm。缝合切口，以碘伏棉球填塞切取处，打包加压包扎。

- 3. 00：15：08—00：18：44　在右侧颞部发际线内作2cm长的切口，用剥离剪刀在深筋膜表面及深筋膜下剥离，切取1.2cm×3.5cm大小的深筋膜，用3-0尼龙线缝合切口。

- 4. 00：18：46—00：20：55　取左侧耳甲艇软骨。

- 5. 00：20：57　展示耳软骨的宽度约为1.2cm，长度约为3.2cm；筋膜宽度约为1cm，长度约为2.6cm。

- 6. 00：21：12—00：22：19　采用经典的鼻小柱倒V形切口和下外侧软骨下开放切口，切开鼻小柱段，显露并取出L形硅胶假体。然后在下外侧软骨表面充分剥离，显露内侧脚、穹窿和外侧脚。

- 7. 00：22：26　用拉钩暴露术区，在鼻小柱段内侧脚间注射麻醉药，以11号尖刀片切开软组织直达鼻中隔前角，用剥离剪刀在鼻中隔前角两侧锐性分离约6mm。

- 8. 00：23：48　用小圆刀切开单侧鼻中隔软骨膜，然后用D形刀在软骨膜下剥离。打开单侧鼻中隔软骨，保留1.1cm宽度的L形软骨支架，切取部分鼻中隔软骨。用双齿球状拉钩暴露鼻小柱下段，剥离鼻中隔降肌，用剥离子经小柱切口在骨膜下游离梨状孔旁的鼻翼韧带，充分松解周围皮肤软组织，以增加整个鼻子的皮肤延展性。

- 9. 00：26：38　用小双齿拉钩提拉穹窿部，将上外侧软骨与下外侧软骨外侧脚头端之间的卷轴区韧带进行充分分离，以增加鼻黏膜和下外侧软骨的延展性。在外侧脚头端软骨下剥离，去除约3mm宽的条状软骨，以缩小鼻尖上区的体积。

- 10. 00：29：38　提拉内侧脚看衬里的延展性，右侧鼻翼软骨穹窿部分被压变形，给予矫正。

- 11. 00：30：32　将切取的单侧鼻中隔软骨放置在鼻中隔尾侧端，以PDS线贯穿缝合4～6针固定，使软骨与鼻棘相抵，稳定鼻中隔前角。抬高部分鼻小柱基底，改善鼻小柱上唇角。

- 12. 00：35：30　将取下的单侧耳甲艇软骨对称性地一分为二，背靠背固定缝合，形成一个近似蝴蝶状的外形；或者在两侧对称性地切取耳甲艇软骨，进行修剪后背对背地合二为一。穹窿重建移植物（reconstructed domal graft，RDG）的长度为2.5～3.4cm，宽度为0.6～1.2cm。RDG分为尾端、体部和头端，尾端为固定部分，长度为0.6～1cm，与鼻中隔尾端重叠缝合固定，起到稳定鼻基底的作用；体部代替Ⅱ型鼻中隔延伸移植物（SEG）或者鼻小柱支撑移植物（CS），长度为0.9～1.5cm，起到延长和抬高的作用；头端部分的长度为0.6～0.8cm，顺延下外侧软骨头侧翻转形成新的穹窿部分，形成鼻尖小叶和新的鼻尖表现点（图9-1，图9-2）。

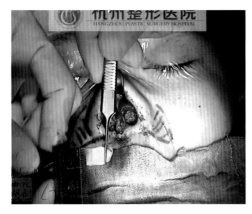
图9-1 穹窿重建移植物的宽度

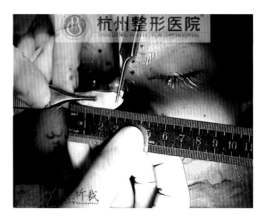
图9-2 穹窿重建移植物的长度

• 13. 00：35：54 将两片耳甲艇软骨背对背贯穿缝合2针。双侧耳甲艇软骨的对称性非常好，弧度曲线基本一致，但两面的弧度略有不同，将弧度近似鼻翼软骨的一面放在前面。确定新的鼻小柱小叶的连接点，并将此点与穹窿重建移植物缝合，将部分鼻小柱基底转变为鼻小柱部分。新建穹窿与原穹窿（或者是下小叶部分）以PDS线贯穿缝合，以此确定新建穹窿的最低点。穹窿重建移植物多出的尾端部分与原软三角区黏膜缝合，利用耳软骨的自身弹性将外侧脚提拉出来，避免外侧脚与新建穹窿的过渡不顺畅。将两边外侧脚的头端贯穿缝合，缩小鼻尖上区体积（图9-3～图9-5）。

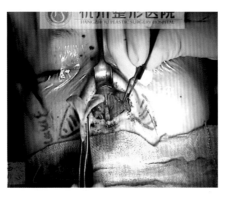
图9-3 中隔软骨的固定位置

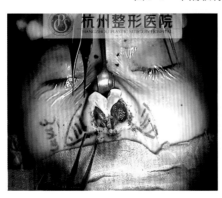
图9-4 RDG的固定位置

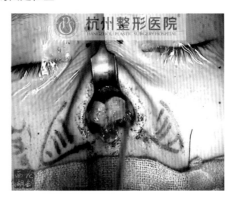
图9-5 RDG重建穹窿

• 14. 00：48：13　准备雕刻假体（由于这位求美者要求鼻根的倒三角明显一点，故设计了船形假体）。船形假体的雕刻与普通的柳叶形不同，它有几个特点：① 在鼻假体的鼻根上形成一个倒三角形模块，可以很好地模拟从眉心到鼻根的双曲线，形成真实的双曲线弧度；② 鼻根与倒三角形模块的连接是从薄到厚的一个自然过渡，可以弥补东方人鼻根过低的缺陷；③ 从倒三角形模块到鼻根是由宽到窄，再由窄到宽的形状；④ 增加假体与骨骼的接触面积，避免假体偏斜（这个假体也在申请专利）。假体雕刻好后，排出假体内的空气，同时将庆大霉素液挤压进假体（图9-6）。

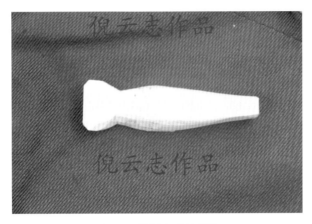

图9-6　雕刻完成的假体

• 15. 00：53：41　假体雕刻完成后，再次进行新建穹窿间的贯穿缝合，进一步抬高鼻尖。进行鼻尖塑形，调整双侧穹窿的对称性。左侧耳软骨有些外张，给予缝合矫正（图9-7）。

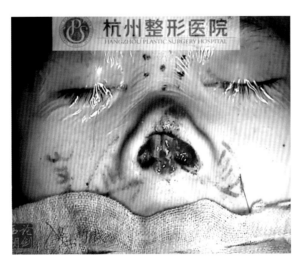

图9-7　RDG转折缝合

• 16. 00：55：46　用剥离子在骨膜下剥离假体腔隙（如果是膨体，笔者主张腔隙要大一些），植入假体后调整其外形，直至满意。将颞深筋膜包裹于假体的鼻根到鼻梁处。

- 17. 01：01：37　缝合鼻小柱后发现鼻尖下小叶欠饱满，修整耳软骨成盖板移植物，缝合固定于新的下小叶部分。耳软骨盖板移植物表面覆盖原硅胶假体包膜，避免耳软骨移植物显形（图9-8）。

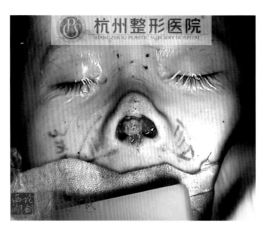

图9-8　假体包膜移植

- 18. 01：08：00　用PDS线贯穿缝合膜性鼻中隔部分，加强软骨支撑，避免术后血肿。
- 19. 01：10：28　用7-0尼龙线依次缝合鼻小柱切口，用6-0可吸收线缝合软骨下切口。
- 20. 01：12：36　在鼻背涂抹红霉素软膏（避免拆除胶布时假体与皮肤分离），在鼻腔内填塞带有通气管的膨胀海绵，鼻尖上区用小纱布压迫，避免术后血肿。

▶ 术后处理

- 1. 术后24小时取出鼻腔膨胀海绵。
- 2. 以胶带和热塑夹板外固定7天，拆线时一起拆除。

▶ 术前术后对比照（左为术前，右为术后1个月）

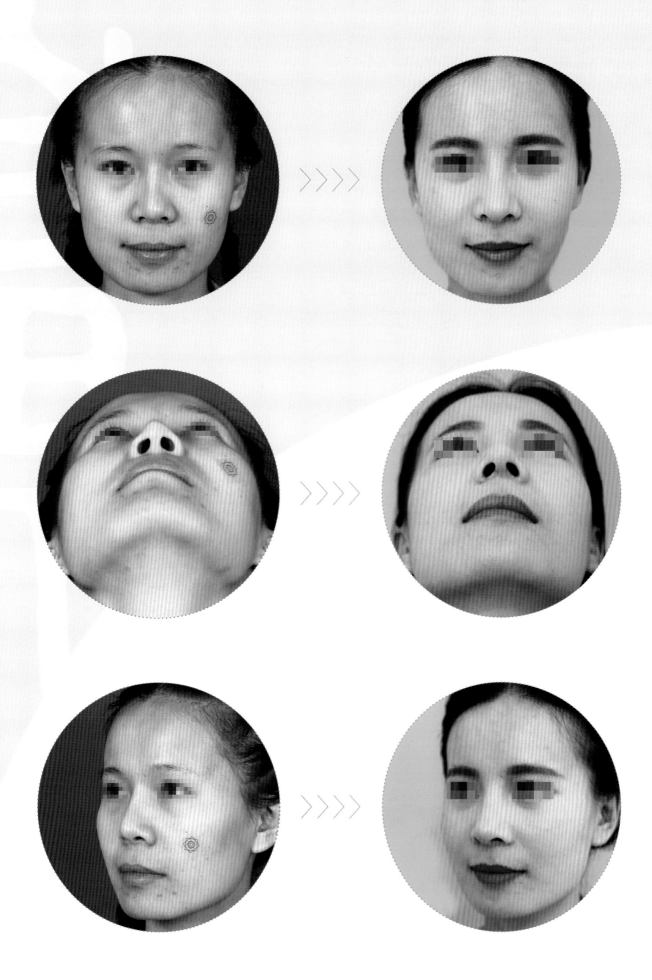

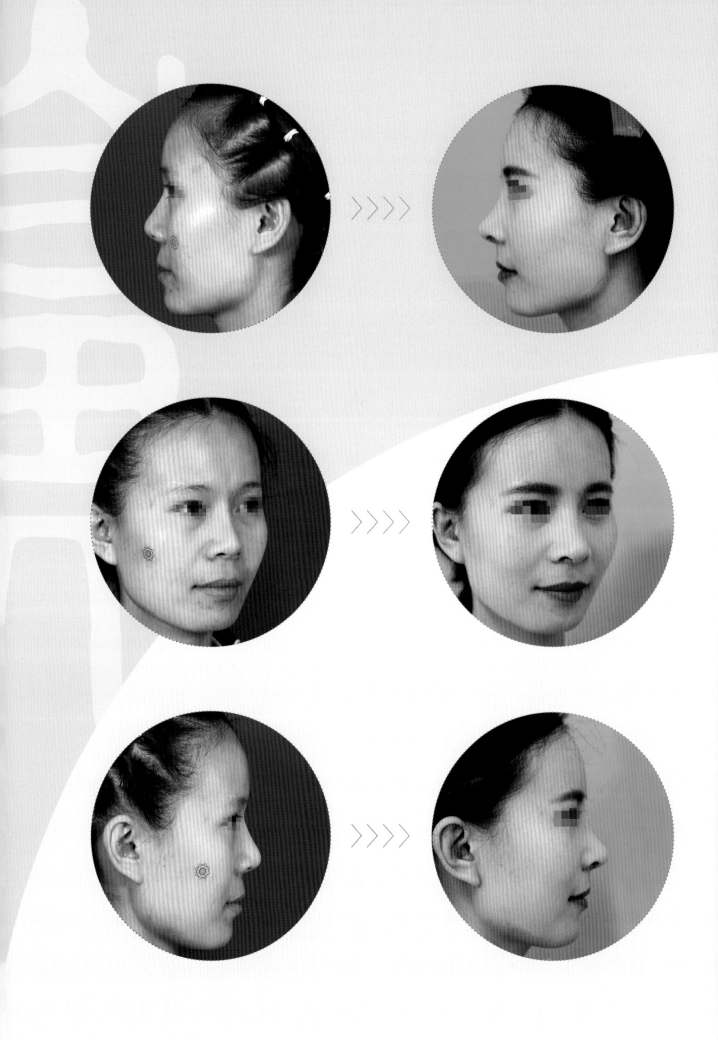

▶ 专家点评

韦敏点评倪云志医师手术

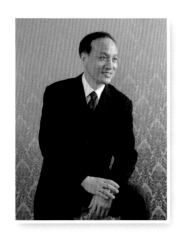

倪医师演示的手术有很多亮点：手术规划设计细致，考虑比较全面，采用了耳廓软骨，软骨植入设计新颖。

求美者硅胶隆鼻后再次手术，主要解决鼻尖过短及突出度不足，同时考虑鼻尖的活动度和柔软度，然后是鼻背皮肤颜色泛红的问题。这是一个常见的鼻美容手术，在这里我对手术设计、麻醉、切口、材料等问题发表一些意见。

对于手术设计术者分了12个项目，非常细致。手术的核心就是再次隆鼻，并将鼻尖延长。鼻尖延长3mm其实不是很复杂，有很多方法可以做到。本手术取较多耳廓软骨作为鼻尖延长的充填物，是考虑到鼻尖的活动度和柔软度，形态设计得很好，但折叠固定后也许与自然的活动度和柔软度还是有差别。取耳软骨增加了手术的复杂度，在手术适应证上应该有选择。

鼻整形美容最常采用的还是局部麻醉，安全有效；插管全麻也比较推荐，适用于手术时间在3小时以上者，或精神过度紧张者，或伴有其他疾病者。

开放式切口广泛用于鼻整形美容，便于操作。选用鼻小柱中间切口一般很少见到瘢痕增生，但偶尔会引起凹陷性瘢痕，视觉上还是比较明显。另外，原位缝合皮肤张力较大，是否可以考虑在鼻小柱底部作切口，位置相对隐蔽。

下面谈谈硅胶隆鼻若干年以后出现鼻背皮肤变薄、白里透红的问题。本手术是在膨体表面加了一层筋膜，是否可以做一些膨体和此材料加筋膜覆盖的对照研究。我的经验是采用单纯的膨体就可以很好地解决这类问题，而不必加筋膜。

本手术的鼻背材料用了膨体，此材料目前应用得越来越广泛。鼻整形美容材料的选择同样让人费心，硅胶是传统的填充物，膨体是近20年来的后起之秀。自20世纪

90年代美国膨体引进我国以来，初期用于颅颌面整形、眼眶充填；1996年上海第九人民医院王炜教授开始应用于鼻整形，历经价格高昂、排异感染率高、外形掌控不佳、雕刻困难等不利因素，到现在已成为一种成熟、应用广泛的隆鼻材料，也是本次演示应用最多的材料。

肋骨、肋软骨应用于先天和后天畸形的矫正已经有很长的历史，膨体和硅胶都展示了很强的实用性和生命力，只是我们在选择适应证时应多一些探索和理性，特别是肋软骨的应用不能过于泛化，耳软骨和鼻中隔软骨也不是神器。

鼻整形美容的原则首先还是效果以及求美者的满意度；其次是安全，主要包括感染、排异、外形不佳；第三是操作简单和微创，这是手术得以推广的重要因素。

期待半年以上的随访照片，用效果说明一切，让更多的人认可。

鼻整形美容手术有好几个层次需要我们整形外科医师去克服、探索。单纯的隆鼻显然已经不能满足求美者的需求，要考虑鼻梁的高度、长度、弧度、宽度和角度，鼻尖的形态、活动度、柔软度、突度也是鼻整形的内容，还要兼顾鼻孔、鼻小柱、鼻翼的大小和位置，因此，鼻整形美容是一个综合性的工作。整形医师的眼光只看到鼻子是不够的，还要观察面部其他器官，使之成为五官大家庭里和睦相处的一个成员。面部轮廓是基础，人物的性格特征、个人爱好都要充分沟通，交代清楚，这样才能获得更好的鼻形及满意度。即便这样用心做了，真正让鼻整形医师自豪的鼻子，其比例还不是很高，鼻整形美容的魅力就在于追求无止境。

尹卫民点评倪云志医师手术

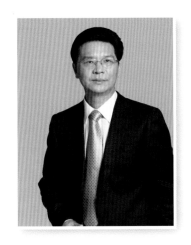

倪云志医师选择的手术方法看似简单的二次隆鼻，但其对于求美者的术前评估非常细致和准确，归纳出求美者有8个问题需要在这次修复中解决。因此，他应用了耳软骨、中隔软骨、颞深筋膜和膨体等多种材料，并应用12个相互关联、相互对应的项目来进行鼻子的重塑工作，设计合理，亮点较多（术者提到了4个主要的）。

综观他的手术操作全过程，其特点总结如下：

- 1. 手术操作技术娴熟，特别体现出鼻整形的对称性操作原则。
- 2. 手术入路平面掌握准确，直接在软骨表面分离前行。
- 3. 创造性地从双侧耳甲艇处取出几乎完全对称的耳软骨，用耳甲艇软骨再造新的穹窿形态完美，这是手术的一大亮点。
- 4. 伤口处理细致。
- 5. 鼻尖下移和下旋充分（鼻翼软骨与侧鼻软骨间的分离和游离确切有效）。
- 6. 鼻尖支撑杆固定非常牢固、有效。
- 7. 创造性地雕刻出符合求美者风格的船形假体，雕功灵巧，这也是手术的一大亮点。
- 8. 包扎非常仔细和用心，确保所构建的形态得以保持。

对于本例手术的两大亮点，我想着重点评一下：

其一，创造性地应用双侧耳甲艇软骨，在对称性地加强鼻小柱的同时塑造了新的、比较高的鼻尖穹窿。

以往国内外学者都应用双侧鼻翼软骨穹窿部对称贯穿缝合方法[1]和各种自体软骨进行鼻尖塑形，包括伞状软骨植入法、盾形软骨植入法、中隔延长软骨条法、解剖型

---

[1] Gunter J P, Rohrich R J, Adams W P. 达拉斯鼻整形术［M］. 李战强，译. 北京：人民卫生出版社，2009：110-112.

鼻尖植入块法、节段性软骨片填充法等[1]，少有利用双侧耳甲艇软骨进行鼻翼软骨穹窿再造[2]。他能够准确切取双侧耳甲艇软骨，对称性地加强鼻翼软骨内侧脚，重塑鼻翼软骨穹窿部，保持了鼻尖部的柔软度和活动度[3]。

其二，个性化地处理鼻背假体移植物的形状。

在以往的很多报道中都有学者进行了各种假体雕刻技巧的阐述[4][5]，其目的都是为了在增加鼻背高度的同时处理好它与眉头和上颌骨额突（鼻背基底）的衔接；各个植入材料厂家也在不遗余力地开发各种不同型号的植入假体；整形外科医师也不甘示弱，手术中经常进行完全个性化的假体雕刻。

我们知道，鼻整形最早是从鼻背植入假体开始的，从早期不作修剪直接放入硅胶假体，形成比较生硬的外形；到目前非常重视假体与鼻背的无缝衔接和吻合，产生一种浑然天成的外形，我们从来没有停止过对假体形状作各种各样改变的尝试，同时用各种电脑软件进行测量和模拟。近期北京大学第三医院整形外科李东教授发明的CSN解剖型鼻假体，是他根据中国人（东北亚、南亚蒙古人种）的外鼻形态以及面部轮廓，经过多年的临床经验和数据测量研究出来的5种型号的硅胶鼻假体。

最近，深圳大族激光也凭借激光3D测量和打印假体的革命性技术进入医疗美容领域，推出完全个性化的定制鼻假体。

作为整形医师，我们就像房屋装修设计师一样，面对求美者的具体要求，发挥自己的想象力和创造力，根据求美者的鼻部条件来雕刻和制作假体。我曾经也为一名有特殊要求的求美者用膨体补片制作了眉弓和鼻子的T形复合假体，术后取得了满意的效果（图9-9），自己也获得了非常大的成就感。

倪云志医师还特别强调了这种船形假体能够基本满足求美者的视觉要求，但在触摸时可能会有边缘感，因此需要控制好求美者的期望值，落实医美工作中的知情同意原则。

[1] 李东，安阳. 中国人鼻整形几个问题的探讨 [J]. 中国美容整形外科杂志，2015，26（6）：321-323.

[2] 韩国栋，黄小林，王杭，等. 双侧自体耳软骨镜像移植作为鼻中隔延伸移植物的临床应用 [J]. 中国美容整形外科杂志，2015，26（6）：327-329.

[3] 倪云志，艾玉峰，傅晓茜. 耳软骨穹窿重建移植物在鼻尖整形中的应用 [J]. 中国美容整形外科杂志，2016，27（1）：42-44.

[4] 潘宝华，艾玉峰，郭树忠，等. 隆鼻术中固态假体雕刻技巧 [J]. 中国美容医学，2001，10（3）：225-226.

[5] 莫海雁，黎冻，周翔，等. 鼻假体鼻背外侧面纺锤形雕刻隆鼻术 [J]. 中国美容医学，2010，19（8）：1101-1102.

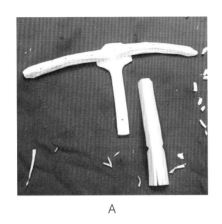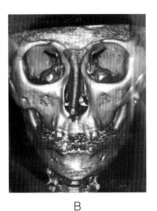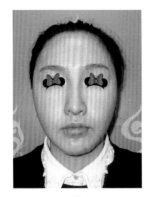

A B C

图9-9 T形复合假体的手术效果

A. 术中假体雕刻完成后的形状　B. 术后MRI　C. 术后1年效果

　　本例手术相当成功，也是一次不可多得的学习体会。当然，在手术过程中，我们也看到膨体假体被多次拉出来进行雕刻调整，并在鼻背皮肤上进行比对和校正。我们知道，经过一次消毒，1～2小时后，皮肤深层的细菌会随着油脂分泌移行到皮肤表面，便有可能污染假体，并将细菌带入所植入的腔隙中，加大术后感染的风险。因此，建议今后假体在皮肤表面比对前要再次消毒，假体放入鼻背腔隙前要常规进行抗生素液体浸泡（按照膨体植入材料操作常规）。

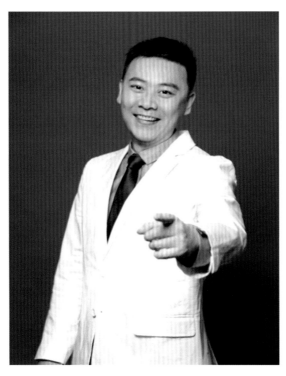

———| 手术者 / 徐　航 |———

鼻综合整形术（取硅胶假体，取部分鼻中隔软骨、鼻中隔硬骨、耳软骨，膨体隆鼻，短鼻增高、延长）

求美者基本情况

姓名：×××；性别：女；年龄：42岁；民族：汉族；出生地：安徽六安。

既往史

- 1. 平素体健，无高血压、心脏病、糖尿病等重大疾病史，无肝炎、肺结核等传染病史，无手术、外伤和输血史，无放射性物质接触史和中毒史，无食物、药物过敏史。
- 2. 曾做过单纯硅胶假体隆鼻术。
- 3. 按计划接种疫苗。

术前检查

- 1. 专科检查。短鼻，鼻尖突出度不足。鼻背假体偏斜，鼻尖皮肤薄，可隐约见假体轮廓。鼻中隔居中，鼻孔不对称，鼻小柱轻度左偏。鼻梁偏斜、晃动。触诊示鼻中隔前角强度尚可，皮肤紧，但牵拉有一定的活动度。双侧耳廓略小，耳甲腔、耳甲艇均未被切取。
- 2. 辅助检查。基本化验及检查结果正常。

诊断

硅胶隆鼻术后，短鼻。

手术方法

鼻综合整形术（取硅胶假体，取部分鼻中隔软骨、鼻中隔硬骨、耳软骨，膨体隆鼻，短鼻增高、延长）。

手术设计

该求美者曾接受一次单纯硅胶隆鼻术，现呈短鼻、鼻尖突出度不足外观。考虑到前次手术为单纯隆鼻，此次修复距上次手术间隔时间长，组织有一定松弛度，因此选择鼻中隔、耳软骨重塑鼻尖、鼻翼，鼻背膨体植入。但预计术中会存在软骨量不足、强度不足等问题，考虑经过软组织松解、软骨支架的合理搭建一样可以达到较好效果。

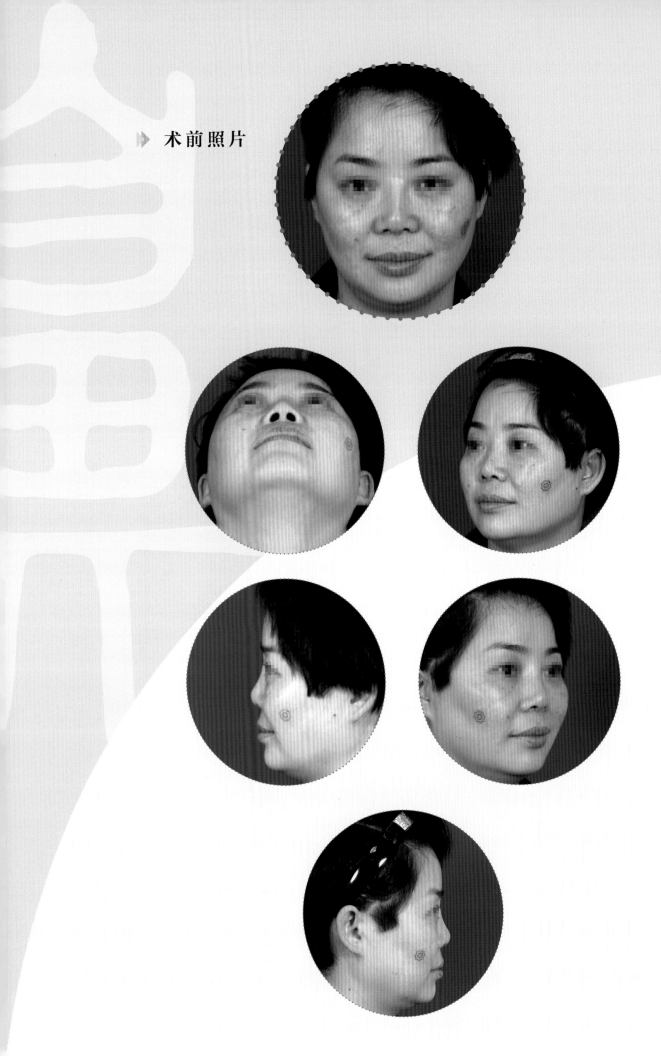

術前照片

手术过程

- 1. 00：00：00—00：12：37　麻醉、消毒、铺单。沿开放式鼻小柱倒 V 形切口联合外侧脚尾侧切口切开。

- 2. 00：12：37—00：14：56　分离后取出假体及其包膜（图 10-1）。去包膜的目的是增加软组织的延展性，改善晃动。自体包膜可以做鼻尖、鼻背衬垫物，以增加软组织厚度。

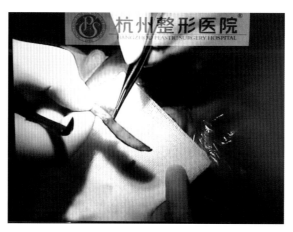

图 10-1　取出硅胶假体及其包膜

- 3. 00：14：56—00：18：55　取出鼻中隔及部分筛骨垂直板（图 10-2），其大小约 2cm×1.2cm，其中垂直板约 0.5cm×0.6cm。单侧入路分离软骨膜与鼻中隔软骨，用剥离子触诊鼻中隔软骨与筛骨垂直板交界处，预计鼻中隔软骨小。在筛骨垂直板两侧骨膜下充分分离，底部用剥离子折断，上部用鼻甲剪剪断，取出鼻中隔软骨及筛骨垂直板。

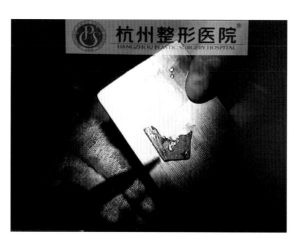

图 10-2　鼻中隔软骨及筛骨垂直板

• 4. 00：18：55—00：26：39 作耳前切口，分别取出右侧耳甲腔及耳甲艇软骨，保留耳轮脚至对耳轮一定宽度的软骨条，以增加支撑力，防止耳廓变形。

• 5. 00：26：39—00：29：18 根据术前设计数据制作鼻中隔延伸移植物（SEG）及鼻小柱支撑移植物（Strut），并在移植物上画线确定固定位置。

• 6. 00：29：18—00：33：09 用条形鼻中隔软骨固定移植物（图10-3），目的是加强鼻中隔L形结构的垂直段。

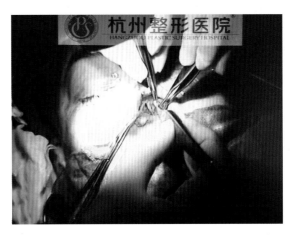

图10-3 用条形软骨加强鼻中隔L形结构的垂直段

• 7. 00：33：09—00：47：46 将SEG及Strut（固定型）植入，并植入中隔软骨条形移植物加强SEG，长度跨越SEG的筛骨垂直板骨性部分，目的是对抗远期骨吸收后移植物尾侧软骨上缩变形。

• 8. 00：47：46—00：49：54 第一次支架与鼻翼软骨穹窿、内侧脚固定，固定后出现SEG的筛骨垂直板与软骨脱位，SEG偏曲，拆除固定线。

• 9. 00：49：54—00：58：24 作耳前切口取左侧耳甲艇软骨。

• 10. 00：58：24—01：07：04 植入两条耳软骨作为夹板，矫正因SEG的筛骨垂直板与软骨脱位引起的SEG偏斜、延长力量不足（图10-4）。

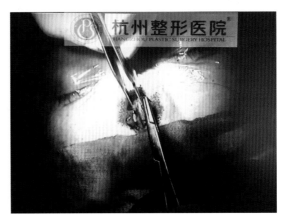

图10-4 用耳软骨夹板固定SEG

- 11. 01：07：04—01：09：19　植入条形耳软骨，抑制上旋移植物 Derotation Graft（图 10-5），目的是减少张力引起的 SEG 上旋。

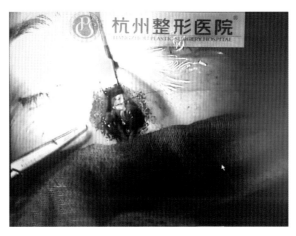

图 10-5　耳软骨 Derotation Graft 植入

- 12. 01：09：19—01：11：05　在骨膜上分离，松解鼻基底，目的是改善鼻翼基底凹陷，进一步松解内侧脚附近组织。

- 13. 01：11：05—01：16：06　第二次固定鼻尖支撑结构、鼻翼软骨穹窿与内侧脚。

- 14. 01：16：06—01：18：58　植入两层耳软骨鼻尖盖板移植物，将表层移植物尾侧超出外侧脚尾侧，其目的是改善延长后鼻翼软骨穹窿的角度，防止夹捏畸形，增高鼻尖，并适当改善鼻翼退缩。

至此已形成伞形鼻尖结构，即宽三角形鼻尖盖板移植物＋垂直一体化的鼻尖支撑结构（SEG＋Strut），如图 10-6、图 10-7 所示。

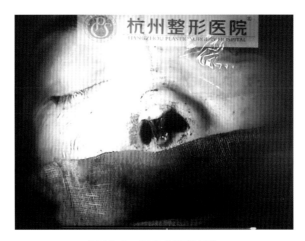

图 10-6　鼻尖伞形移植物

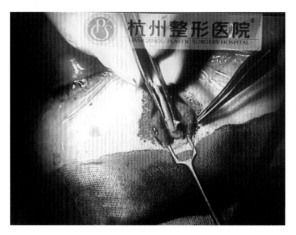

图10-7 鼻中隔延伸移植物和小柱支撑：SEG＋Strut

- 15. 01：18：58—01：20：09 将两片软骨片插入内侧脚与支撑结构之间，目的是矫正鼻小柱左侧边缘的形态。
- 16. 01：20：09—01：27：33 膨体植入（5mm），并在鼻尖上区膨体下植入软骨片，以进一步增加高度。
- 17. 01：27：33—01：30：13 用假体包膜移植物覆盖鼻尖。
- 18. 01：30：13—01：36：10 将块状移植物植入外侧脚尾侧及鼻尖移植物两侧（图10-8，图10-9），目的是进一步增大鼻头，改善鼻翼退缩。

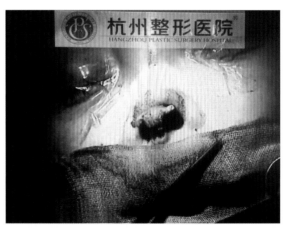

图10-8 将块状移植物植入外侧脚尾侧

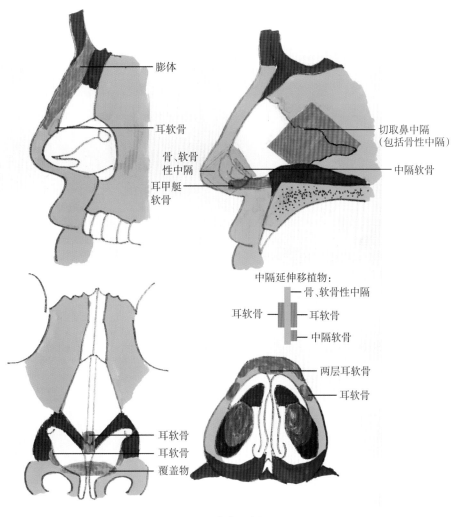

图 10-9　手术示意图

- 19. 01：36：10　术毕，进行缝合、包扎、填塞。

▶ 术后处理

术后用鼻孔膨胀海绵填塞 2 天，鼻背鼻塑板固定 4 天。

▶ 手术小结

鼻整形手术是平衡各种作用力的过程。如果将鼻子比作一座建筑，软骨支架就像承重结构，提供推力，使鼻尖达到理想的高度、长度；软组织就像建筑物外面的装饰材料，是阻力；表情则像持续性影响建筑物的各种外界因素，是不可忽视的重要方面，也会使鼻尖发生远期改变。术前设计变化越多的鼻尖，需要提供的支撑力就越强，阻力也会越大，对远期表情的影响也越大。因此对于要求鼻尖过多变化的求美者，笔者在选材方面会倾向于支撑力更强的自体肋软骨，以对抗软组织阻力及远期表情因素的影响；对于要求变化自然、鼻中隔完整、至少有单侧耳软骨的求美者，在选材方面更推荐将鼻中隔、耳软骨作为首选。该求美者为典型的短鼻、低鼻女性，存在皮肤紧、移植软骨量及强度不足等问题。虽然术前其他医师建议行肋软骨鼻整形，但考虑到求美者追求自然，其皮肤松弛度尚可，首次手术仅为单纯隆鼻，而且鼻中隔、耳软骨尚存，因此推荐使用鼻中隔、耳软骨鼻整形。

如何利用鼻中隔、耳软骨做好这类鼻整形呢？下面分两方面进行叙述。

• 1. 软骨方面。

（1）鼻中隔是鼻整形的根本：中国女性求美者普遍存在鼻中隔取出中心软骨后前角强度不足的问题，需要植入鼻中隔加强移植物，确保L形鼻中隔的强度[1]。

（2）构建稳定的鼻尖支撑结构是鼻尖整形的基础：通过单侧SEG与固定式Strut的组合，对于大多数初次鼻整形或皮肤有一定活动度、鼻中隔及一侧耳甲腔、耳甲艇尚存的求美者来说，均可形成稳定的鼻尖支撑结构。因弹性软骨后期变形相对较多，建议支撑结构移植物尽量由中隔软骨构成，若鼻中隔过小，中隔软骨量不足，为得到足够的移植物宽度，可将鼻中隔软骨连同部分筛骨垂直板一同取出，构成SEG。获取筛骨垂直板时存在一定的风险，如可损伤蝶腭动脉分支导致出血、分离近鼻背侧黏骨膜时可损伤嗅神经影响嗅觉、骨折线过于靠头侧时可发生脑脊液鼻漏等，因此笔者不作为常规推荐。对于Strut的制作，因无剩余的鼻中隔软骨，利用耳甲艇软骨折叠缝合可以获得足够强度、长度的移植物。两种移植物组合后，将Strut固定于鼻棘。鼻翼软骨与鼻尖支撑结构固定后可形成从鼻棘至鼻翼软骨穹窿的垂直一体化的支撑结构。从仰位观察，该支撑结构位于鼻翼软骨内侧脚间，形似伞柄，为鼻尖提供有力的支撑，对于减少鼻中隔、耳软骨鼻整形的远期鼻尖下降具有积极意义。该求美者因SEG移植物包含部分骨性结构，固定时，骨与软骨存在成角脱位。为减少远期骨吸收导致的SEG变形及矫正脱位，可利用两条耳软骨作为夹板，在骨两侧进一步加固SEG，增加其支撑力。

（3）鼻尖亚单位结构细化过程是鼻尖整形的核心：一般来说，除了应用相应的鼻尖移植物进一步增高、延长鼻尖外，还需要关注鼻尖-鼻背、鼻尖-鼻翼、鼻尖-鼻小柱三个维度的衔接过渡问题。对于该求美者，支撑结构已经提供了足够的鼻尖长度，鼻翼软骨与鼻尖支撑结构固定后，在鼻尖-鼻小柱维度上过渡良好；在鼻尖-鼻背维度上，考虑到皮肤软组织紧，易导致远期鼻尖下降增多，因此通过多层鼻尖移植物叠加，将鼻尖高度矫枉过正，以维持鼻尖至鼻背的正常过渡，同时多层的鼻尖移植物最

［1］徐航. 条状鼻中隔加强软骨移植物在鼻整形术中的应用［J］. 中华医学美学美容杂志，2013，19（4）：304-305.

上层利用宽的鼻尖盖板移植物，维持张力下的正常鼻尖表现点的宽度；在鼻尖-鼻翼维度上，应考虑预防延长后因鼻前庭软组织压缩或外侧脚向尾侧携带不足引起的鼻翼退缩。因此足够宽度的鼻尖盖板移植物植入后，其尾侧应超出外侧脚尾侧，起到降低外侧脚尾侧缘的作用，预防鼻翼退缩。该类鼻尖盖板移植物植入后，其外形犹如伞面一样，除增加高度外，还具有打开穹窿角度、防止夹捏畸形、稳定外侧脚的作用。

• 2. 软组织方面。软组织的充分松解对于仅利用鼻中隔、耳软骨的鼻整形尤为重要。对于术前鼻尖活动度大、鼻中隔降肌发达的求美者，剪除鼻中隔降肌也应作为常规处理。该求美者除进行充分的软骨间松解外，还进行了皮肤罩及鼻基底、梨状孔附近骨膜上松解。因术前观察微笑时鼻尖动度小，所以未做鼻中隔降肌的处理。

综上所述，对于该例鼻整形，术前根据求美者的具体情况并结合其审美观进行选材，术中着重从合理构建有效强度的软骨支架、充分松解软组织方面着手，最终达到相对满意的效果。

▶ 术前术后对比照 （左为术前，右为术后1个月）

手术者·徐　航

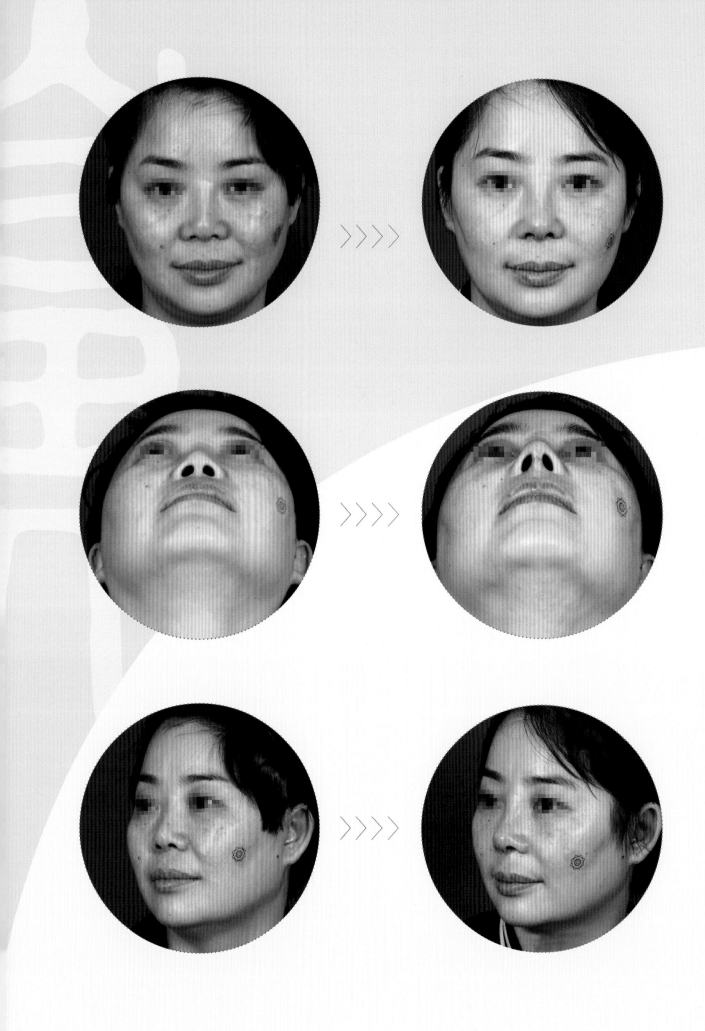

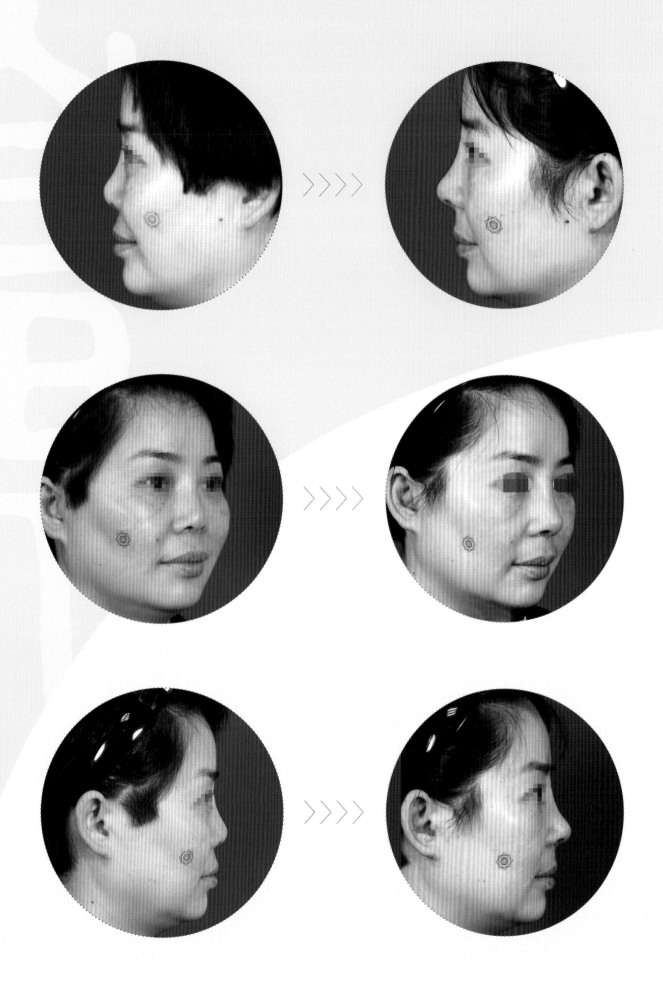

▶ 专家点评

郑永生点评徐航医师手术

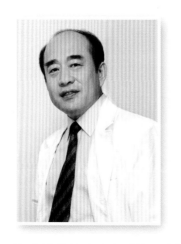

该求美者为隆鼻术后的二次矫正案例，现存在鼻梁假体歪斜、鼻梁短缩现象。求美者主诉为矫正鼻梁的歪斜，延长外鼻长度，增加鼻尖的美感。

本例手术的核心内容为：更换求美者的鼻梁植入体，矫正鼻梁歪斜和改善鼻梁高度；鼻尖整形，以实现延长鼻梁，矫正短鼻畸形。由此需要考虑的问题为：

• 1. 取出旧的植入体，更换新的植入体，同时需要解决植入体的稳定性。由于上次手术的植入体放置层次较浅，故新的植入体要避免透光和放置后稳定。采用膨体是最佳选择，这点术者的选择是正确的。在植入体放置的操作中，术者的分离层次是紧贴鼻骨骨膜表面，这也是确保术后植入体稳定的重要因素。通过旧植入体的取出和新植入体的放置矫正了鼻梁歪斜。值得一提的是，术者在取出鼻假体的时候将包裹假体的包膜完整获取，意图用于修复鼻尖的皮肤薄弱处，这点很有创意，也需要术中的操作十分精准，以避免分离过薄导致皮肤穿破。我认为也可以将包膜保留，以增加鼻梁皮肤的厚度，避免皮肤太薄，在新的假体放置后显形明显。术者采用假体包膜植入，以矫正因第一次手术假体支撑导致的鼻尖皮肤薄弱，具有一定的效果，但组织量略显不足。我建议在采取耳廓软骨的同时获取耳后筋膜，使组织量更加充分。

• 2. 鼻尖整形、鼻梁延长的核心是鼻支架结构的重塑。短鼻延长一直是鼻整形的难点之一，该求美者本身存在短鼻畸形的问题，同时又是隆鼻术后二次修复的案例，手术操作难度相对较大，如何能够很好地设计、施行手术，实现求美者的诉求，达到美鼻的目标，需要术者综合考虑，也体现了术者的美学素养。

术者对本案例进行的综合考虑体现了其丰富的临床经验。如考虑到该求美者既往有硅胶隆鼻术的手术史，组织有一定的松弛度，术后的张力不会很大，在鼻部支架结构的选择方面，用鼻中隔软骨作为鼻部延长的主要支架结构是很适宜的，因为鼻中隔软骨移植不仅取材方便，也是最符合解剖特性的材料。尽管肋软骨移植作为支架结构也是一种选择，但毕竟要在胸部留下痕迹，是很多求美者所忌讳的。整形手术的原则是力求创伤最小、效果最好，所以术者在鼻梁延长的主要支架结构选材上是合理的。

鼻中隔软骨移植延长鼻梁和鼻尖塑形首先碰到的问题是鼻中隔软骨量不足，术者采取后上方的鼻中隔软骨，同时获取部分筛骨垂直板作为鼻梁延长的支架材料，这是一个很好的想法。其次是鼻中隔软骨的支持力度问题，中隔软骨的支持力不足将导致鼻尖塑形的远期形变，影响鼻梁延长的手术效果甚至产生继发畸形，这一直是个难题。术者采用中隔软骨结合耳廓软骨解决了组织量不足的问题，也基本解决了支持力的问题。

在鼻梁增高方面，术者选择膨体植入。膨体的应用已有20余年时间，应该说是非常安全的植入材料。尽管人们担心膨体的网孔有感染的可能性，但只要术中注意无菌原则，感染的可能性是非常小的。选择这种材料也体现了术者对植入体的稳定性和透光性等方面的考虑。术者对软组织的充分松解、对皮肤覆盖组织压迫支架引起张力问题的考虑，都体现了其丰富的临床经验和较强的实际操作能力。

唐冬生点评徐航医师手术

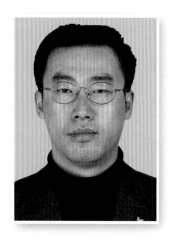

这是一例典型的硅胶假体单纯隆鼻术后自觉效果不佳的求美者，表现为短鼻、鼻尖突出度不足外观，鼻尖略显现鼻假体轮廓，鼻梁偏斜，假体晃动。术者根据对求美者的术前评估及预判，决定采用常规外入路方法进行修复，计划取中隔软骨加耳甲腔、耳甲艇软骨制作鼻中隔延伸移植物及鼻小柱支撑移植物来塑形鼻尖，鼻背以膨体材料填充，最后很顺利地完成了整个手术过程。

观摩整个手术过程，可以发现以下几点值得我们学习和探讨：

• 1. 通过经典的鼻整形外切口入路，剥离至鼻尖部假体包膜边缘，沿假体包膜仔细剥离，将包膜与假体一同完整取出。这样既增加了鼻背部软组织的延展性，又消灭了原有的假体腔隙，形成一个新的腔隙，可以有效避免术后再次发生假体偏斜，并且充分利用包膜组织来包裹鼻尖部软骨支架，可以说是一举多得。术者很精准地完成了这一操作。

• 2. 在切取耳软骨时，术者通过耳前切口分别取出耳甲腔及耳甲艇处的条状软骨，保留了耳轮脚至对耳轮一定宽度的软骨条，这样能够更好地维持术后耳廓的外形，减少耳廓的变形。

• 3. 在加强鼻中隔尾侧端时，术者先后将耳甲腔软骨、中隔软骨缝合至鼻中隔尾侧端，同时在缝合的软骨片的对侧加以耳软骨，进一步增加了其强度，这样既提高了中隔小柱部分的强度，又可以避免术后鼻小柱移位偏斜。

• 4. 在鼻中隔延伸移植物（SEG）及鼻小柱支撑移植物（Strut）植入时，术者植入了一条中隔软骨移植物用以加强SEG，其长度跨越了SEG的筛骨垂直板骨性部分。这样做是为了对抗远期骨吸收后移植物尾侧软骨上缩变形，对鼻整形初学者来说，在预防鼻尖鼻翼尾侧端后缩或变形方面给出了一个方法。

5. 由于鼻部的皮脂腺发达，时常会有油脂自毛孔中分泌，因此在雕刻PTFE假体并在鼻背部进行比对时，鼻背部是否可以用无菌贴膜覆盖，这样可以避免假体直接与皮肤接触，或者在假体接触皮肤进行比对之前，再次进行皮肤消毒，减少术后感染率。

综观整个手术过程，术者操作规范严谨，手术方法选择及应用合理，术后即刻效果满意，读者确实可以从此例手术中学到很多东西。非常期待求美者的远期随访结果。

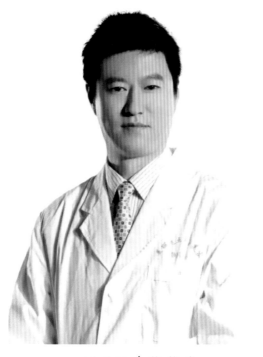

手术者 / 焦俊光

手术名称

鼻综合整形术（膨体隆鼻，自体耳软骨和
膨体鼻尖塑形）

▶ 求美者基本情况

姓名：×××；性别：女；年龄：23岁；民族：汉族；出生地：广西南宁。

▶ 既往史

- 1. 既往身体健康，无肝炎、肺结核及其他传染病史，无食物、药物过敏史。
- 2. 无任何整形美容手术史。

▶ 术前检查

- 1. 专科检查。鼻背低平，鼻翼沟间距约2.92cm，双侧内眦间距约3.19cm，鼻翼基底外侧缘间距约3.04cm，鼻尖高点上旋，鼻长4.61cm，鼻部皮肤黏膜无破溃、感染。
- 2. 辅助检查。基本化验检查结果正常。

▶ 手术方法

- 1. 膨体隆鼻。
- 2. 自体耳软骨和膨体鼻尖塑形。

术前照片

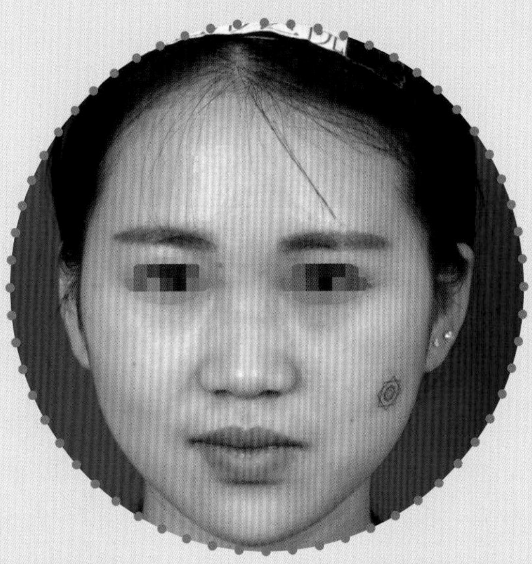

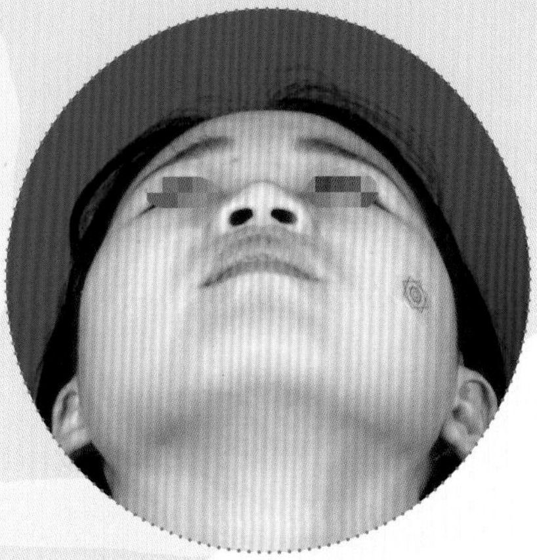

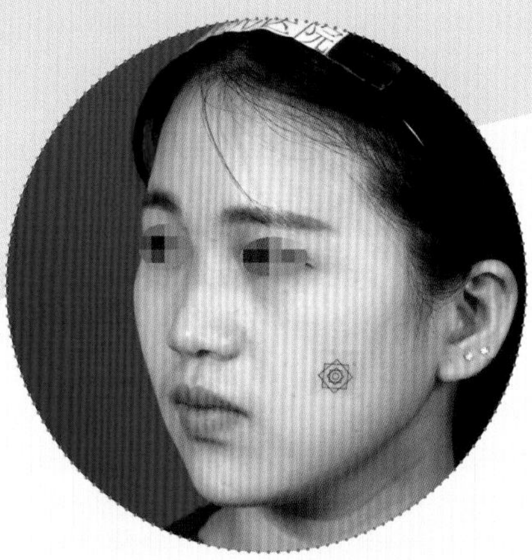

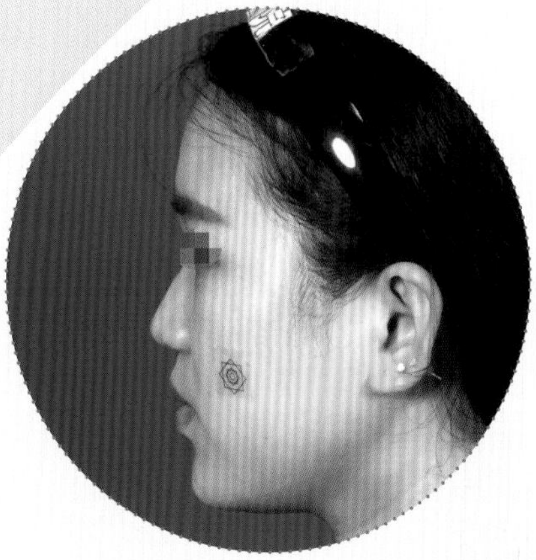

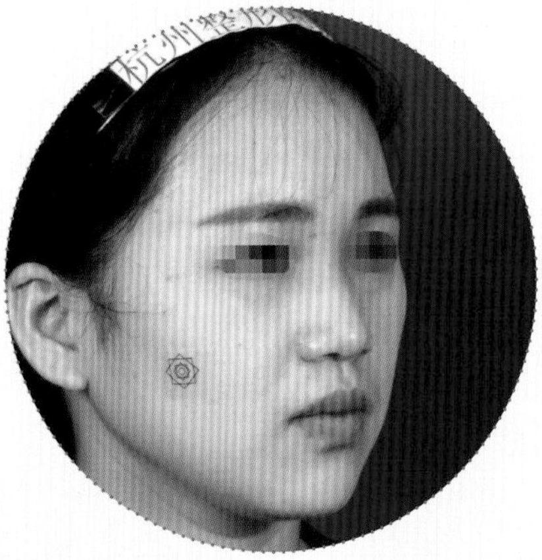

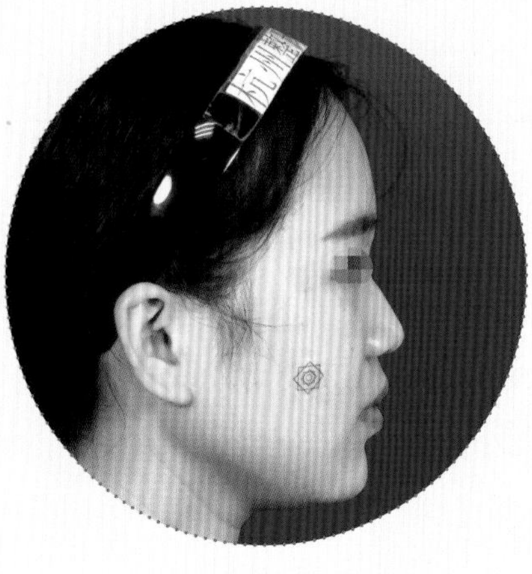

美学设计

做什么样的鼻子为美,笔者认为协调适中即可。现在审美流行国际化,鼻子高挺的西方人,以鼻梁高度适中、鼻尖微翘为美。鼻子矮小的亚洲人以鼻梁高挺、不露鼻孔为美。审美国际化的结果是西方人以亚洲人的鼻子为美,亚洲人以西方人的鼻子为美。我国公认的美女范冰冰、李冰冰、刘亦菲、李嘉欣就是此类美鼻的代表。基于上述美学观点,本例中的求美者鼻形与大众审美较接近,只是偏矮、短小,所以按此比例增高鼻梁、延长鼻尖、鼻小柱,保留鼻梁轻度凸起曲线即可。

手术特点

要塑造一个漂亮的鼻子,关键是塑造一个良好的鼻额角和优美的鼻尖。现在的技术要点都在鼻尖增高、延长上。鼻尖部位为空腔性结构,要增高、延长鼻尖就要建立一个支架。因鼻尖处软组织较少,鼻腔毛囊较多,常有分泌物等问题,在鼻尖、鼻小柱部位用异体材料隆鼻时发生过不少感染案例,所以很多术者放弃使用异体材料,转而使用自体软骨做支架。笔者认为,在鼻尖、鼻小柱用异体材料发生感染是有原因的,我们把这些原因找出来并规避之就可以减少感染等并发症。笔者从2011年开始用膨体做支架进行鼻尖成形术,到现在已完成3 500例手术,最长观察时间为5年,其中13例发生感染,占0.37%,感染发生后经处理全部愈合,未遗留后遗症。本手术的特点是用膨体做支架配合耳软骨进行鼻尖成形术,现简述如下:

• 1. 膨体支架的优点和建造。"拆东墙,补西墙"虽然是整形美容外科最常用的方法,但一定不是求美者喜欢的,只是不得已而为之。安全、简单、效果好一直是求美者和整形医师的共同追求。因膨体有微孔结构,植入体内后组织可以附着生长,其特点与软骨非常相似,术后形态维持较好,发生挛缩率较低,所以用膨体做支架是可行的。膨体的支撑力优于耳软骨、中隔软骨而与肋软骨相当,对于用耳软骨和中隔软骨达不到需要的效果而又不愿取肋软骨者,用膨体做支架是一个良好的选择。大家最担心的是在鼻尖使用膨体材料易感染的问题,本组资料3 500例,感染率0.37%尚在可接受范围。虽然观察时间大多不超过5年,但L形鼻假体在我国应用已超过30年,现在仍在使用,说明求美者对此是接受的。

本支架为"7"字形,横形的长支架固定在鼻背软骨上,用于垫高鼻梁及延长鼻尖;竖形的小支架下端卡在鼻基底骨面的鼻前嵴处,用于支撑鼻小柱;"7"字的交接处即为新的鼻尖位置,用尼龙线固定。该支架为框架结构,有点像搭帐篷——简单、快速,支撑力强,鼻尖点的位置容易掌握,不满意修改也很简便,可以说集工程力学、美学于一体,缺点是鼻尖手感较硬。

• 2. 减少膨体支架鼻尖成形的感染率。鼻尖及鼻小柱用异体材料易发生感染的原因之一是该处软组织较少，对异体材料缺乏有效的保护。异体材料的存在降低了局部的免疫力，当有细菌入侵时易发生感染。预防方法包括以下几种：① 减少膨体材料的使用量，以够用为原则。② 将膨体材料牢固固定并确保正中位，不要和没有软骨保护的皮肤或黏膜形成压力性接触，以免细菌通过毛囊或黏膜侵入引起感染。③ 对易发生感染的鼻尖处做好防护。鼻尖处皮肤因与膨体有压力性接触，可用耳软骨覆盖皮下以防止细菌侵入毛囊，该软骨对鼻尖形态也可起到良好的修饰作用。④ 内壁穹窿转折处较薄，可用大翼软骨内侧脚保护。⑤ 将庆大霉素溶液注入膨体内，以防感染。⑥ 整个手术过程严格执行无菌操作。

• 3. 膨体的设计要点。膨体分为用于鼻背的横形膨体（图11-1）及用于鼻小柱的竖形膨体（图11-2）。鼻背膨体的上半部分放在鼻梁的骨面上，用于垫高鼻梁，按鼻梁所需形状设计。上端注意和鼻额角自然衔接，两侧注意和鼻梁骨自然衔接，以术后不显露鼻模痕迹为好。鼻背膨体的下半部分修成小柱状，以减少用量。鼻小柱膨体修成直径2.5～3.5mm的柱状，下端加大以增加稳定性，减少压迫感；前后弧形，顺应鼻小柱的弧形走向，并可防止下端滑向口腔侧；下端后部设计凹槽卡在鼻前嵴处，防止鼻小柱偏歪及左右摆动。

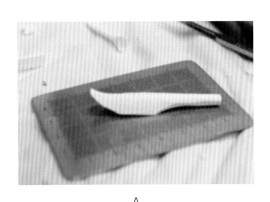
A

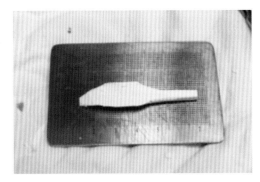
B

图 11-1　已雕刻完成的鼻背膨体（索康）
A. 正面　B. 腹面

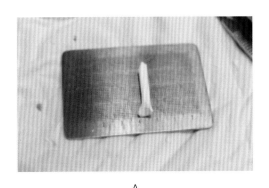
A

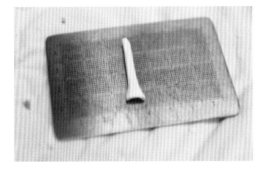
B

图 11-2　已雕刻完成的鼻小柱膨体（索康）
A. 头侧面　B. 尾侧面

• 4. 切口设计。因鼻小柱有膨体材料，为减少切口对膨体的影响，所以把切口设计在鼻小柱的上方，呈正 V 形，两侧走在鼻翼缘的内外交界处。这一切口的另一好处是保障了切口血运容易愈合，若出现并发症修复也较容易。

手术过程

• 1. 00：00：40—00：08：55　在耳后作切口，取 1.5cm×1.2cm 大小的菱形耳甲腔软骨 1 片，切口打包包扎。

• 2. 00：09：00—00：23：55　设计鼻形，雕刻膨体。因求美者鼻背部有一小的驼峰状突起，雕刻膨体时要在相应部位雕刻一凹陷与之对应。膨体下部分修成 3.5mm×3.5mm 大小的柱状。为增加鼻背膨体与骨面的服帖性，在鼻梁膨体背面作横向不全切割。

• 3. 00：23：55—00：26：20　用 2% 利多卡因肾上腺素混合液作局部浸润麻醉，在鼻小柱上方作 V 形切开，两侧切口走在鼻翼缘内外交界处。

• 4. 00：26：20—00：29：57　在大翼软骨表面及鼻背骨表面进行皮下广泛分离，使皮肤组织充分松解，以利鼻尖延长。

• 5. 00：29：57—00：41：52　将两侧含大翼软骨及黏膜的复合组织在鼻中隔软骨表面进行充分分离，下端达到鼻前嵴，上端将鼻翼软骨与上外侧软骨间的卷轴区韧带离断。

• 6. 00：41：52—00：49：23　用 3-0 PDS 可吸收缝线在上外侧软骨与鼻骨交界处缝合 1 针，用于固定鼻背膨体，使膨体支撑延长鼻尖时不会向鼻根移位（图 11-3）。根据需要修剪膨体的长度，该长度就是新鼻尖的长度。

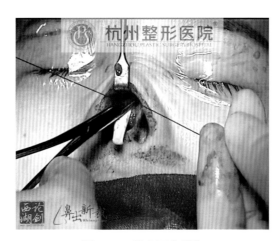

图 11-3　缝合固定假体

• 7. 00：49：23—00：51：33　安置鼻小柱短臂，下部插在鼻前嵴处，修剪高度后用 7-0 尼龙线将两膨体固定（图 11-4）。

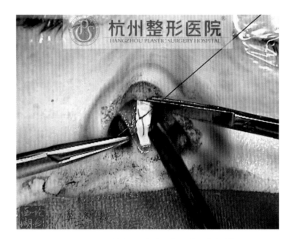

图11-4 缝合固定长臂和短臂假体

● 8. 00：51：33—00：52：50 用3-0 PDS缝线将两侧大翼软骨内脚转折处悬吊固定在膨体支架上，形成新的鼻尖点基底（图11-5）。

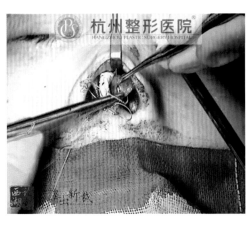
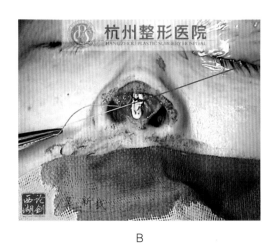

A   B

图11-5 缝合固定鼻尖部膨体
A. 缝合鼻翼软骨和膨体支架 B. 形成新的鼻尖点基底

● 9. 00：52：50—00：53：53 将修剪好的耳软骨固定在支架的顶部。耳软骨的形状如图11-6所示（边缘修成斜坡利于过渡，虚线所示为不全切断软骨，以便软骨折叠成所需的鼻尖形态）。

用5-0 PDS缝线作1针鼻尖皮下缝合，用8-0尼龙线缝合皮肤。安置引流管，热塑板外固定。术后即刻如图11-7所示。

手术示意图见图11-8。

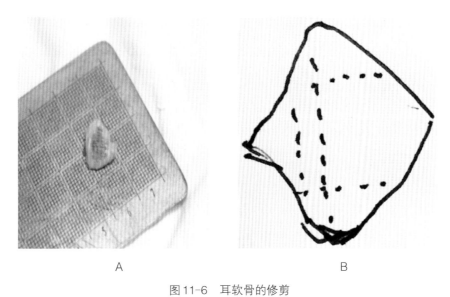

A   B

图 11-6 　耳软骨的修剪

A. 实物图（覆盖鼻尖的耳软骨）　　B. 示意图（图中虚线为不全切断软骨，以便软
骨折叠成所需的鼻尖形态）

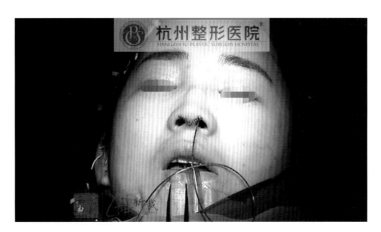

图 11-7 　术后即刻

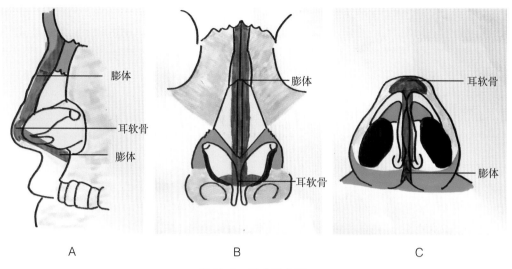

膨体

耳软骨

膨体

膨体

耳软骨

耳软骨

膨体

A   B   C

图 11-8   手术示意图

▶ 术后处理

- 1. 术后 24 小时拔除引流管。
- 2. 热塑板外固定 3～5 天。
- 3. 每天局部清洗消毒切口。
- 4. 术后 1 周拆线。

▶ 术前术后对比照 （左为术前，右为术后 2 个月）

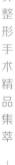

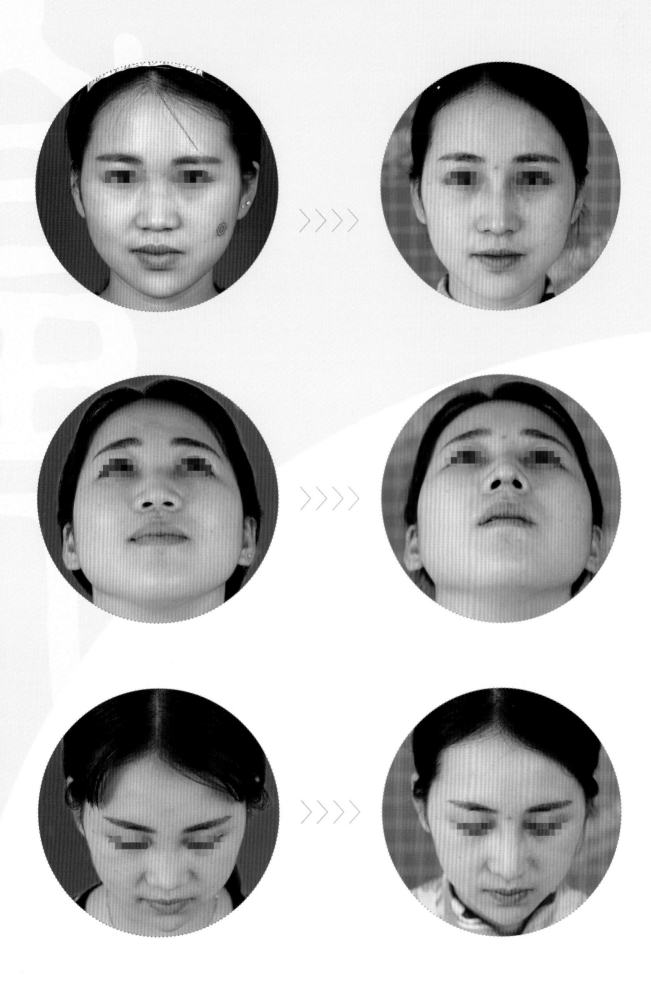

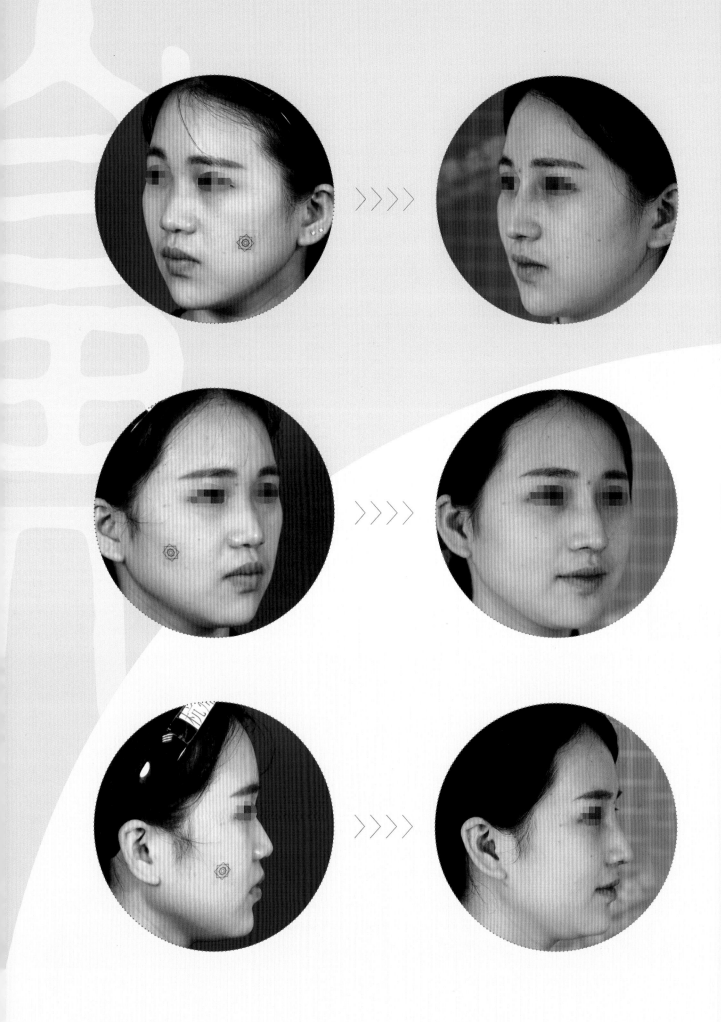

▶ 专家点评

黎冻点评焦俊光医师手术

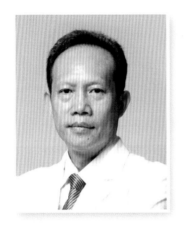

● 1. 点评术者的术前评估。焦医师的术前评估内容仅为鼻外观偏矮、短小，无其他问题。求美者的要求是为其增高鼻梁，正面观不露鼻孔，没有形成微翘样鼻尖的要求。

● 2. 点评术者的设计目标。焦医师的设计目标是短鼻延长、增加鼻根、鼻梁凸出度，他不仅以膨体作为增高鼻梁、鼻根的材料，还要将其作为下旋鼻尖及增加鼻尖凸出度的支撑材料。

焦医师认为膨体具有与肋软骨媲美的强度，因此可以用来作鼻根、鼻背的填充。通过缩小植入体积、采取自体软骨包裹等方法，可以避免与有毛囊的皮肤及鼻腔黏膜接触，从而有效降低感染率。因此可以用膨体来作鼻中隔延伸和鼻小柱支撑的材料。

● 3. 点评术者的手术方案。焦医师的手术方案是采取飞鸟形切口入路，完成鼻翼软骨、侧鼻软骨、鼻骨表面的剥离显露。再行鼻翼软骨穹窿和中间脚、内侧脚间的剥离，显露前后鼻中隔角、鼻中隔尾侧前缘及前鼻棘，并循着鼻中隔软骨与侧鼻软骨尾侧端连接行卷轴区鼻翼软骨与侧鼻软骨连接离断以实现鼻翼软骨松解。将膨体长段植入鼻骨、侧鼻软骨及鼻中隔软骨表面，以 3-0 PDS 线缝合与侧鼻软骨固定；膨体短段则以类似于鼻小柱固定型支撑移植物的方式，一端置于前鼻棘，另一端与长段的尾侧端用尼龙线缝合固定，完成鼻尖支架成形；之后将两侧鼻翼软骨穹窿缝合固定于长、短段膨体结合部两侧，耳软骨覆盖鼻尖区膨体表面。

焦医师将膨体块雕刻成特定的形状，一端通过与侧鼻软骨缝合固定，另一端雕刻成与前鼻棘外形相适应的前鼻棘半包裹式固定，即刻就可以形成一种较稳定的支架。切口虽然短小，但通过鼻中隔旁进入卷轴区完成鼻翼软骨松解亦是一种可行的方法。

• 4. 点评术者的术前准备。尽管手术切口小于常规开放式入路，但消毒、铺巾过程仍严格遵循无菌原则。术中经皮测量键石区鼻梁宽度，并以此为依据设计鼻梁膨体最宽处。局部麻醉实施后未进行等待便切开切口，渗血稍多。

• 5. 点评术者的手术过程。

（1）局部麻醉药的配比、注射方法：术者未提供局麻药的配比方案，采用的是2%利多卡因肾上腺素溶液，在已有全麻的基础上此浓度较高，视频显示麻药注入量极少，组织肿胀非常轻微。

（2）手术部位的顺序：术者采取的是先耳后鼻，先雕刻膨体再行鼻区手术的顺序，应该是基于所需的耳软骨量较少及避免膨体感染的考虑。鼻区皮肤切开前完成膨体雕刻可以获得更长的膨体负压冲洗时间，剥离完成后即行膨体植入，可以进一步减少创面暴露时间。此种顺序对于膨体雕刻技术和经验的要求较高。

（3）手术过程的微创程度、精准度、效率及出血量：术者操作技术娴熟，膨体雕刻基本一次成形，切开分离位置及层面精准，但膨体支架和软骨缝合的准确性还有待加强。术中的几次缝合调整不仅无谓地延长了手术时间，也影响了手术的流畅性。虽然切口较一般开放式切口小，渗血却并不少，这可能与切口所致的软三角结构剖开导致创面面积增加有一定关系。

（4）手术过程是否按设计一次到位：术中鼻背膨体的缝合固定及两段膨体支架的缝合成形不是一次到位完成的，可能与缝线、缝针准备不充分有关。

（5）手术细节的讲究：鼻背膨体鼻梁–鼻尖区的过渡部以及鼻小柱支撑膨体与前鼻棘接触端的形态雕刻显示出术者具有一定的功力。

（6）术中确认与设计目标的对应和准确性：鼻背膨体的尾端、鼻小柱支撑膨体的头端在雕刻时先尽量保留其长度，待鼻背膨体缝合固定后再根据需要切除过长部分。鼻背膨体修剪完成后，根据其尾端空间位置再植入和修剪鼻小柱支撑膨体，最后完成两段膨体的缝合。实质上是先确保鼻尖延长量后再考虑足够的鼻小柱支撑。

• 6. 点评术者的术后处理。术者采取了留置负压引流，但引流管留置的位置有待商榷。术中求美者平卧去枕时所置引流管的位置是相对较低的；术后求美者平卧时间相对较少，引流管位置则过于靠上方了，引流效果存疑。

• 7. 对术后即刻形态的评价。术后即刻侧面观未见，正面观显示鼻尖有所延长，鼻孔形态有所改善，但鼻尖表现点不甚明显，鼻尖区切口位置较高。

• 8. 总结该手术的特点、亮点和可改善之处，横向、纵向给予评估。如果采用膨体进行鼻尖支架成形，如何避免感染? 焦医师向我们展示了他的方法：避免鼻小柱切口，使用自体软骨包裹膨体。飞鸟形切口确实能尽量避免鼻小柱和鼻孔内皮肤切开，同时也能获得一定的术野暴露，但它的位置较经典的开放式鼻整形切口距离鼻尖更近，因此切口隐蔽是一个重要的问题。对于那些诉求微带鹰钩鼻尖效果的求美者，这一问题可能不明显，但其他情况下对于医师处理切口的经验和技术要求则比较高，建议初学者谨慎采用此切口。膨体材料替代中隔软骨和肋软骨作为鼻尖支架，大为减少副损伤是其优点，但如何形成鼻尖表现点、鼻尖角等美学细节以及模拟自然的鼻尖形态尚需要更多的研究和探索。

• 9. 意见和建议。在焦医师的术式中，膨体的雕刻和耳软骨移植物的体外处理是其重要的特点，遗憾的是在术中未能较好地摄录展示出来。对于较为特殊的术式，建议视频的摄录方式做相应的调整。

谭晓燕点评焦俊光医师手术

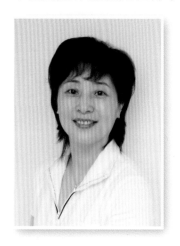

焦俊光医师的手术名称是"鼻综合整形术",具体包含以下内容:膨体隆鼻＋鼻延长＋鼻尖抬高＋自体耳软骨表现点重建。

焦俊光医师的手术是本次西湖论剑中最具个性特点的演示,这段时间我和他进行了多次沟通,希望能够更全面地了解该手术的设计初衷和随访结果。

• 1. 手术时长。整个手术过程用了100分钟(除去麻醉准备时间)。焦医师告诉我,他平时平均90分钟就能完成一台鼻综合整形手术,在这次演示中也是同类手术中时间最短的,除了娴熟的操作技术外,流程和填充材料的简约化是主要原因。他用近30分钟切取了覆盖鼻尖膨体的耳软骨并修剪雕刻好了整个手术中关键的充填材料膨体(建议大家在视频中仔细观看这一过程),其余70分钟进行了局麻、切开、分离、松解软骨间连接组织、假体固定及缝合塑形,如此高效的鼻综合整形术如果能获得令人满意的远期效果,是非常值得总结和讨论的。

• 2. 手术切口。焦医师使用了飞鸟形切口,这也是14台手术演示中唯一的一台。也许国内从医15年以上的整形外科医师还记得,我国最早的隆鼻术就是采用飞鸟形切口的,以后随着无痕要求的提高,目前已经很少应用。焦医师认为该切口是规避膨体感染的最佳切口,可以避开毛囊集中的鼻前庭穹窿区,也就是膨体感染的高发区。5年来他用此法积累了3 500例手术经验,平均每年700例手术,而膨体感染只有13例,占0.37%,确实低于目前报道的感染率。我又刻意追问焦医师,是否有求美者抱怨此暴露的痕迹。这肯定也是大家关心的问题。焦医师给我发来了1年以上切口的随访照片,但我总还是心有余悸,不知道如何权衡这一利弊关系。我仔细观看手术视频,焦医师在分离时严格保持了双侧前庭穹窿部的组织厚度,除了松解鼻翼软骨和侧鼻软骨之间的纤维连接外,所有操作都集中在中线上。飞鸟形切口虽然能规避感染风险,但一定不是能达到此目的的唯一切口,期待焦医师能有更隐蔽的切口来规避穹窿毛囊集中区这一高风险地带。

•3. 用膨体作鼻小柱支撑。这一操作也是演示中唯一的。目前国内大部分整形外科医师为了规避感染风险，鼻背用膨体充填，鼻小柱支撑用自体软骨，而焦医师的3 500例手术积累为大家提供了很好的经验。我注意到了鼻小柱膨体支撑材料的制作，专门让他提供假体的照片。焦医师只花了16分钟就雕刻完成了鼻背和小柱假体，其娴熟程度可见一斑。大家知道，在鼻整形中，东方人种和西方人种最大的区别是东方人种需要做加法的多，而西方人种需要做减法的多，因此，专家和厂家花了大量精力试图发现一款完美的组织代用品来替代自体组织，膨体如果能克服感染关，确实是很好的组织代用品。很佩服焦医师迎难而上的态度，但从求美者的术前照片看，鼻尖鼻梁的低塌程度并不严重。我也和焦医师达成共识，对于重度的鼻部塌陷、鼻尖软组织弹性差的求美者，是否适用此法有待进一步观察和商榷。

•4. 手术效果。对于整形外科的手术效果，时间是最好的试金石，鼻整形也一样。记得有位著名专家将其10年来的鼻整形随访照片展示给大家，并让大家判断是用什么材料充填的，结果很神奇，从外形上根本无法判断。也许10年时间还不够长，也许材料是次要的，手术操作技术才是主要的。

本次"西湖论剑"，有近半演示医师的受术者是自带的，其依从性和效果的可控性明显优于随机参与的受术者。期待下一次能出现一些高难度的手术演示。由于参会代表的催促，本书的时效性决定了我们在书上看不见这些受术者的远期效果，但相信我们能通过其他途径看见他们的远期效果。

再次谢谢焦俊光医师的个性化演示！

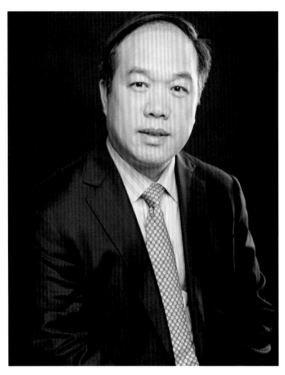

———— | 手术者 / 曾 高 | ————

手术名称

鼻综合整形术（取肋软骨术，肋软骨鼻尖抬高术、鼻小柱后缩矫正术，驼峰鼻整形术，肋软骨隆鼻术，宽鼻截骨缩窄术）

求美者基本情况

姓名：×××；性别：女；年龄：29岁；民族：汉族；出生地：宁夏银川。

既往史

平素体健，无鼻部外伤史，2015年在当地行双侧重睑术。

求美者诉求

矫正驼峰，抬高鼻尖，不接受非自体材料（硅胶、膨体、Medpor等）。

术前检查

• 1. 面部情况。三庭测量分别为7.5cm、6.4cm、6.9cm，额头平，额部后缩4～6mm。

• 2. 专科检查。正面，鼻根低，鼻背礁石区附近驼峰，鼻头宽大，鼻骨两侧稍宽；侧面，鼻根低，鼻背中央驼峰，鼻尖低平伴下垂，鼻小柱后缩；仰头位，鼻翼宽，鼻小柱与鼻小叶之比为1∶2。鼻中隔尾侧缘略向左侧偏斜。无鼻塞流涕，双侧鼻孔无通气障碍。

• 3. 辅助检查。基本化验及检查结果正常，鼻窦CT平扫示鼻中隔偏曲。

诊断

• 1. 驼峰鼻。
• 2. 鼻根低平。
• 3. 鼻尖低平伴下垂。
• 4. 鼻小柱后缩。
• 5. 宽鼻。
• 6. 鼻中隔轻度偏曲。

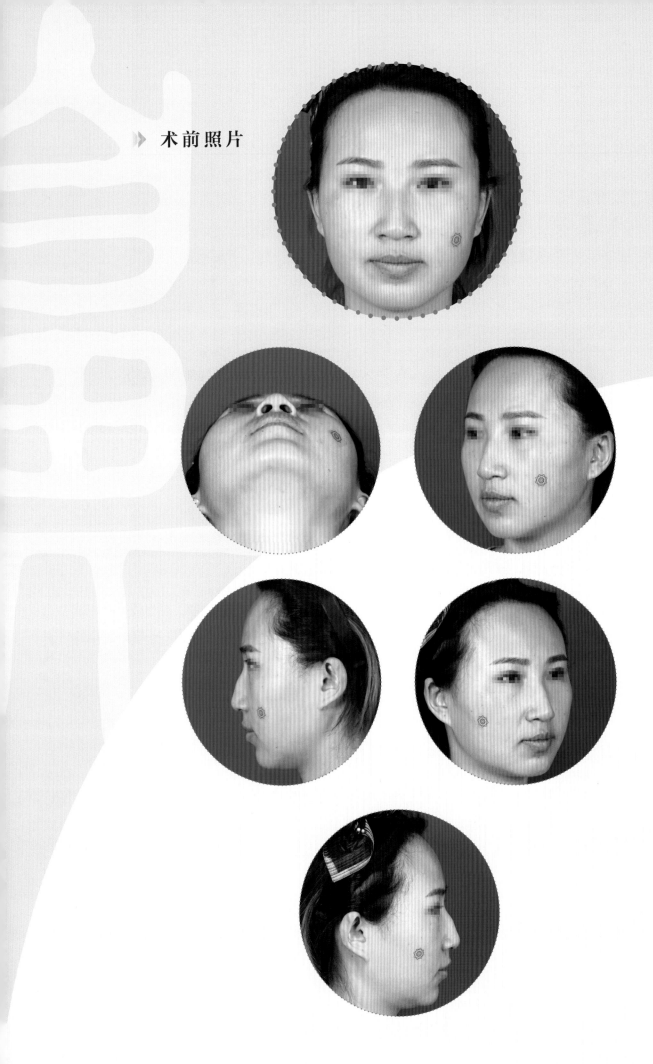

术前照片

▶ 手术方案

图中红色为去除部分，绿色为术后新轮廓线，蓝色为肋软骨填充物、移植物。

• 1. 方案一为减法（图12-1）。材料可以用自体鼻中隔软骨，若量不够时，另考虑加取耳软骨。

（1）降低驼峰与鼻根曲线连续一致。

（2）抬高鼻尖，调整鼻孔。

（3）宽鼻缩窄。

• 2. 方案二为加法（图12-2）。材料为鼻中隔软骨＋耳软骨，或单纯部分自体肋软骨。

（1）抬高鼻尖。

（2）矫正鼻小柱后缩。

（3）去除部分（少量）驼峰。

（4）鼻根部填充（少量）。

（5）后续综合治疗（自体脂肪丰额头、额部整形）。

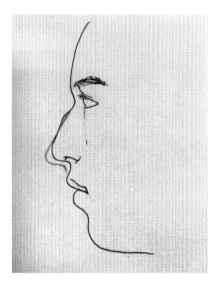 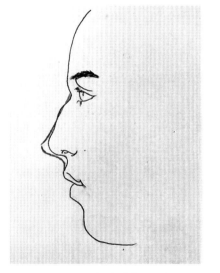

图12-1　减法（方案一）　　　　图12-2　加法（方案二）

与求美者沟通后，拟定最终方案：材料选择自体肋软骨（乳房下皱襞小切口取部分第6肋软骨），进行鼻根填充、驼峰降低、鼻尖抬高、宽鼻缩窄（图12-3～图12-6）。

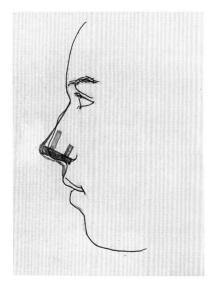

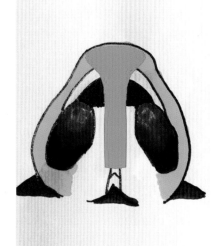

图12-3 鼻中隔延伸移植物和鼻小柱支撑移植物　　图12-4 盾牌形移植物

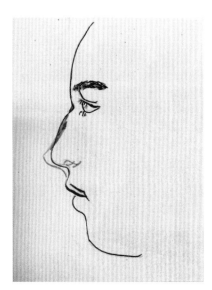

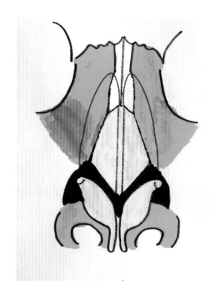

图12-5 去驼峰，进行鼻背填充　　　　图12-6 宽鼻缩窄截骨

186

▶ 手术过程

• 1. 术前准备。消毒铺巾，鼻部准备。

（1）00：01：50—00：02：20　肋软骨走行及手术切口标记。

（2）00：05：20—00：05：50　标记双侧眶下孔连线、内眦连线、鼻根部水平线、双侧跨鼻小柱（倒 V 形）＋鼻翼软骨边缘切口线。

（3）00：08：24—00：21：30　术区（头面部及胸腹部）消毒、铺巾，贴眼贴膜。

（4）00：23：20—00：24：00　鼻腔丁卡因纱条填塞。

（5）00：24：15—00：25：40　用亚甲蓝标记双侧跨鼻小柱（倒Ｖ形）＋鼻翼软骨边缘切口线、鼻背中线、宽鼻缩窄截骨线（图12-7）。

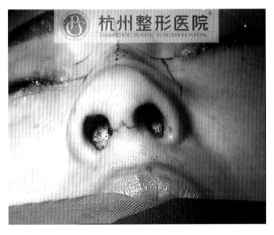

图12-7　标记鼻背中线、截骨线及鼻小柱切口线

（6）00：25：53—00：27：20　用1%利多卡因混合液（1∶200 000肾上腺素）进行鼻尖、鼻小柱、鼻背、鼻根、鼻基底肿胀浸润麻醉。

• 2. 肋软骨获取。

（1）00：34：05—00：44：00　第6肋软骨前表面用1%利多卡因混合液作局部浸润麻醉。注射器针头探知肋软骨部分，调整切口线，沿切口线（第6肋软骨表面，乳房下皱襞，切口长约2cm）切开皮肤（图12-8），止血，用眼科剪撑开分离皮下筋膜组织，打开腹直肌前鞘，血管钳沿腹直肌束钝性分离至肋软骨表面，划开肋软骨膜。

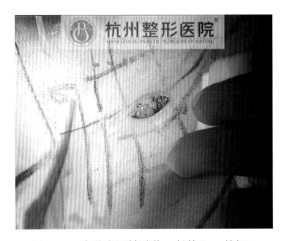

图12-8　在乳房下皱襞作一长约2cm的切口

（2）00：49：21—00：59：45　行软骨膜下剥离，按需切取一5cm×0.5cm大小的肋软骨膜备用；剥离充分后截取一4cm×1.8cm×1.2cm大小的肋软骨，生理盐水纱

布包裹备用。止血，鼓肺（排除气胸）无异常，肋软骨凹槽内置入明胶海绵，注入2%罗哌卡因5ml（术后镇痛）。

（3）01：11：10—01：12：00　逐层间断缝合切口。

• 3. 鼻部手术操作。

（1）01：21：30—01：43：10　沿切口线切开皮肤，掀起鼻尖皮瓣，止血。用眼科剪、鼻背剥离子沿鼻背筋膜下间隙分离至鼻根，随后暴露鼻翼软骨间的鼻中隔前缘及尾侧缘，行双侧鼻中隔软膜下广泛分离，切除1.5cm×0.2cm大小的位于中隔、犁骨交界处的偏曲鼻中隔软骨，释放张力，矫正鼻中隔偏曲，打开侧鼻软骨与鼻中隔前缘间的连接。

（2）01：43：45—01：44：48　行双侧眶下神经阻滞麻醉（因为术中麻醉过浅可导致术区出血，故而作眶下神经阻滞麻醉以减少出血）。

（3）01：57：20—01：58：00　制备肋软骨片，作为鼻中隔延伸移植物、鼻小柱支撑移植物、盾牌形移植物、鼻背移植物。

（4）02：11：52—02：22：40及02：32：25—04：13：10　制作三条大小为2.8cm×0.8cm×0.15cm的软骨片，将两条并拢插在鼻中隔软骨前缘与侧鼻软骨之间，调整角度，评估鼻尖突出度及鼻小柱上唇角，缝合固定，作为鼻中隔延伸移植物（图12-9），在鼻中隔尾侧缘两侧各缝合一薄肋软骨片加强固定；一条作为鼻小柱支撑移植物放在鼻中隔尾侧缘与内侧脚之间，以延伸鼻中隔，加强鼻小柱支撑，抬高鼻尖（图12-10，图12-11），鼻翼软骨内侧脚与鼻小柱支撑移植物缝合固定。观察鼻小柱无偏斜，用5-0快吸收线进行鼻小柱经皮贯穿缝合，保持鼻小柱居中；用5-0可吸收线（PDS-Ⅱ）行鼻翼软骨穹窿部贯穿缝合。取部分肋软骨雕刻成大小合适的盾牌形支架，用5-0可吸收线（PDS-Ⅱ）与鼻翼软骨内侧脚前缘缝合固定，上缘略高出鼻尖穹窿部（图12-12）。观察并预测鼻背需肋软骨移植物填充，遂取部分肋软骨片反复修整，直至合适大小，生理盐水纱布包裹备用。用15号刀片修平礁石区凸起软骨部分，骨锉磨平鼻梁凸起驼峰处，至经皮触摸无台阶感。将鼻背肋软骨移植物植于鼻背凹陷处，用5-0可吸收线（PDS-Ⅱ）与盾牌形移植物固定（图12-13）。用1ml注射器针头固定鼻背移植物，使其居中，以5-0可吸收线（PDS-Ⅱ）将鼻背移植的肋软骨片与侧鼻软骨缝合固定（图12-14）。留取备用肋软骨膜缝合于盾牌形移植软骨高出鼻翼软骨穹窿部边缘，以钝化软骨轮廓（图12-15），多余肋软骨膜修剪后备用。将少量肋软骨膜填于前鼻棘处，使鼻小柱基底更饱满，改善鼻小柱后缩，而后行鼻骨旁正中截骨（图12-16，图12-17），压迫止血。鼻背腔隙用生理盐水、稀释碘伏反复冲洗，无明显渗血后，用碎骨器粉碎余下的肋软骨膜，取部分均匀地填于鼻背移植物上缘与鼻骨衔接处及鼻根部，剩余的则铺于鼻背移植肋软骨表面，用5-0可吸收线缝合固定。

（5）04：13：35—04：13：50及04：32：40—05：05：30　检查创面无新鲜渗血，间断缝合切口，取出鼻腔填塞纱条，双侧鼻腔填塞膨胀海绵。经鼻腔黏膜沿外侧截骨线注射利多卡因混合液，在双侧鼻腔黏膜各作一5mm大小的切口，用眼科剪分离，行双侧鼻骨外侧截骨术（图12-18）。双手内推鼻骨，鼻立体感立现，压迫截骨处止血，随后缝合切口。鼻背间隙放置套管针负压引流，橡胶管支撑前鼻孔，鼻背胶带固定，热塑板压迫塑形（图12-19），上唇胶带压迫固定减轻水肿。手术过程顺利，术中出血少（约30ml），麻醉效果佳。

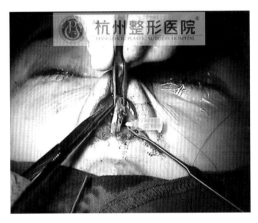

图12-9　固定鼻中隔延伸移植物

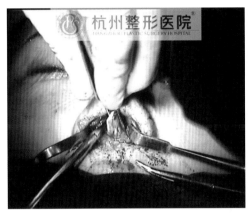

图12-10　加强鼻中隔尾侧缘近基底侧

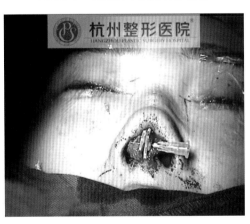

图12-11　固定鼻小柱基底延伸物

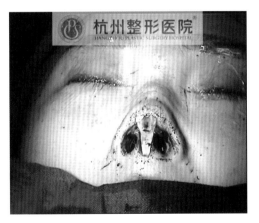

图12-12　固定盾牌形移植物

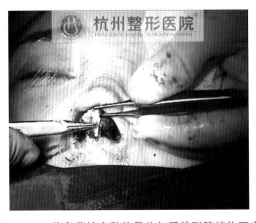

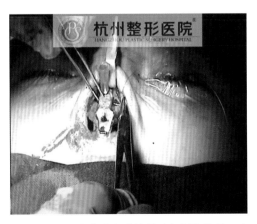

图12-13　将鼻背填充肋软骨片与盾牌形移植物固定　图12-14　将鼻背填充肋软骨片与侧鼻软骨固定

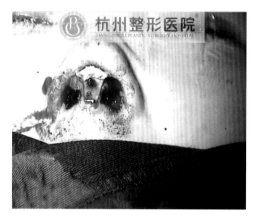

图12-15　将肋软骨缝合固定于盾牌形移植物上端

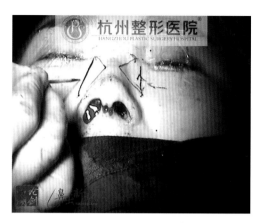

图12-16　标记宽鼻缩窄截骨线

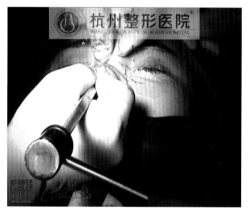

图12-17　旁正中截骨

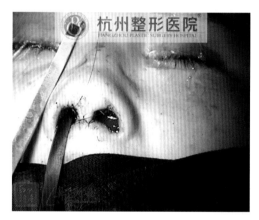

图12-18　外侧截骨

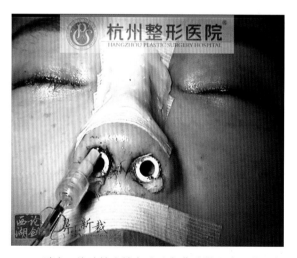

图12-19　引流，橡胶管支撑鼻孔，鼻背胶带固定，热塑板塑形

鼻整形手术精品集萃

▶ 术后处理

在鼻背筋膜下腔隙留置一负压引流套管，术后24小时拔除，膨胀海绵72小时后取出，橡胶管前鼻孔支撑9天，热塑板鼻背固定21天（宽鼻缩窄后预防截骨移位）。

▶ 手术小结

- 1. 个性化设计，满足患者需求，尽量用自体材料。该求美者为驼峰鼻伴鼻尖下垂，鼻中隔量可能不太丰富，告知其取鼻中隔软骨、耳软骨、肋软骨的优劣势后，其考虑取肋软骨，方案定为：① 鼻根填充；② 驼峰降低；③ 鼻尖抬高；④ 宽鼻缩窄。常规肋软骨需要量为3～5cm。取肋软骨切口长度宜为1.5～2cm，在全麻插管麻醉下进行。肋软骨取出后可在凹槽内注入布比卡因，术后局部镇痛。

- 2. 亚洲人普遍存在鼻背宽、低，鼻尖支撑弱，被覆厚，面部不像高加索人那样立体、骨肉分明，故鼻整形主要在于轮廓线的控制，即控制鼻面角、鼻额角、鼻小柱上唇角、鼻尖旋转度。手术过程中首先调整鼻小柱上唇角和鼻尖旋转度，然后通过鼻中隔延伸移植物及鼻小柱支撑移植物控制鼻尖的长度和高度。另外，盾牌形移植物也起到调整鼻小柱上唇角和鼻尖旋转度的作用，鼻小柱基底填充碎软骨也可以改善鼻小柱上唇角，鼻面角、鼻额角则通过隆鼻、截骨控制。需要强调的是，为了避免骨性部分过于明显，移植软骨表面铺一层肋软骨膜进行钝化是非常有必要的。

- 3. 宽鼻截骨需精准控制，内侧截骨线间距保持5～8mm，术后热塑板固定21天，常规留置引流，以减少肿胀，加快恢复。

- 4. 全麻手术加阻滞麻醉和局部浸润麻醉的目的是：① 眶下神经阻滞麻醉能够减少术中全麻药品的用量，并减少眶下神经支配区域5-羟色胺等炎性介质的释放，减轻术后水肿；② 局部浸润麻醉利于术中分离与止血。

综上所述，整形手术需根据求美者的实际情况进行可行性的个性化设计，尽量满足求美者的需求。在手术操作过程中要根据求美者的解剖结构，顺势进行稳定和可控范围内的结构调整，同时避免鼻背中线、鼻小柱不正，容积和位置不当引起的远期不理想改变。术后悉心护理可以进一步保障手术效果，重视随访可以为手术归纳总结提供重要资料。

▶ 术前术后对比照 （左为术前，右为术后6个月）

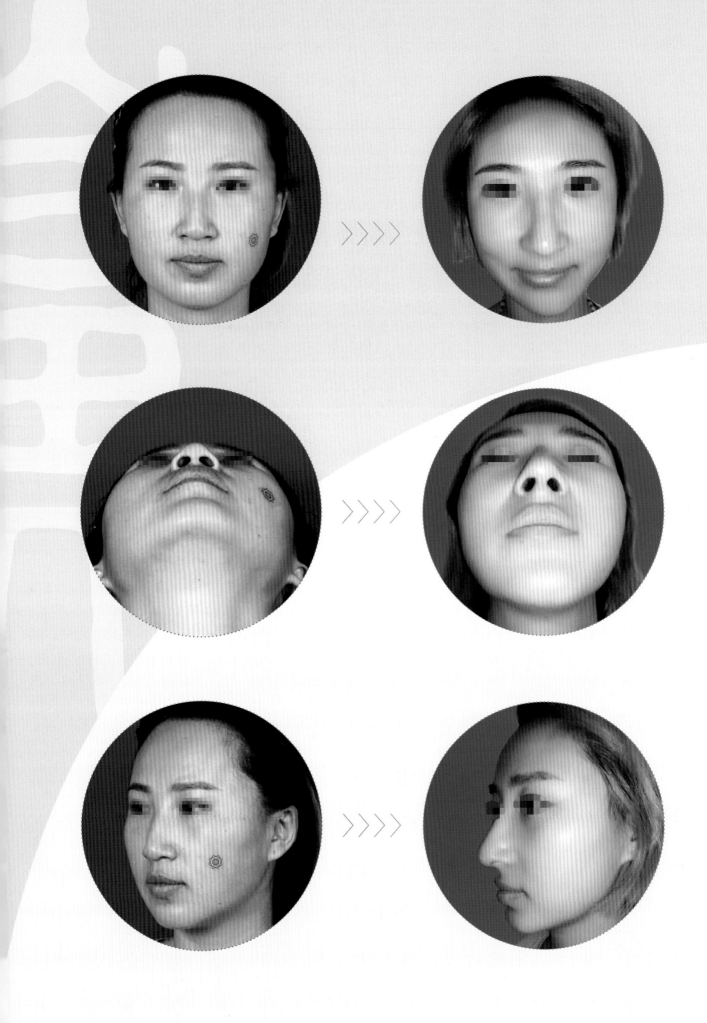

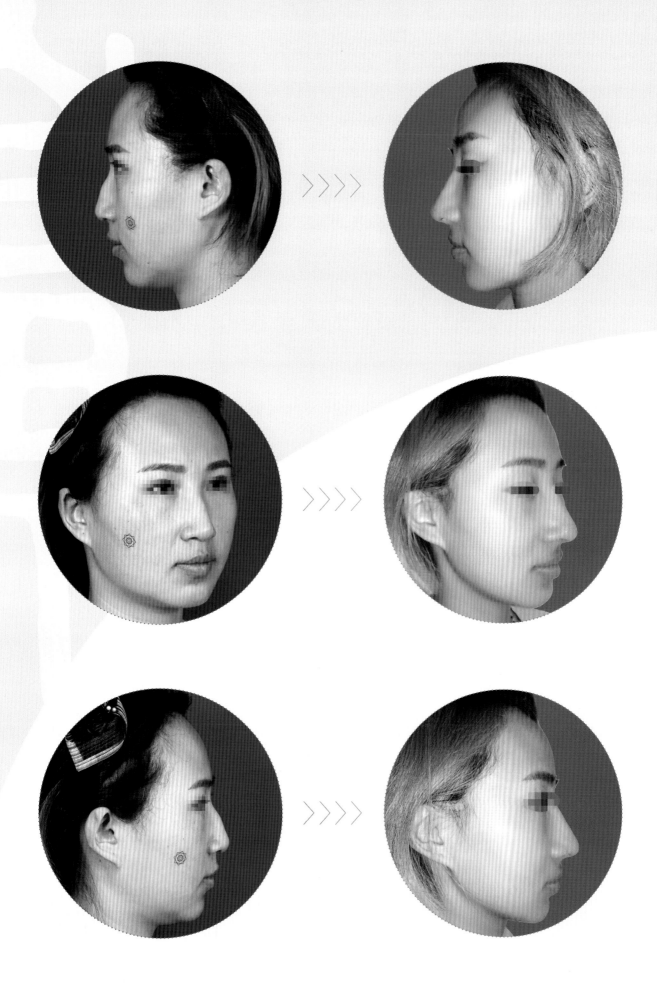

专家点评

刘凯点评曾高医师手术

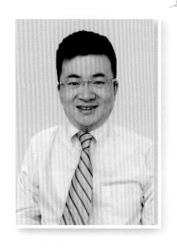

•1. 曾教授首先和求美者进行了详细的沟通，在沟通中发现求美者对自体组织有偏好，同时对鼻畸形矫正的核心诉求是驼峰不满意，当然也要求抬高鼻尖。然后曾教授对求美者鼻形和面形都做了非常仔细的测量，在测量过程中发现求美者的驼峰畸形有些尴尬：驼峰不是太严重，如果完全去除驼峰可能导致鼻背过低；如果不去除驼峰，只能通过抬高鼻尖来适应驼峰的高度，单纯用中隔软骨和耳廓软骨恐怕不能达到目标，需要考虑采用肋软骨，因此给了求美者一加一减两个方案。看来求美者除了认定一定要用自体组织以外对其他鼻整形的方法不是太熟悉，于是就选择了一个折中的方案，即要求少量去除驼峰后用肋软骨作为手术材料，这样的选择对术者提出了比较高的要求，因为用来充填鼻背的肋软骨量较少，对软骨的雕刻功夫是个很大的考验。

•2. 手术在全麻下进行，消毒、铺巾、体位按常规。曾教授先设计好鼻小柱的切口线和截骨线，再切取第6肋软骨。同时按常规先用注射针头探查一下肋软骨的硬度，这是一个非常实用的方法，可以在没有做胸部CT的情况下避免盲目采集到严重钙化的肋软骨。曾教授采用2cm长的切口，体现了减少瘢痕和降低手术复杂程度的一个平衡的方案。整个肋软骨的切取过程中规中矩，在保证软骨完整取出的同时充分考虑到了减少并发症和术后的恢复，有很多可借鉴的地方。

•3. 使用5cm×0.5cm大小的肋软骨膜是钝化鼻尖轮廓的常用手段，4cm×1.8cm×1.2cm大小的肋软骨对于该求美者而言应该是足够的。鼻小柱采用目前流行的倒V形小尖切口，进入深层后在大翼软骨膜上剥离，并且常规行软骨膜下剥离鼻中隔软骨。凭借着极其丰富的经验和娴熟的技艺，曾教授去除了偏曲的一段鼻中隔骨和软骨，使鼻中隔组织弹性回归。鼻中隔延伸移植物的肋软骨雕刻和设计采用常规的三片式，这种方法看似麻烦，其实可以构建一个比较稳定的肋软骨鼻延长支撑结构，并可以获得长时间的稳定效果。为了防止支架的远期垮塌，曾教授还特地在外侧增加两片保护软骨，体现了手术的精细性和前瞻性。在驼峰截骨的选择上，曾教授采用内路旁正中和外侧从高到低的截骨设计，此法在东方人中比较流行，是否可以选择创伤更小的外路截骨，估计这个求美者较难接受鼻旁可能的瘢痕。鼻尖的盾牌是常规的设计，但是盾牌后的盖板移植物需要做得非常薄，以覆盖驼峰和盾牌无缝连接，又要防止远期的变形。这里我们看到曾教授反复地进行模拟检查，体现了认真的手术态度和对手术细节的完美追求。只是在驼峰鼻矫正手术中常见的去除部分鼻中隔软骨尾端没有看到，可能曾教授对这种轻度驼峰鼻有不同的处理方法。

• 4. 在术后的处理上曾教授有几点独特的方法，包括夹板的长时间应用、取肋软骨区域长效局麻药的应用、用留置针作引流等等，还是可以引起共鸣的。

• 5. 整个手术过程解剖清晰，止血及时彻底，出血较少，总量为30ml左右。在手术时间的分配上安排得非常合理，由于没有助手为其采集肋软骨，他先在胸部注射缩血管药物，然后在鼻背注射血管收缩药物，接下来切取肋软骨，结束后鼻背缩血管药物刚好起效，就进行鼻部手术的切开和分离，随后在雕刻肋软骨之前进行眶下孔阻滞麻醉，这样肋软骨雕刻和缝合后截骨时对周围出血就有很好的控制。这样行云流水般的手术流程值得同道学习。

• 6. 从术后43天的照片来看，侧面除了鼻梁部还略微肿胀外，鼻形、鼻唇角、鼻尖旋转、鼻额角都塑造得非常好，鼻和下颏的关系也很协调，感觉已经不需要再进行下颏的整形，最多吸掉一些下颏脂肪；正面和斜位看鼻头非常精巧，其宽度和鼻梁的宽度非常和谐；仰头位看鼻底三角呈金字塔形，鼻孔基本对称。总体来说，重塑的鼻形使原本一张呆板僵化的脸一下子生动起来，从照片中的表情也可以看出求美者的满意程度。

谭晓燕点评曾高医师手术

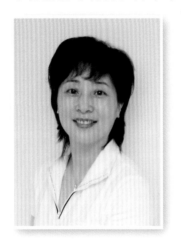

曾高医师的鼻整形手术就像一本精致的教科书，每个步骤都做得精益求精、扎扎实实。近几年来我曾多次邀请曾高医师来我院做教学演示，每次都有新的亮点，每次都让我们受益匪浅。

这次演示的求美者存在诸多鼻部问题，如驼峰鼻、鼻根低平、鼻尖低平伴下垂、鼻小柱后缩、宽鼻、鼻中隔偏曲，对手术者来说很富有挑战性。

• 1. 精准的术前设计和到位的术前沟通。对于上述存在诸多鼻部问题的求美者，我们往往会依赖并借助数字化计算机予以模拟设计，而曾高医师凭借他深厚的绘画功底，将减法、加法两个方案清晰地体现在手术设计上。术前曾高医师认真耐心地与求美者沟通，最后确定用方案二（即加法）施行综合鼻整形，内容包括降低驼峰，填充鼻根，抬高鼻尖，宽鼻缩窄。如果选择自体鼻中隔及耳软骨，则鼻梁驼峰上下需要组织代用品，求美者不接受异物，自体肋软骨就是最佳选择了。

• 2. 注重细节。在曾高医师的手术过程中，我们可以发现很多值得学习的细节。首先是注射含肾上腺素的局部麻醉药物的时间安排，利用受区和供区之间的手术时间差合理统筹注射时机，以缩短等待药物起效时间。其次是乳房下皱襞2cm小切口，找到了时间、创伤、美观三者性价比的平衡点。在切取肋软骨的同时还切取部分软骨膜，并缝合剩余软骨膜。在缝合皮肤前注入长效盐酸罗哌卡因，以减少求美者的术后疼痛。低平鼻根处颗粒肋软骨的植入，使日后的衔接过渡更加自然逼真。注重方方面面的细节体现了曾高医师精益求精的科学态度。

• 3. 严密消毒，消灭死腔，降低感染率。曾医师在手术过程中除了全程盖住口腔外，还多次用碘伏冲洗，且鼻小柱、鼻中隔经皮、经黏膜贯穿缝合，目的是加固并消灭死腔，降低感染率，值得大家借鉴。

• 4. 锉骨程度和截骨时机的掌控。骨质增生是骨创面的自然修复过程，曾医师用骨锉去除驼峰鼻时注意矫枉过正，给日后的骨质增生留下足够的空间，并将可能出血的外侧截骨过程刻意安排在最后，即在全部切口缝合完成。截骨内推后立刻用热塑板加压固定，压迫止血。堪称完美！

　　术后即刻效果满意，期待完美的远期手术效果。

　　再次感谢曾高医师的精彩演示！

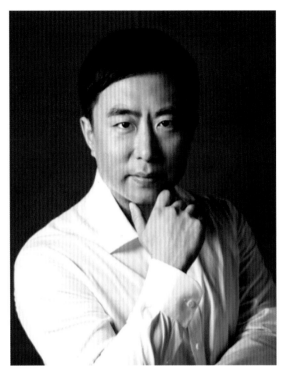

———┤ 手术者 / 薛志强 ├———

手术名称

鼻综合整形术（膨体隆鼻术，取鼻中隔软骨及左侧耳软骨术，鼻头肥大矫正术，鼻尖抬高术，鼻小柱基底填充术，宽鼻缩窄术）

▶ 求美者基本情况

姓名：×××；性别：女；年龄：25岁；民族：汉族；出生地：浙江台州。

▶ 既往史

平素体健，无整形美容手术史，无鼻部外伤史。

▶ 术前检查

• 1. 专科检查。鼻背低平、较宽，鼻头圆钝肥厚，鼻尖高点上旋，鼻长 4.6cm。鼻翼沟间距约 3cm，双侧内眦间距约 3.55cm。鼻部皮肤黏膜无破溃、感染。双侧鼻腔通气，鼻中隔略向右偏曲。左耳甲腔软骨发育可，耳部皮肤软组织无破溃及感染。

• 2. 辅助检查。基本化验及检查结果正常。

▶ 诊 断

• 1. 鞍鼻。
• 2. 鼻头肥大。
• 3. 宽鼻。
• 4. 鼻中隔轻度偏曲。

▶ 手术方法

鼻综合整形术（膨体隆鼻术，取鼻中隔软骨及左侧耳软骨术，鼻头肥大矫正术，鼻尖抬高术，鼻小柱基底填充术，宽鼻缩窄术）。

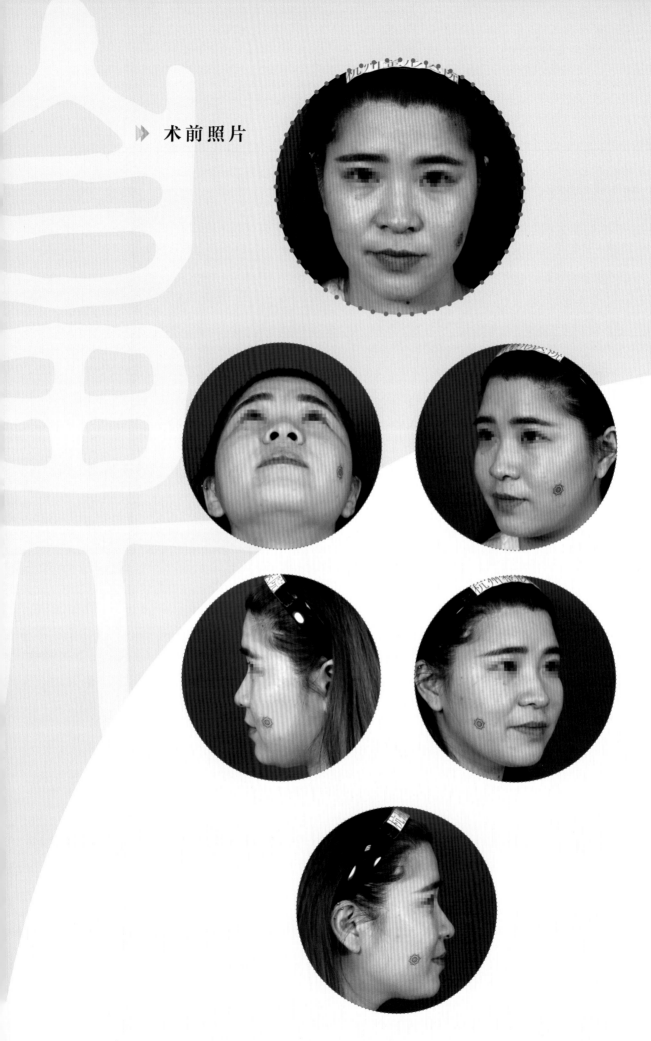

术前照片

手术过程

- 1. 00：00：00—00：01：24 设计画线：① 参照上唇人中凹中点及眉心连线确定鼻中线；② 画出鼻背侧方的两条抛物线，连接眉心与鼻尖表现点，此线作为鼻背旁正中截骨的参考线；③ 标记鼻面交界线及上颌骨鼻突下边缘的体表投影，作为宽鼻缩窄侧方截骨的参考线；④ 标记鼻小柱海鸥形切口线。

- 2. 00：01：25—00：17：35 耳软骨的采集：① 采用耳后切口；② 采集耳甲腔扇形软骨、耳甲艇条形软骨，保留上、下耳甲腔中间的支撑部分，宽0.8~1cm（图13-1）。

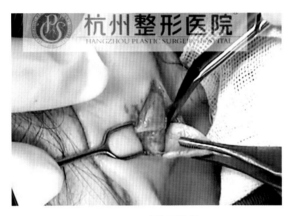

图 13-1　采集耳软骨

- 3. 00：20：00—00：21：00 用11号刀片切开鼻小柱及鼻翼软骨下缘切口。

- 4. 00：21：02—00：25：25 应用精细外科解剖电凝器，沿鼻翼软骨浅层剥离，掀起鼻尖皮瓣（图13-2，图13-3）。

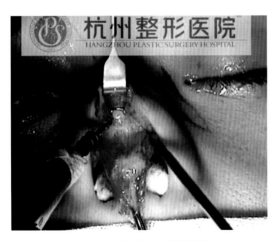

图 13-2　用精细电凝器剥离

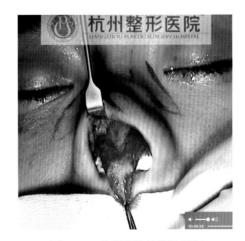

图 13-3　沿鼻翼软骨浅层剥离

- 5. 00：25：28—00：39：50 经鼻翼软骨内侧脚间隙剥离鼻中隔膜部，暴露鼻中隔尾端，打开黏软骨膜（图13-4）。保留L形支撑部分，用旋转刀采集鼻中隔软骨的后下部分。此患者的鼻中隔偏曲比较明显，在后段存在成角畸形，采集的鼻中隔软骨存在偏歪和断裂。游离鼻翼软骨的外侧脚及穹窿部，以释放黏膜的张力，为更好地抬高和延长鼻尖做准备（图13-5）。

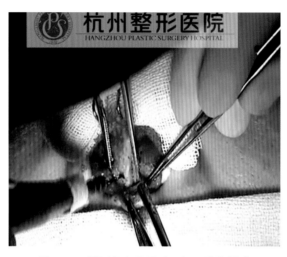

图13-4　暴露鼻中隔尾端，打开黏软骨膜

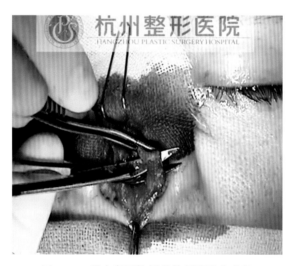

图13-5　游离鼻翼软骨的外侧脚及穹窿部

•6. 00：40：00—00：51：13　将鼻小柱支撑移植物插入鼻翼软骨内侧脚之间，用5-0 PDS线缝合固定，并将支撑移植物的后端与鼻中隔形尾端缝合固定。为了预防偏歪，取另一片鼻中隔软骨在对侧行夹板移植，以PDS线缝合固定，确定支架结构稳定并保持在中线位置（图13-6）。

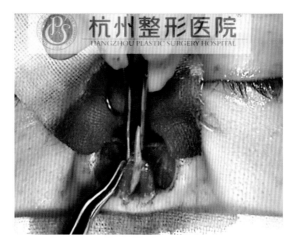

图 13-6　固定鼻小柱支撑移植物

- 7. 00：51：15—00：53：45　将耳软骨雕刻成形的盾牌形移植物固定于鼻小柱支架前端，以PDS线缝合固定（图13-7）。

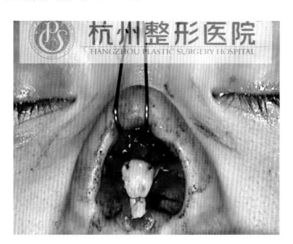

图 13-7　固定盾牌形移植物

- 8. 00：53：46—00：57：15　用鼻背剥离子沿骨面剥离，取单翼骨凿行双侧旁正中截骨，左右截骨线的起点为鼻骨尾端中线旁5mm。斜向眉心方向作截骨线，止点至鼻额骨交界处，助手压迫止血（图13-8），主刀雕刻膨体。

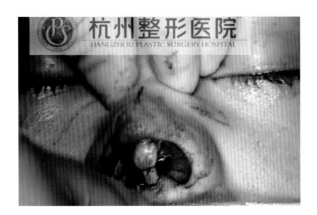

图 13-8　旁正中截骨后压迫止血

• 9. 00：57：20—00：59：01　将雕刻好的膨体植入事先剥离好的鼻背腔隙内（图13-9）。

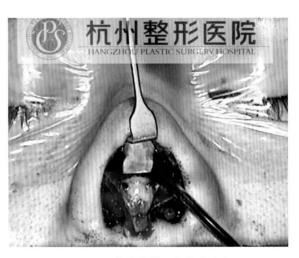

图 13-9　将膨体植入鼻背腔隙内

• 10. 00：59：02—00：59：33　将剩余的软骨用碎骨器碾碎，铺盖至鼻尖上区，用以过渡膨体与鼻尖的软骨支架。

• 11. 01：02：10—01：07：49　用7-0尼龙线缝合鼻小柱切口，6-0尼龙线缝合鼻翼缘切口。

• 12. 01：07：50—01：11：49　取上颌骨鼻突下缘黏膜切口，用单翼骨凿沿鼻面交界线弧形向上完成侧方截骨，截骨线止于鼻额交界线处，但不与之前的旁正中截骨线严格会师，两截骨线止点之间保留2～3mm的距离。侧方截骨完成后将鼻骨内推，适当压迫止血（图13-10），用5-0丝线缝合黏膜切口。

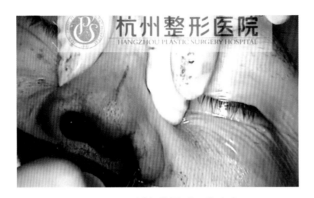

图13-10　侧方截骨后压迫止血

•13.01：11：50—01：16：40　用静脉留置针制作引流，5-0丝线缝合固定于鼻翼缘，鼻背胶布粘贴后用热塑板固定塑形，鼻孔用碘仿缠硅胶管支撑，术毕。

术后处理

- •1. 每天局部清洗消毒切口。
- •2. 术后48小时后拔出鼻腔膨胀海绵。
- •3. 用碘仿橡胶管支撑1周。
- •4. 术后7天拆线。

小结

　　鼻在整个面部处于最中心的位置，是非常关键的一个点，但它不是独立的，而是跟周边配套结合起来形成一个整体。比如鼻子跟额头就要有一个自然的衔接和过渡，这样才会好看，系统升华为中轴线理论，即额头、眉弓、眉心、鼻子、嘴唇、下巴这条线，稍扩大点范围还包括苹果肌和眼眶。用我们常说的"三庭五眼"做例子，这条线可以理解为"五眼"最中间的这块区域。

　　亚洲人普遍存在中轴线立体度不够的情况。西方人的头型前后径长，左右径短，所以其面部看起来特别前突，侧面非常好看；中国人面中部扁平很常见，所以把中国人的鼻子做成欧美人那样显然是不协调的，因为缺乏相关的配套。鼻整形手术需结合求美者的气质、面部特征、需求、职业作综合设计。

　　此次手术的关键是鼻尖整形，鼻尖要做得精致，鼻梁可以不用很高。我们从技术上能实现的就是把支架做好，通过鼻尖的支架把鼻尖抬高、延长以后，里面的软组织跟着支架重新分布。支撑力通过所取的鼻中隔软骨实现，鼻尖旋转度通过盾牌形耳软骨改善，最后通过截骨实现鼻锥的立体感。

术前术后对比照（左为术前，右为术后2个月）

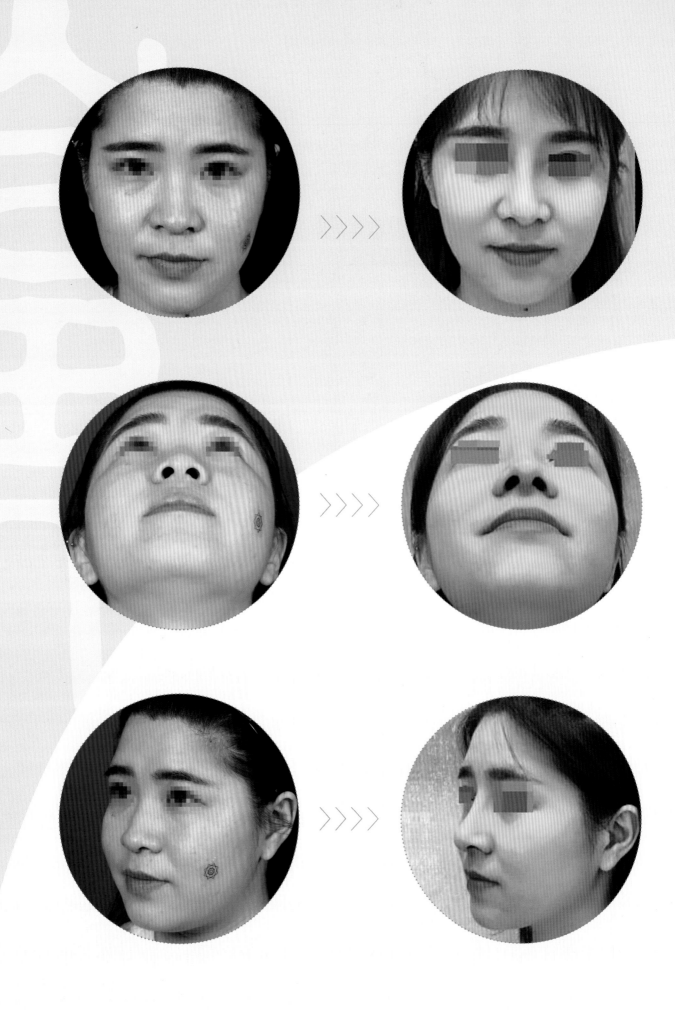

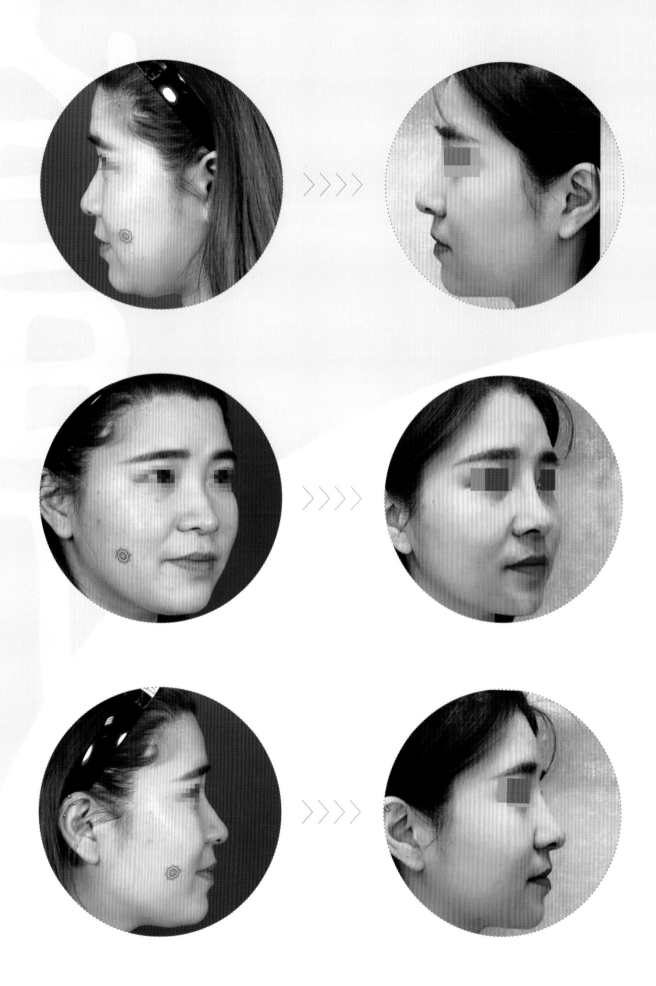

▶▶ 专家点评

曹孟君点评薛志强医师手术

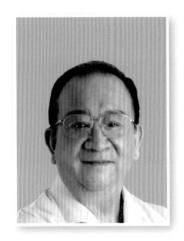

薛志强医师的手术有以下创新和亮点：

• 1. 用电刀分离和切取耳软骨以及术中分离鼻部软组织时出血少，止血及时、彻底，手术野清晰，值得推广。

• 2. 在取耳软骨时保留中间耳甲艇软骨1cm，剪取上、下耳腔软骨，术后不但耳形不变，而且有足够的软骨量来完成手术。

• 3. 用两块鼻中隔软骨固定在原本弯曲的鼻中隔前角上，使鼻中隔软骨在夹板样变直的同时抬高了鼻尖，延长了鼻小柱，起到了一个牢固稳定的效果；用倒梯形耳软骨包贴在鼻小柱前上方，增加了鼻小柱的突度。

• 4. 用碎骨钳碾碎剩下的耳软骨，并覆盖在假体下端和鼻尖上区的软骨支架上，让鼻子下半部的过渡更为自然。

• 5. 薛医师采用的侧方截骨与鼻假体通道不连通，有利于组织恢复，创伤相对较小。术后引流管在假体通道内引流1天，鼻腔通气管留置7天，待拆线时一并拆除。

林洁点评薛志强医师手术

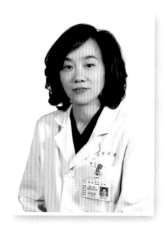

　　术者在术前对患者做了较为详细的检查，诊断为鞍鼻、鼻头肥大、宽鼻、鼻中隔轻度偏曲，设定的手术方案为膨体隆鼻术，取鼻中隔软骨、左侧耳软骨术，鼻头肥大矫正术，鼻尖抬高术，鼻小柱基底填充术，宽鼻缩窄术。从术前照片看，诊断应该没有疑问，宽鼻是属于比较轻度的。在手术方案设计中，取软骨来抬高鼻尖应该是为了适应隆鼻之后的鼻背高度吧。该手术方案是完全可以达到求美者和术者的期望的。

　　手术的消毒、铺巾、麻醉和体位按常规进行。术者非常仔细地进行了设计画线，包括鼻中线、鼻背旁正中截骨参考线、鼻面交界线、侧方截骨参考线、鼻小柱海鸥形切口线等，这对术中的精确判断、定位是很有帮助的。

　　综观整个手术过程，可以看出术者对鼻整形手术还是相当有经验的，解剖非常清晰，取软骨也很熟练，所以术中出血很少（除了截骨时稍多，也属正常）。另外，雕刻假体大约只用了10分钟（具体雕刻情况视频中看不见），而且一次成功，未做反复修改（可减少假体的感染率）。还有，盾牌形软骨的裁剪、覆盖固定也很流畅、到位，截骨也干脆利落。这些都说明术者的技术娴熟。

　　对宽鼻的处理，术者采用了旁正中和侧方双截骨方法，这和传统的截骨方法有所不同，可使鼻骨更容易内推，而且不易反弹，只是对骨片的固定应该更加牢靠，当然这对术者的技术也提出了更高的要求。手术中还有一个比较巧妙的地方：术者将剩余的软骨碾碎后铺盖至鼻尖上区，用以过渡膨体与鼻尖的软骨支架，这样可使线条更流畅，外观更自然。因为碎骨无法固定，所以术后的外固定尤为重要，如果移位，则会对外形造成干扰。这只是一个微调的方法，主要还是应该充分做好假体和软骨的衔接。

　　术中还有一些细节值得一提，如取耳软骨时，术者分别采集了耳甲腔、耳甲艇两块软骨而保留了中间的支撑部分，这对术后耳廓外形的维持很有必要；在缝合固定移植的鼻中隔软骨时，有1针采用了经黏膜贯穿褥式缝合，这对消灭死腔、稳固软骨不失为一个好办法；术者在取完鼻中隔软骨后即在双侧鼻孔填塞了膨胀海绵（通常都在手术结束时放），尽早地进行压迫止血，这也是值得借鉴的；手术过程中，术者多次反复消毒、冲洗术区，并用纱布遮盖口腔，说明具有很强的无菌观念，可以大大减少术后的感染率，对于膨体尤为必要。以上细节说明了术者严谨、认真的态度，以及对手术效果精益求精的理念。

从视频上看术后即刻的效果，解决了之前存在的缺陷，手术方案得到了完美的体现，应该说是令人满意的。当然，因为肿胀以及没有侧面等多个角度的镜头，所以观察不可能非常全面到位。

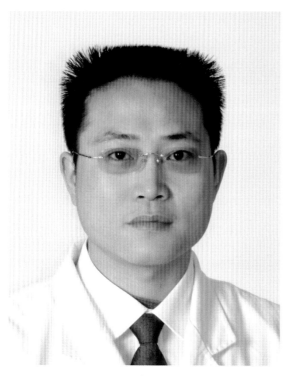

手术者 / 蹇 洪

手术名称

鼻综合整形术（取鼻中隔软、硬骨延伸支架行鼻尖延长、抬高，鼻小柱延长，鼻头缩小，膨体隆鼻）

▶ 求美者基本情况

姓名：×××；性别：女；年龄：25岁；民族：汉族；出生地：湖南。

▶ 既往史

无鼻部手术史及注射史。

▶ 术前检查

- 1. 专科检查。鼻背低平，鼻头圆钝，鼻孔略外露。鼻尖触诊示鼻中隔前端软弱。鼻腔内检查示鼻中隔端正，鼻腔通气功能良好。
- 2. 辅助检查。基本化验检查结果正常。

▶ 术前诊断

短鼻、鞍鼻。

▶ 手术方法

- 1. 根据求美者的要求，结合电脑模拟成像设计出目标鼻形：鼻背增高3.48mm，鼻尖抬高3.48mm、延长3.33mm，鼻小柱延长3mm。
- 2. 鼻尖抬高、延长，鼻小柱延长的距离均在5mm范围内，属正常范围的鼻整形手术，而非鼻畸形矫正术，故优先选择鼻中隔延伸支架移植技术。这种方法创伤小，求美者容易接受。
- 3. 术前检查显示鼻中隔软弱，故术中需同时切取骨性中隔，以增加鼻中隔移植物支架的硬度和长度。
- 4. 鼻背采用PTFE填充增高。

术前照片

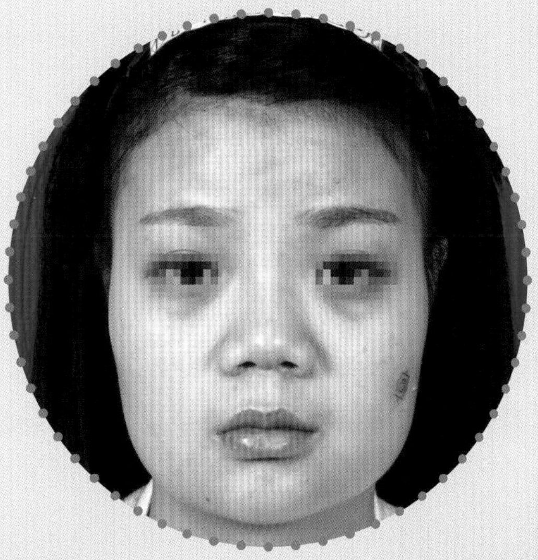

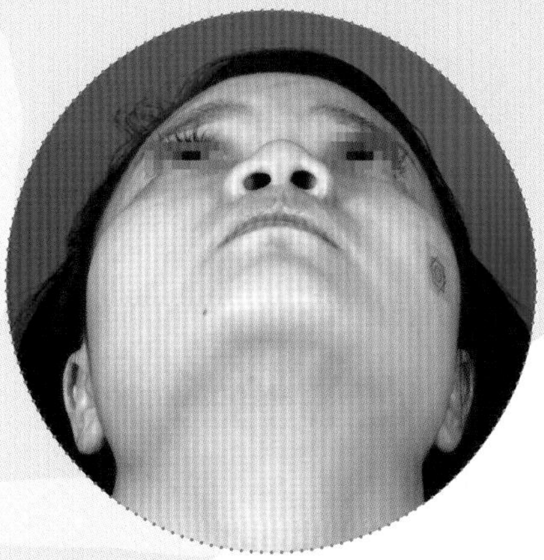

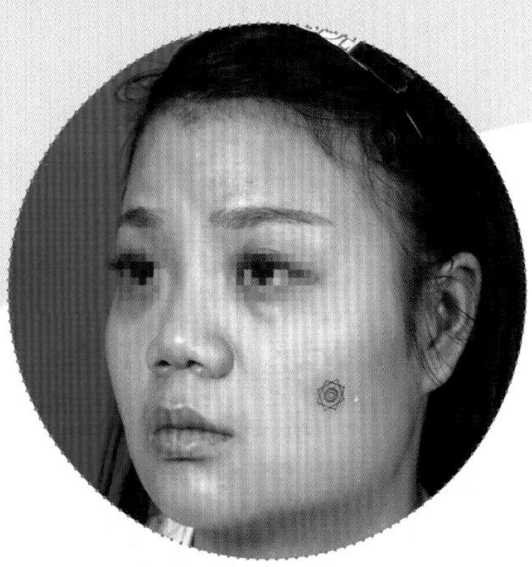

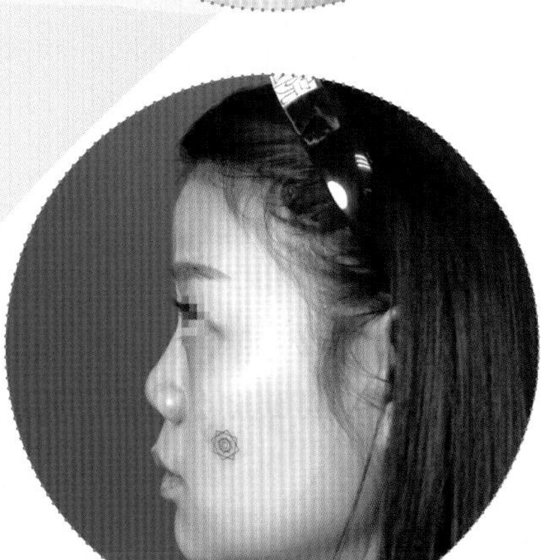

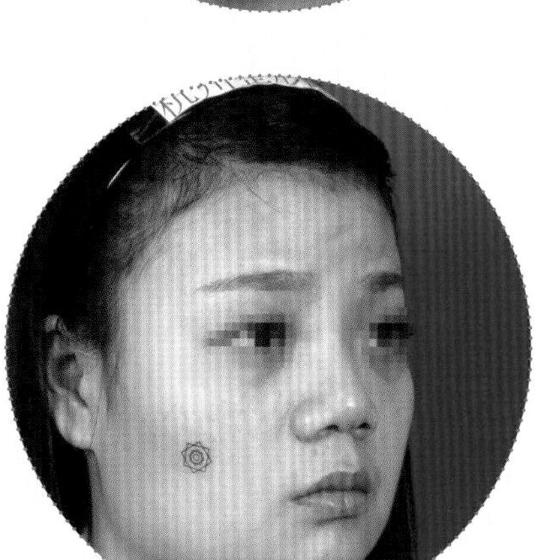

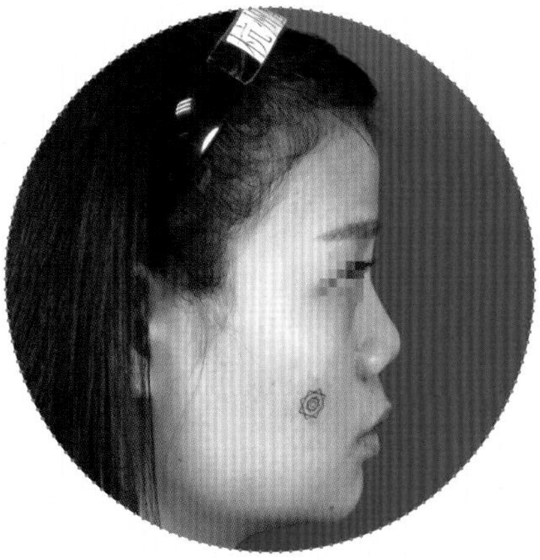

•1. 标记画线及测量。画出中线，并在中线上分别标记眉间点、鼻尖顶点。测量眉间点到鼻尖顶点的距离为5.5cm，鼻尖顶点的高度为2.1cm。

•2. 麻醉。用2%利多卡因分别封闭双侧眶下神经，同时作鼻部手术区的浸润麻醉。

▶ 手术过程

•1. 00：03：40—00：06：06　作开放式切口切开，显露鼻翼软骨。拉开鼻翼软骨，显露鼻中隔软骨前端。

•2. 00：06：06—00：11：20　取鼻中隔，具体步骤如下：

（1）作鼻中隔前端切口显露白色的软骨膜，用小号剥离子在软骨膜与软骨间分离，并剪开中隔软骨上端与侧鼻软骨的交界处，以便充分暴露出鼻中隔软骨的上端及前端。

（2）用拉钩或后鼻镜拉开侧鼻软骨，充分显露鼻中隔软骨，并剥离显露出深部的骨性中隔（即筛骨垂直板）。

（3）保留鼻中隔前端及上端1cm宽的L形支架，用手术刀切开鼻中隔软骨的上方和前方，下方用剪刀剪开，后方保持与骨性中隔相连。然后用带保护套的磨头沿骨性中隔上方打磨切开，长约1cm。骨性中隔的后方及下方用弯骨凿凿开（有些求美者的骨性中隔较薄，可以用小骨剪剪开），见图14-1。

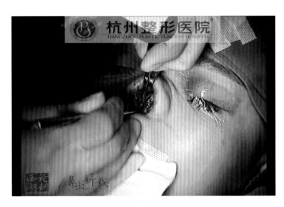

图14-1　截取骨性鼻中隔

（4）取出带骨性中隔的软骨块（约3cm×1.5cm大小）备用。用20ml注射器针头将骨性中隔钻4～5个小孔，便于缝合（图14-2）。

注：如果直接凿开骨性中隔的上方，骨折线有可能不在设计线上，术后可导致鼻键石部位的骨性中隔脱落。

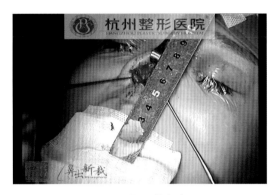

图14-2　取下的鼻中隔

• 3. 00：11：48—00：15：05　剪开鼻中隔膜部，充分松解内侧脚，然后剪开鼻翼软骨外侧脚与侧鼻软骨交界处的筋膜及外侧脚末端的结合部，完全松解外侧脚。沿鼻背筋膜深面充分分离，鼻背两侧分离至鼻面交界处，使整个鼻背软组织可轻松移动到预定位置（图14-3）。

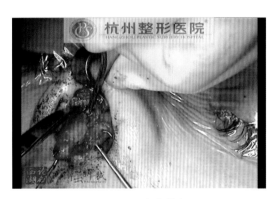

图14-3　充分松解

• 4. 00：15：05—00：20：37　将取下的鼻中隔整块移植于中隔前端，骨性部分位于下方，用3-0不可吸收线缝合固定支架（图14-4）。

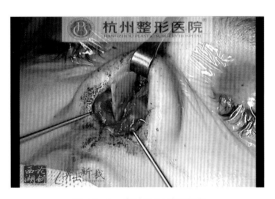

图14-4　鼻中隔支架移植

• 5. 00：20：37—00：26：50　进行鼻尖塑形缝合，具体步骤如下：

（1）通过侧方划痕使鼻中隔软骨位于正中线。

（2）提拉鼻翼软骨中间脚至设计的位置，以测量鼻中隔软骨支架，并切除多余的中隔软骨支架。

（3）将鼻翼软骨中间脚后方收拢后缝合于鼻中隔支架顶端，形成新的鼻尖上点；将内侧脚上方收拢后缝合于鼻中隔支架前端，形成新的鼻尖下点（图14-5）。

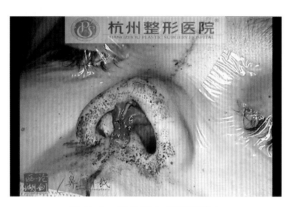

图14-5　新鼻尖内部塑形缝合

（4）将切下来的鼻中隔软骨及筋膜缝合于鼻小柱及鼻尖，以增强鼻小柱的延伸效果。

（5）测量鼻尖顶点高度为2.5mm，到眉间点的距离为5.8mm，提示鼻小柱延长3mm，鼻尖抬高4mm、延长3mm。

• 6. 00：26：50—00：32：20　按设计的高度雕刻膨体，并置入剥离好的假体腔隙内，精细调整后，前端用5-0可吸收线缝合1针固定假体（图14-6）。

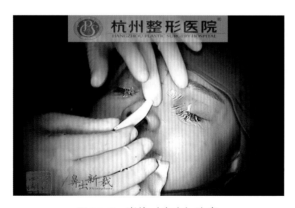

图14-6　膨体（索康）隆鼻

• 7. 00：32：20—00：35：06　切口缝合，放置负压引流管一根，鼻背加压包扎，鼻腔内放置膨胀海绵压迫，并用塑料夹板加压固定（图14-7）。

手术示意图见图14-8。

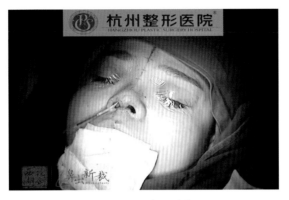

图 14-7 放置引流

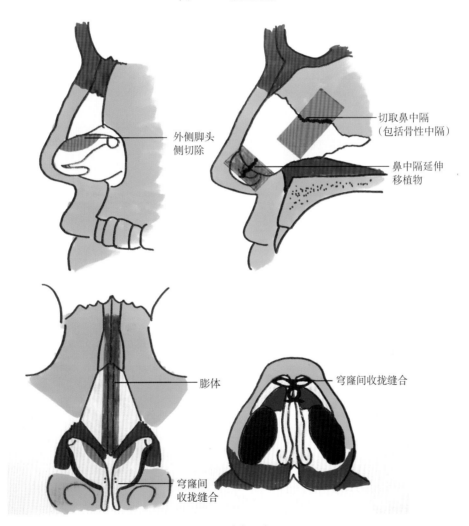

外侧脚头侧切除

切取鼻中隔（包括骨性中隔）

鼻中隔延伸移植物

膨体

穹窿间收拢缝合

穹窿间收拢缝合

图 14-8 手术示意图

▶ **术前术后对比照**（左为术前，右为术后1个月）

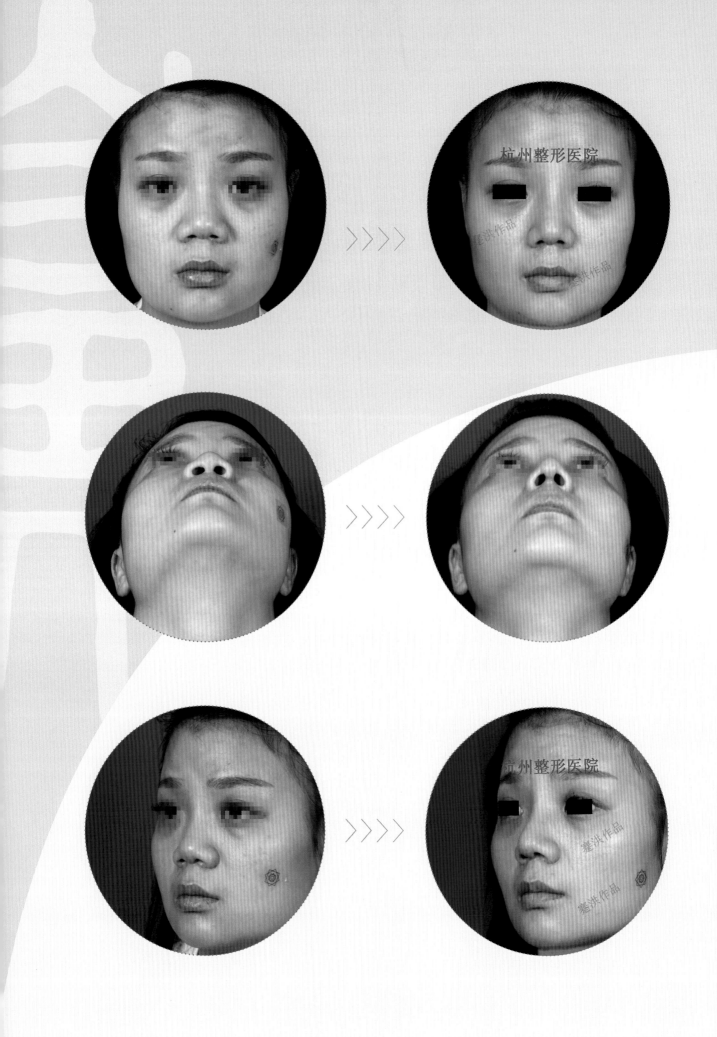

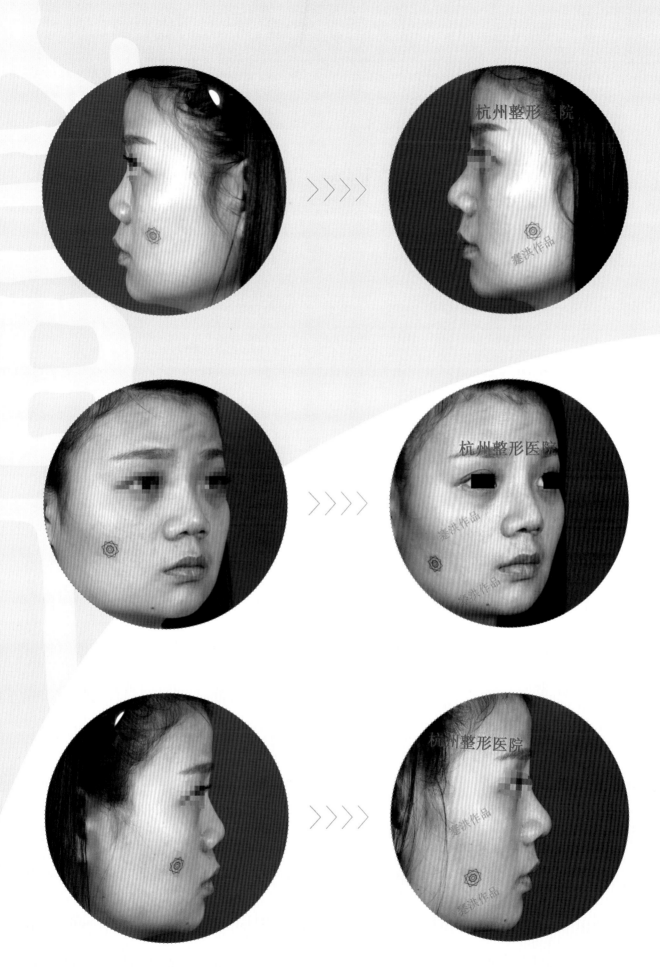

▶ 专家点评

韦敏点评蹇洪医师手术

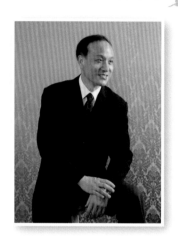

　　这是一例整形医师感兴趣的典型的鼻尖延长术，手术流畅，注重细节。鼻尖延长技术近10年来在我国得到了良好的发展，明显缩小或接近了与国外的差距。

　　鼻中隔软骨切取熟练、软骨膜下剥离是保证黏膜和软骨完整的前提。

　　用鼻中隔软骨支撑鼻尖力量往往不够强大，常见鼻尖复发下垂，本手术取骨性部分是一个可以探索的想法，期待大量长期的随访结果。

　　止血用双极电凝会更方便，损伤也较小。

　　手术后引流理论上是合理的，但大部分医师长期以来都不用。因感染率不高，引流是否可以消肿、是否有对照研究，期待学习。

尹卫民点评蹇洪医师手术

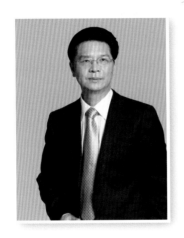

这是一例比较典型的对南方人轻度鞍鼻初次鼻整形的手术演示，求美者的要求也比较合理，不需要太夸张，所以手术难度并不是太大。

蹇洪医师能够在术前进行细致的检查和充分的沟通，并进行预估、预制，非常规范。

手术按照常规外入路的方法按部就班地进行，最后很流畅、利索地完成了鼻整形。

观看手术演示，还是发现几处需要探讨的细节问题：

• 1. 既然是选择了外入路手术，为什么开始仍然按照内入路的方法进行鼻背腔隙的分离，然后再进行打开分离？

• 2. 在寻找分离层面上，是不是一开始就可以沿着鼻翼软骨穹窿部在软骨表面进行？因为这样可使手术视野更清楚。

• 3. 对于要求并不是很高的求美者，是否有必要动用鼻中隔的骨性部分（筛骨垂直板）？因为这会增加一定的风险。

• 4. 在鼻尖两侧的皮肤外面作双侧贯穿缝合固定是否有必要？因为这样人为开放了鼻假体植入腔隙与外界的通道，会增加感染的概率。

最后还是要强调，在做膨体鼻整形的时候特别要注意，在皮肤表面比对时一定要按照规范先消毒皮肤，再进行假体接触比对，还要再次用抗生素溶液浸泡假体后再植入，这样可以把一切可能引起感染的潜在因素消除掉，确保手术万无一失。

鸣 谢/*Acknowledgement*

杭州市医学会整形与显微外科学分会

杭州市医学会医学美容学分会

"微笑行动"慈善基金会（中国）

上海皓思曼医疗器械有限公司

上海索康医用材料有限公司

北京华熙海御科技有限公司

中信医药（深圳）有限公司

杭州爱琴海医疗美容门诊部

余姚市金燕医疗器械制造有限公司

宁波伊莱特商贸有限公司

杭州电视台西湖明珠频道

医美视界

《钱江晚报》

《都市快报》

《每日商报》

《青年时报》

杭州交通经济广播（FM91.8）

华数传媒

华东宁波医药有限公司

瑞典墨尼克医疗用品有限公司

陕西佰傲再生医学有限公司

兰州生物技术开发有限公司

美纳里尼（中国）投资有限公司

杭州必正贸易有限公司

科医国际贸易（上海）有限公司

杭州博聚科技有限公司

上海艾欣护肤品有限公司

上海雨廷医疗器械有限公司

杭州启辉医疗器械有限公司

青岛峰海得宝工贸有限公司

中美之光国际医疗投资管理（北京）有限公司
杭州穆晨医疗器械有限公司
陕西福泰医疗科技有限公司
上海一非医药科技有限公司　氨甲环酸巴布贴
余姚市久盛医疗用品厂
北京怀美射极峰医疗科技有限公司
大大金贸易（威海）有限公司
北京科仪真燕山医疗技术有限公司
浙江巡航贸易有限公司　医疗器械进出口
湖南夏龙医疗器械制造有限公司
德国必胜整形用高频电刀
上海瑞金生物科技有限公司
杭州海外海皇冠假日酒店
杭州整形医院会务团队
所有志愿者

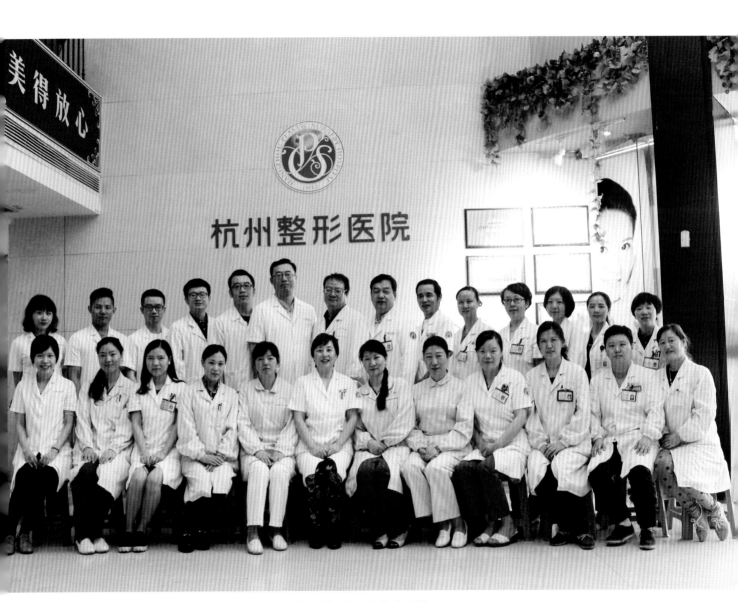

杭州整形医院参会团队

图书在版编目(CIP)数据

鼻整形手术精品集萃 / 谭晓燕主编. — 杭州 : 浙江
科学技术出版社, 2016.11
ISBN 978-7-5341-7363-9

Ⅰ.①鼻…　Ⅱ.①谭…　Ⅲ.①鼻－整形外科手术
Ⅳ.①R765.9

中国版本图书馆 CIP 数据核字(2016)第 263701 号

书　　名　**鼻整形手术精品集萃**
主　　编　谭晓燕

出版发行　**浙江科学技术出版社**
　　　　　杭州市体育场路 347 号　邮政编码 : 310006
　　　　　联系电话 : 0571-85170300-61705
　　　　　网店地址 : https://zjkxjscbs.tmall.com
图文制作　杭州兴邦电子印务有限公司
印　　刷　浙江新华印刷技术有限公司

开　　本　889×1194　1/16　　　印　张　18.75
字　　数　394 000
版　　次　2016 年 11 月第 1 版　　印　次　2016 年 11 月第 2 次印刷
书　　号　ISBN 978-7-5341-7363-9　　定　价　1680.00 元

责任编辑　刘　丹　沈秋强　　**装帧设计**　孙　菁
责任校对　张　宁　　　　　　**责任印务**　田　文

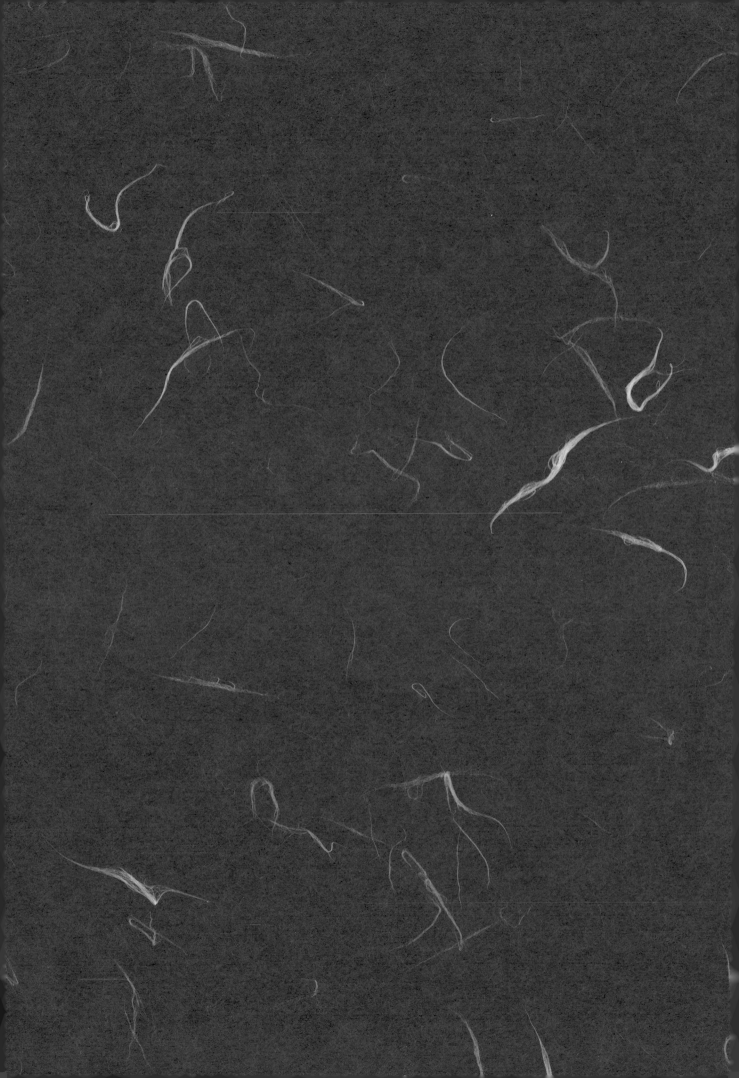